U0381883

本书系国家自然科学基金重点项目《基于利益均衡和制度整合的我国全民医疗保险体系构建和制度安排研究》（71333005）、国家社会科学基金重大项目《基于全民健康覆盖的推进健康中国发展战略研究》（15ZDC037）、美国中华医学会卫生政策与体系科学公开竞争项目《中国县级公立医院改革服务质量评价》（CMB15-223）的研究成果

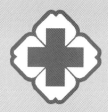

卫生改革与发展绿皮书

育部哲学社会科学发展报告项目

智库中社 年度报告
Annual Report

方鹏骞 / 编著

中国医疗卫生事业
发展报告

中国药物政策与管理专题

2017

中国社会科学出版社

图书在版编目(CIP)数据

中国医疗卫生事业发展报告 . 2017:中国药物政策与管理专题/
方鹏骞编著. —北京：中国社会科学出版社，2018.5
ISBN 978-7-5203-2490-8

Ⅰ.①中… Ⅱ.①方… Ⅲ.①医疗保健事业—研究报告—
中国—2017②药品管理—方针政策—研究报告—中国—2017
Ⅳ.①R199.2②R954

中国版本图书馆 CIP 数据核字(2018)第 095697 号

出 版 人	赵剑英
责任编辑	熊 瑞
责任校对	李 剑
责任印制	戴 宽

出 版	中国社会科学出版社
社 址	北京鼓楼西大街甲 158 号
邮 编	100720
网 址	http://www.csspw.cn
发 行 部	010-84083685
门 市 部	010-84029450
经 销	新华书店及其他书店

印 刷	北京君升印刷有限公司
版 次	2018 年 5 月第 1 版
印 次	2018 年 5 月第 1 次印刷

开 本	710×1000 1/16
印 张	26
插 页	2
字 数	375 千字
定 价	118.00 元

凡购买中国社会科学出版社图书，如有质量问题请与本社营销中心联系调换
电话：010-84083683

编撰委员会名单

编　著：

　　方鹏骞　华中科技大学

副主编：

　　张新平　华中科技大学

　　毛宗福　武汉大学

　　傅鸿鹏　国家卫生健康委员会发展研究中心

　　田　侃　南京中医药大学

　　蒲　川　重庆医科大学

　　孙　强　山东大学

　　方　宇　西安交通大学

编撰委员会：（按姓氏笔画排列）

　　丁玉峰　华中科技大学

　　毛宗福　武汉大学

　　方　宇　西安交通大学

　　方鹏骞　华中科技大学

　　田　侃　南京中医药大学

　　白　雪　华中科技大学

　　孙　强　山东大学

　　李新辉　石河子大学

　　李　璐　华中科技大学

　　闵　锐　华中科技大学

张春梅　温州医科大学

张新平　华中科技大学

张霄艳　湖北大学

陈江芸　华中科技大学

罗桢妮　广州医科大学

胡银环　华中科技大学

洪学智　北京中医药大学

殷晓旭　华中科技大学

唐昌敏　湖北中医药大学

龚时薇　华中科技大学

傅鸿鹏　国家卫生健康委员会发展研究中心

蒲　川　重庆医科大学

蔡　毅　武汉大学

编撰委员会秘书：

陈江芸　华中科技大学

目　录

第一部分　总论

第二部分　专题

序　言

党的十八大做出决定，把"健康中国"上升为国家战略。习近平总书记在全国卫生与健康大会上强调，要把人民健康放在优先发展的战略地位，加快推进健康中国建设。要在分级诊疗、现代医院管理、全民医保、药品供应保障、综合监管5项制度建设上取得新突破，为实现"两个一百年"奋斗目标、实现中华民族伟大复兴的中国梦打下坚实基础。

随着中国医药卫生体制改革进入攻坚期，深层次体制机制矛盾的制约作用日益凸显，利益格局调整更加复杂，改革的整体性、系统性和协同性明显加大，任务更为艰巨。同时，我国经济发展进入新常态，工业化、城镇化、人口老龄化进程加快，疾病谱变化、生态环境和生活方式变化、医药卫生服务需求的增加等，都对深化医改提出了更高要求。要适应新形势，就必须顺应经济发展新常态，着力推进医疗卫生服务体系供给侧结构性改革。

《中国医疗卫生事业发展报告》（卫生改革与发展绿皮书）是在对中国医疗卫生事业的发展状况和热点问题进行年度监测的基础上，从专家和学术的视角，针对医疗卫生工作现状与发展态势展开分析和预测，具备前沿性、原创性、实证性、时效性等特点的公开出版物。方鹏骞教授是长期奋斗在医疗卫生事业管理领域从事健康政策与管理研究工作的资深学者。他组织专家连续三年对外发布中国医疗卫生事业发展报告，系统阐述了中国医疗卫生改革与发展的综合状况，并专题剖析、预测了我国公立医院改革和我国医疗保险制度的改革状况与发展趋势，分析了健康政策与管理领域存在的重大问题，提出了可操作性的政策建议。

方鹏骞教授带领其团队以极大的热忱和努力，致力于中国医疗卫生事业发展报告系列丛书的编撰，并以严谨的科学态度和心系民生的情怀，为中国医药卫生体制改革相关领域的实施方案，提出了具有战略意义和大局意识的政策建议，提供了具有操作性的建设路径，实现了国家医改理论学术价值和健康政策的转化。其所开展的相关工作与成果得到国家相关部委的高度重视，并在国家、地方政府医疗卫生事业发展规划和健康政策制定等相关工作中得到应用和印证，产生了重要的学术和社会影响力。

中国医疗卫生事业的发展任重道远，需要继续探索和实践。方鹏骞教授及其团队将在中国药物政策、基层医疗卫生、公共卫生等领域继续发布系列发展报告。希望在前期发展报告基础上，进一步提出符合我国国情的政策性建议，补充和完善我国医疗卫生事业改革与发展的理论依据和实践路径，更好地保障人民群众生命健康，助力健康中国目标的实现。

中国工程院院士

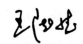

第一部分

总　论

第一章　中国特色国家药物政策体系
回顾与发展

药物政策体系是国家卫生政策的有机组成部分，与公共卫生、医疗服务、医保制度紧密结合，共同服务于人民群众的健康，直接目标是保证药品的安全有效、公平可及、合理使用，保障群众用药安全。全面建设具有中国特色的药物政策体系，对于保障人民群众用药安全、促进药品公平可及、推动医改目标实现都具有极为重要的意义。

一　我国药物政策回顾和现状

药品关系国计民生，我国政府历来高度重视药物政策。1949 年以后，在不同的历史阶段，我国药物政策建设重点不同。

（一）新中国成立初期到改革开放前期

新中国成立初期，卫生部负责药品全链条管理。1949 年全国第一届卫生行政会议提出预防为主、团结中西医等工作四大方针。自 1952年开始，药品生产、流通和监管分别由化工部、商业部和卫生部分管。1963 年，三部委联合下发《关于药政管理的若干规定（草案）》，是我国药政管理的第一个综合性法规文件。1978 年，国家医药管理总局正式成立，由卫生部代管，统一负责药品生产、供应、使用管理。计划经济体制下，我国药品流通领域为国有专营格局，基本管理思路是"以需定产"、"以销定购"。药品价格受到国家全面控制，由物价部门按流通链条逐级审定药品价格，制定出厂（调拨）价、批发价、零售价。公立医院主要用药由卫生行政部门统一采购、统一调配，采购药品执行批发价，出售时执行政府核定的零售价。

（二）改革开放到 20 世纪末

随着中央发展社会主义市场经济的总体部署，1981 年《国务院关于加强医药管理的决定》提出"国家对医药行业在保证生产和集体福利的条件下，逐步实行微利的原则"。次年，国家中医药管理局划归国家经济委员会主管，监管职能保留在卫生部药政局，医药领域市场化改革全面启动。三级批发站分别转型为当地国营医药商业公司，大量社会资本甚至外资开始举办药品生产企业。药品价格管制范围逐步缩小。至 1986 年，中央政府定价的药品种类只包括西药 67 种、中药材 20 种。

这一时期，我国药品生产流通机构快速增加，出现了"百业营药"的格局。由于新旧体制交错，制度和管理不完善，假劣药品案件频频发生，药品价格开始迅速上涨，医药购销商业贿赂快速出现，如 1984 年爆发的福建晋江假药和商业贿赂案件。为了加强质量监管，1984 年，全国人大以药品监督管理为中心内容出台了《药品管理法》。1985 年，国家中医药管理局下发《关于医药行业端正经营思想，纠正不正之风的决定》。随后，在 1989 年、1990 年、1993 年、1994 年、1996 年连续发文整顿医药市场。由于长期治理无效，政府开始重提价格管制，1996 年发布《药品价格管理暂行办法》，探索实行药品政府定价和政府指导价格、药品购销顺加作价制度。同时对深层次原因也开展了探索，提出医药分开核算的政策要求。这一阶段，公立医院用药实行自主采购，河南等地部分医院试点开展药品集中采购探索工作，其目的是降低药品采购价，获得更多的药品收入。

（三）20 世纪末到新医改前期

1998 年，国家中医药管理局、国家中医药局和卫生部药政局合并组建国家药品监督管理局，统一负责药品准入和生产流通领域监管，直属国务院。药监局成立后大力推进 GMP/GSP 认证，提高医药生产经营企业准入标准。

2000年，药品最高零售价和药品加成政策出台。2001年，以地市为单位的医疗机构药品集中招标采购政策开始推行。2006年，国家发改委明确医疗机构顺价15%的零售定价政策。同年，药品集中采购改为以省为单位通过政府办平台开展集中采购。发改委连续开展药品降价工作，但部分药品"降价死"的现象随之出现。由于政策不完善，多数药品通过集中采购形成的价格虽然低于最高零售价，但仍存在虚高成分。

由于药品注册审批环节过于宽松且权力寻租问题严重，2004年前后年均注册新药1万种，大量同类低质量竞争药品涌入市场，加剧了流通环节混乱的问题。2006年起，中央把药品领域作为治理商业贿赂工作重点之一。

医药卫生体制改革滞后制约产业发展成为共识。国家发改委《医药行业"十一五"发展指导意见》提出，医保制度、医疗体制、药品流通体制改革尚未形成可操作的协调与持续发展机制，要根本改变"以药养医的局面"，创造良好的医药行业发展环境。

二　新医改以来的药物政策体系建设

（一）行政管理体制

按新医改总体部署，药品管理体制进一步调整。2009年卫生部设置药物政策和基本药物制度司，负责药物政策体系和基本药物制度建设工作。2009商务部和国家药监局联合发布《关于加强药品流通行业管理的通知》，明确将药品流通行业主管职能划归商务部。医药工业发展工作由工信部负责，药品价格和重大产业政策仍由国家发改委主管。2015年国家发展改革委员会改革药品定价机制，要求设立医保药品支付标准，建立以市场化为核心的药品价格形成机制，仅保留一类精神药品和麻醉药的定价权及价格行为监管职能。

（二）产业政策得到全面加强

各部门共同推动我国医药产业发展。2012年，工信部出台《医药工业"十二五"发展规划》，商务部出台我国首部《药品流通行业"十二五"规划》，随后出台 5 项流通业非强制行业标准。2013 年，国务院印发《生物产业发展规划》，针对生物制药、化学药、中药分别设立专项计划，全面推动医药行业走向现代化和国际化。

（三）监管政策波折中推进

新医改初期，为促进卫生政策与药物政策的协调，国家药监局划归卫生部主管。2011 年和 2013 年新版 GMP、GSP 分别出台，大幅提高行业准入标准。针对药品质量领域问题多发现象，2012 年国务院印发《国家药品安全规划（2011—2015）》，同年国家药监局启动药品电子监管系统建设。2013 年国家药监局改名为国家食品药品监督管理总局，直属国务院，并结合社会经济新形势和监管中的问题，启动《药品管理法》第二次修订工作。2015 年国家药监局启动药品审评审批改革，修改新药定义，要求仿制药与原研药具有质量和疗效的一致性。目前审评审批改革正在进一步的推动过程中。

（四）价格政策改革逐步深入

按新医改部署，2009 年发展改革委制定《改革药品和医疗服务价格形成机制的意见》，2011 年出台《药品出厂价格调查办法（试行）》，公布《药品差比价规则》。2011 年至 2013 年，完成第三轮针对化学药的价格调整工作。结合公立医院改革，扩大药品零加成销售范围。2014 年出台低价药管理办法，588 种药品被纳入清单，同年放开部分非处方药由市场自主定价。2015 年年初，发布《关于完善药品价格形成机制的意见》，取消绝大多数药品最高零售价政策，积极探索药品支付标准政策，目前新的药品价格形成机制处于形成过程之中，已有浙江、安徽、福建等省正式出台医保药品支付标准，但国家层面文件尚未出台。

（五）药品供应保障体系改革深化

1. 基本药物制度进入常态化运行

2009 年国务院办公厅发布《关于建立国家基本药物制度的指导意见》文件。至 2011 年，基本药物制度初步建立。2013 年新版基本药物目录发布。2014年基本药物改为比例使用,价格管理也与低价药政策相衔接,进行了部分放开。

2. 集中采购政策不断发展

2010年,按照"招采合一、量价挂钩、双信封制、集中支付、全程监管"的原则建立基本药物集中采购机制。2014年,为保障低价药供应,印发《关于做好常用低价药采购管理工作的通知》。卫生部和工信部联合,对五种用量小、临床必需的药品启动定点生产工作,并发布《关于做好传染病治疗药品和急救药品类基本药物供应保障工作的意见》,要求建立常态化短缺药品储备,建立信息平台、加强生产监测和供应协调。针对儿童用药适宜品种少等问题,出台《关于保障儿童用药的若干意见》。按照医药分开的改革原则,地方上对医院药房和物流系统的改革开展了探索。2015年2月,国务院办公厅发布《关于完善公立医院药品集中采购工作的指导意见》,强调放管结合、分类采购。目前按照新的采购政策,全国所有省份均启动了采购工作,约有1/3的省份完成了采购。

3. 实施公立医院药品流通两票制改革

2017年1月,正式启动"两票制"政策,率先在医改试点城市和综合改革试点省执行。

(六)使用政策持续改进

快速制定并推广基本药物应用指南和处方集。2012年发布《抗菌药物临床应用管理办法》,对开具抗菌药物实施三级管理。2014年制定并印发《关于进一步加强基层医疗卫生机构药品配备使用管理工作的意见》,允许基层根据情况配备使用一定数量或比例的非基药目录药品,促进基层与大医院用药衔接,满足患者用药需求,并鼓励二、三级医院优先使用基本药物。

(七)人才队伍建设提上日程

新医改以来,加强了药师队伍培训工作,把药师纳入全国《医药卫生中长期人才发展规划(2011—2020年)》急需紧缺专门人才系列。执业药师资格考试通过人数不断增加,但注册执业率偏低的现象突出。

《药师法》正在拟定过程中。

（八）高度重视中药政策

2009 年，与医改方案出台同步，出台《国务院关于扶持和促进中医药事业发展的若干意见》，随后出台了《全国民族医药近期重点工作实施方案（2010—2012 年）》、《关于在深化医药卫生体制改革工作中进一步发挥中医药作用的意见》。为积极发挥中医药"简"、"便"、"验"、"廉"的优势和强基层的作用，在河南、甘肃等省份开展中药验方试点工作。2017 年出台《中医药法》。

（九）综合性政策框架初步形成

在《健康中国 2030》、《医改十三五规划》等政策的指导或推动下，2017 年 1 月国务院办公厅印发《关于进一步改革完善药品生产流通使用政策的若干意见》，总结前期改革，并对进一步深化改革提出了系统意见。强调供给侧和需求侧同步改革，满足患者用药需求。

表 1 - 1　　　　　　"十三五"期间药物政策相关规划

时间	名称	发布部门
2016 年 6 月	《中华人民共和国国民经济和社会发展第十三个五年规划纲要》	全国人民代表大会
2016 年 7 月	《人力资源和社会保障事业发展"十三五"规划纲要》	人力资源和社会保障部
2016 年 10 月	《医药工业发展规划指南》	工业和信息化部等
2016 年 11 月	《"健康中国 2030"规划纲要》	国务院
2016 年 12 月	《全国药品流通行业发展规划（2016—2020 年)》	商务部
2016 年 12 月	《"十三五"深化医药卫生体制改革规划》	国务院
2016 年 12 月	《"十三五"卫生与健康规划》	国务院
2017 年 2 月	《国家基本医疗保险、工伤保险和生育保险药品目录（2017 年版)》	人力资源和社会保障部
2017 年 2 月	《"十三五"国家药品安全规划》	国务院
2017 年 3 月	《"十三五"推进基本公共服务均等化规划》	国务院
2017 年 6 月	《关于进一步深化基本医疗保险支付方式改革的指导意见》	国务院办公厅
2017 年 7 月	《关于进一步改革完善药品生产流通使用政策的若干意见》	国务院办公厅

三　我国药物政策体系存在的主要问题

党的十八大报告提出，健全药品供应保障制度，但目前价格水平总体偏高的同时部分药品价格过低难以保障供应并存的现象仍较为突出。各专业领域纷纷加强了药物政策的制定，但多部门分工的格局制约了政策效果，政策不协调、步调难统一、利益格局难打破的问题成为突出现象。在政策链条中，筹资政策始终缺乏明确规定，对具体政策完善起到显著制约作用。

（一）药品治理主体问题

总体上我国药品治理体系中以政府单方面施加管制为主，行业中介组织积极参与，但群众代表和社会团体参与程度严重不足。

1. 政府部门

2008年国务院机构改革后，形成了以卫生、药监、商务、工信、发改（定价）、社保等部门为核心的行政管理体制框架。2013年国务院改革，药品监督管理局再次脱离卫生部门，与国务院食品安全办公室合并成为国务院直属局。总体上药品领域管理职能高度分散，同时又存在职能交叉重合的问题。另外，职能之间的主次关系未能厘清。在部委之间，药品领域政策主次关系不明，协调难度大。对于建设国家基本药物制度，保障药品公平可及这一药品领域的核心职能带来极大障碍。

2. 行业中介组织

主要包括各类工商业界行业协会，反应企业界的利益诉求。目前在社会各界活跃、影响比较大的包括中国医药企业管理协会、中国中医药协会、中国外商投资企业协会药品研制和开发行业委员会（RD-PAC）等。

3. 群众和社会团体

各类人群代表和社会团体包括：专业性团体，如中国药学会、中国药师协会；人民群众和社会利益代表，典型的如各级人大代表，但现实中人大代表中提出药品提案的多为企业负责人；患者组织，目前我国尚不发达，多局限于社区卫生服务层面进行的小型的组织探索。

（二）药物政策内容框架问题

围绕生产、流通、定价、支付、使用、监管等方面，我国已经初步建立了一套政策体系，并且在积极完善过程之中。但从顶层设计角度，尚缺乏综合性的药物政策体系来统一规范各部门政策，导致不同部门之间政策目标不一，政策协调性差，政策效果不理想。

尽管在"十二五"期间，依靠中央深改组和国务院医改办进行了大量政策协调，但从药品相关的"十三五"规划中可以看出，不同部门的政策规划缺乏统一规范和口径，各部门规划依据各不相同，不同层级规划缺乏有序衔接，甚至故意回避政策协调问题，导致药物政策不协调现象严重。

从我国药品管理部门的变迁沿革和中央医改相关政策文件中也可以看出，中央层面确实对药品缺乏明确的定位，始终在促进就业发展经济和保障民生之间摇摆不定，在此前提下，必然将导致各部门政策目标不一致。

（三）不同政策之间协调关系复杂

药品的生产、流通和使用，受到健康保障政策和工业基础的制约和影响。医疗保障制度不健全、补偿机制不合理等问题，导致现实中较为严重的不合理用药、医药费用过快增长现象，对国民生命健康带来危害。制药行业低水平重复，创新能力差，从长期看对国家健康保障能力带来威胁。制定药物政策体系既要考虑解决当前的这些突出问题，又要着眼长远，把握正确的发展方向。具体而言，药品筹资、价格、生产、流通、创新、使用以及基本药物政策等环节，每两个环节之间均存在复杂的相互支持或制约关系。

进一步加强药物政策建设，需要借鉴国际经验和基本理论，同时紧密结合国情统筹规划，从药物政策体系角度着手开展顶层设计，同步补充完善具体政策，设计具有中国特色的药物政策体系。

四　中国药物政策建设的目标和背景分析

（一）药物政策的目标分析

1. 药物政策在政策体系中的位置

药品产业的发展最终还是为健康目标服务，因此药物政策体系基本定位首先是卫生政策，然后才是产业政策。从政策层级判断，药物政策体系是中长期指导性政策，高于对药品某一领域做规定的法律法规和政策文件，并统筹协调这些具体政策。从政策内容判断，药品领域的政策涉及药品生产、流通、使用、监测、筹资等一系列环节，其中生产、流通相关政策可归为产业政策，使用、监测、筹资等则可归为卫生政策的一个部分。作为产业体系的组成部分，政府应鼓励药品生产、流通企业的健康发展。作为卫生政策体系的一部分，政府应保证患者对药品的需求及时满足。按照我国社会经济发展的总体要求，各项物质生产最终是要满足人民群众不断增长的物质文化需求，尤其"健康是人全面发展的基础，关系千家万户幸福"。因此产业环节政策需要向卫生环节政策让步。

2. 我国药物政策的目标

根据国际经验可以包括：（1）卫生目标。药物政策作为卫生政策的一个部分，要服从卫生事业发展的总目标。即促进人群健康、降低医药费用负担、提高人群满意度。为实现这一目标，药品要具有良好的供应途径、具有合理的价格、良好的筹资和费用分担政策、确保药品质量、保证使用合理和安全。针对难以诊疗的疾病，需要积极研发新的有效药品。（2）产业目标。从产业角度，政府应创造环境，鼓励药品生产、流通企业的健康发展，创造产业价值。尤其我国是13亿人口的大国，药品需求巨大，建立本国药品产业即可促进工业发展，又可更好地保证用药供应和安全。同时优良的产业体系，对于控制药品成本，进而控制患者治疗费用具有重要的作用。（3）安全目标。部分药品和疫苗，直接关系生命安全，或使用广泛，关系全民族健康水平，关系国家安全。

（二）我国药物政策体系的阶段性目标分析

1. 阶段性政策目标

由于中国是一个大国，药品产业的发展具有重要意义，涉及卫生系统的长期可持续发展和国家安全，故社会各界均建议医药产业发展作为第四个具体目标。按新医改方案规划到 2020 年，药物政策体系建设的阶段性目标可界定为"以国家基本药物制度为核心初步形成药物政策体系模板"。其中具体目标包括：（1）提高药品的可及性；（2）提高药品质量；（3）促进合理用药；（4）健全医药产业体系。

2. 关于政策主要内容的建议

参考国际经验和对药物政策体系目标界定的结果，中国药物政策体系核心内容包括：基本药物制度；药品筹资机制；药品定价政策；药品供应系统；药品质量监督监管；合理用药政策；药品产业政策；医药创新政策。

（三）建设药物政策体系需考虑的国情背景

1. 我国生产力和社会发展总体水平不高

经过 30 年改革，医药创新能力仍然低下，就业仍然是重要的社会问题，药品拉动经济、促进就业的经济功能仍然会被政府继续使用。尤其目前社会经济处于转型时期，众多深层次社会问题涌现，部分领域社会矛盾激化，维稳力度空前加大，导致政府对药品生产经营领域管制意愿和管制能力下降。

2. 医药工业的发展历史相对较短

绝大多数医药企业是改革开放之后建设成立，部分政策具有历史痕迹。尤其是药品质量标准老化、仿制药质量水平不高等政策问题，需要时间来逐步调整完善。由于人才队伍、技术能力以及政策环境的建设均需要长期的建设过程，企业生产能力和研发水平短期内难有快速提升。

3. 医疗保障水平总体不高，医药卫生体制改革尚未成功

以药补医赋予了药品在医院运行中特殊的经济补偿功能，必然导致药价高于常规流通体系下的价格水平。新医改致力于破除以药补医，但根据医改进度和复杂程度，在 2020 年之前"以药补医"机制仍将广泛

存在，并且出现各种新的形式。

4. 医药需求快速释放对个人和社会的经济承受能力均带来考验

全球药物研发不断取得突破，提供了新的治疗手段，进一步加剧了药品经济负担上涨压力。尤其在经济水平不高、结构不良、转型缓慢的外部环境下，药品价格和费用控制问题将在相当长一个时期成为政府关注的焦点。

此外，网络、信息化，提高了全民健康意识，但国家治理体系尚不完善，药品相关管理部门所承受的各方社会压力将持续增加，迫切需要改变管理思路和管理方法，建设现代化的药品领域治理体系。

五　药物政策体系建设原则和策略思考

综合考虑国情和国际趋势，围绕健康保障目标，我国药物政策第一需要着手开展行政管理体制调整或部门协调机制建设，出台药物政策体系文件，明确医药领域发展总体导向。第二是进一步完善基本药物制度，提高保障水平，实现基本药物全民公平可及。第三是建立药品筹资政策，推进医药分开，切断医药经济利益联系，破除"以药补医"机制。第四是要加强药品监管，确保药品质量安全。第五是要完善价格形成机制，优化资源配置。第六是重视药物研发和创新，推动科技进步，确保医药产业持续发展。第七是建设药师队伍，促进合理用药。第八是进一步发挥中医药作用，扶持促进中药事业发展。最终建设形成具有中国特色的药物政策体系。

（一）建设原则

1. 药物政策体系内在的原则

NDP 内在的核心原则包括三个要点：（1）药品服务于健康；（2）药物政策是卫生政策的组成部分；（3）药品相关部门需要在统一的目标下行动。

协调作用是药物政策体系最为核心的功能。现实中，相关政策间经常存在不同程度的冲突问题，药物政策体系提供了一个框架，以协调药品相关领域政策。比如健全药品产业体系与保障药品可及性之间既存在一致性，又存在利益冲突的可能。具体表现在，基本药物制度、药品定价政策所要求的价格与药品产业领域所需求的利润之间的冲突，以及由此可能对药品创新带来的影响。进一步还有药品供应系统与药品生产、流通企业之间的冲突。药品的筹资机制与合理用药之间，如果政策不合理，也会导致冲突。这些应是中国药物政策体系协调的主要内容。

中国药物政策体系在协调可能的具体政策冲突中，应坚持的基本原则是健康优先，产业领域相关政策应服从卫生领域的发展需求。从另一角度，医药产业发展原则上与提高药品保障能力并不冲突，核心是建立医药创新的标准，把临床疗效改进和成本降低作为创新的根本标准，就可以有效协调产业和健康政策。当前，可结合基本药物制度实施进展，在基本药物品种中，率先落实健康优先原则。

2. 建设药物政策体系的工作原则

（1）阶段性工作重点是加强落实《关于进一步改革完善药品生产流通使用政策的若干意见》，以医改为抓手、为核心推进药物政策领域的协调机制建设，逐步形成药物政策体系的协调框架雏形，为正式形成药物政策体系提供模板。

（2）抓住药物政策体系建设的核心要素，进行概念梳理、包装和潜移默化的植入工作。比如，应强化药品概念中"只有在出于防治疾病或者有目的地调节某些生理功能时，才能称它为药品"这一要点，为整顿生产的产业格局提供依据。卫生部门可以公开宣布积极支持工业发展，但要同时明确确立临床实质性改进才是医药创新的金标准。

（3）开发领导层，结合医改进展和国情进行具体政策的开发，广泛开展药物政策体系的宣传工作，逐步引起最高层领导关注。

（4）储备知识，积累理论基础和研究证据，为药物政策体系建设提供依据。

（二）建设方案

1. 完善治理体系，改善治理机制

包括加强患者组织和群众用药团体建设，扩大患者参与药品领域治理的渠道。在政府层面应对药品进行明确定位,端正自身角色,改善工作行为,加强治理能力建设,理顺中央和地方的关系。

2. 抓住核心指标建设药物政策体系

尽管短期内综合性的药物政策体系文本难以出台,抓住其核心指标建设药物政策体系具体内容仍然具有重要意义。根据世界卫生组织对各国药物政策体系调查的结果,目前通用的核心指标包括:(1)制定出台针对性的药物政策体系文件;(2)基本药物目录制定和更新;(3)药品可负担性,即药品价格和费用水平;(4)药品筹资机制,包括免费药品和患者自费水平;(5)药品供应系统,主要是工业和贸易、采购配送机制;(6)质量监管,包括注册、审批、质量监督和控制等;(7)药品合理使用,包括对处方行为的控制和药师队伍建设;(8)政策本身的监测工作。

3. 研究起草综合性药物政策体系方案

加强基本药物制度规范化建设,梳理国家和各省基本药物制度配套政策体系,对各项政策进行规范化。在此基础上,开展药物政策体系内容和政策条文的研讨,启动药物政策体系文本草案撰写工作。与此同时积极推动政府进行药品行政管理体制改革,宣传、游说政府在药品领域树立健康优先的基本理念,围绕服务于健康改革药品行政管理体制。

4. 全面加强国家基本药物制度建设

在卫生主管部门内部率先整合基本药物相关管理功能。

建立基于药物经济学和循证医学的基本药物目录动态调整流程和方法。

提高基本药物保障水平,扩大基本药物中免费药品的种类,通过政府投入和医保支付政策的完善,减少患者自付比例,达到基层医疗卫生机构就医患者"零"自付水平,实现基本药物"免费"使用。

完善药品采购方法,推进分类采购。对用量大、费用高的药品实行集中招投标采购,对低价药、用量少的药品实行医疗机构自主采购,加强药品储备和短缺药品定点生产工作。

　　加强基本药物制度链条的完善，探索建设基药筹资机制，推动医保用药政策与基本药物制度的融合。

　　完善基本药物使用政策。

　　5. 加强基本药物与非基本药物之间的政策衔接

　　目前中央和地方文件中出现比较频繁的药物种类包括：基本药物、低价药物、基本用药、非基本药物、创新药品等。不同药物种类具有不同的支持性政策，建立各类药物直接政策体系的衔接，有利于促进药物政策体系框架的形成。

　　6. 继续控制药品价格和费用水平

　　建立健全药品价格形成机制，促进药品价格合理、供应有保障，提高药品的公平可及性；加快建立药品参考价格体系；实施仿制药替代政策；提高合理用药水平。

　　7. 探索中医药的特色政策

　　建议放开对中医药的价格管制，以化学药为参考价体系进行支付和报销；实行中西医医师处方权限分别管理，限制交叉开药；推进社会资本进入中医药领域，鼓励中医院民营化。

　　8. 推进医疗、医保、医药政策联动改革

　　破除"以药养医"机制，提高医疗技术服务价格，增加对医院的资金投入，切断医药利益联系。整顿生产流通企业经营秩序，淘汰落后产能。包括：严格新药和医疗器械审批，控制大量重复性产品无序竞争局面；完善准入制度，解决药品生产企业重复建设问题；按照药品生产链条，排查制售假、劣药品行为，加大处罚力度；建立现代化流通体系，提高效率，减少成本。

参考文献：

［1］付磊：《新余市农村药品安全监管研究》，硕士学位论文，南昌大学，2013年。

［2］熊书玲：《建国初期我国民主政治建设研究》，《商》2015年第22期。

［3］康小平：《我国药品监督管理体制完善研究》，硕士学位论文，大连理工大学，2005年。

［4］袁晨：《基于电子商务的药品供应链采购流程优化研究——以广东省药品集中采购电子平台为例》，硕士学位论文，中山大学，2010年。

［5］赵聪：《文献计量学视角下的中国艺术门类国际文献状态研究——基于1975—2010年间A&amp；HCI收录的分析》，硕士学位论文，浙江工业大学，2012年。

［6］王秀珍：《基于HAI调查法的哈尔滨市药价管制研究》，硕士学位论文，哈尔滨工业大学，2015年。

［7］陆惠兴：《不辱使命，努力开创广东药品监督管理工作新局面》，《广东药学》2000年第3期。

［8］张珏：《我国药品安全监管问题研究——以丽江市为例》，硕士学位论文，云南财经大学，2013年。

［9］李明三：《医生处方将向社会药店开放》，《中国医药导报》2006年第28期。

［10］王莉、周帮旻、宋佳佳等：《25国基本药物目录循证评价》，《中国循证医学杂志》2009年第7期。

［11］王晶、陈雪晶：《药品价格定价机制的法律思考》，《商》2016年第16期。

［12］毕文艳：《实施基本药物电子监管中存在的问题与对策》，《中国药事》2014年第1期。

［13］胡玲玲、杨燕、蒋虹丽等：《上海市就医人员对基本药物认知和使用情况调查》，《中国卫生事业管理》2015年第8期。

［14］方佳、翟琛琛：《基于人才培养的执业药师队伍建设研究》，《成才之路》2016年第20期。

［15］《加强基层医疗卫生机构药品配备使用管理工作的相关说明》，《中国实用乡村医生杂志》2014年第18期。

［16］张磊：《政府视角下药品价格政策的研究》，《品牌》2014年第8期。

［17］于德志、傅鸿鹏、张欣：《推进基本药物制度完善国家药物政策》，《中国执业药师》2013年第5期。

［18］王立彭：《中国海洋产业生产力水平测算研究》，硕士学位论文，中国海洋大学，2008年。

［19］王海棠：《合肥市基层医药卫生体制综合改革的现状分析及对策研究》，硕士学位论文，合肥工业大学，2011年。

（国家卫生健康委员会发展研究中心　傅鸿鹏）

第二章　我国基本药物制度的发展、评价与展望

建立基本药物制度可建立起良好的药品质量保证体系，有效改善基本药物短缺或浪费现象，为我国基本医疗保险制度提供科学、合理、规范的用药依据。自 2009 年以来，中共中央、国务院、国家卫生和计划生育委员会、国家发展和改革委员会、国家食品药品监督管理局、人力资源和社会保障部、财政部以及工业和信息化部等多部门发布了国家基本药物制度相关的多项主要政策及配套政策，涵盖基本药物的目录遴选、生产供应、采购配送、配备使用、价格管理、支付报销、质量监管、监测评价、财政补偿及教育培训等多方面，我国基本药物制度得到全方位的规范化与长效发展，对保障民众安全和有效用药，以及人人享有卫生保健具有十分重要的意义。

一　基本药物制度的发展历程

（一）WHO 基本药物政策的提出与制定的意义

20 世纪 70 年代中期，全球大部分的疾病已有了有效的治疗药物，但一些贫困国家由于昂贵的进口药物，使公共健康预算严重超支，现代药物对他们是不可及的，且药物质量得不到保障，药物经常是不合理使用。许多贫困国家请求世界卫生组织（WHO）改善他们贫乏的医疗体

系，提高药物的供给，促进药物的可及性和合理应用。① WHO 为了给贫困国家提供更多的帮助与支持，解决贫困国家缺乏一些必需的有质量保障的现代药物的问题，于 1975 年第 28 届世界卫生大会（WHA）上第一次提出了基本药物（Essential Drug）的理念，要求各成员国依据各自国家具体的医疗卫生服务的需要，选择适当的质量可靠、价格合理的基本药物，同时要求 WHO 总干事采取各种措施协助各成员国根据自身需要遴选价格合理的基本药物。1977 年，WHO 在第 615 号技术报告中正式提出了基本药物的概念，基本药物被定义为"能够满足人们健康需要中最重要的、最基本的、必需的、不可缺少的药品"。同年，WHO 制定了全球第一部《基本药物示范目录》，该目录共收录了 205 种药品，其药物目录制定的原则是有效（Efficiency）、安全（Safe）的，而且讲求成本—效果（Cost-Effectiveness），同时规定该目录每 2 年更新一次。②

　　WHO 最初是为经济发展较落后、药品生产支付能力较低的国家提出的基本药物概念，目的是在资源有限的条件下，使这些国家能够按照国家卫生需要，及时获得价格合理、质量和疗效都有保障的基本药物。1978 年在阿拉木图宣言中又将"提供基本药物"（包括基本药物的可及性、质量保证和合理使用）确定为初级卫生保健的八项内容之一，同时 WHO 还将基本药物的正常供应作为评估"2000 年全民健康目标"（Health for All by the Year 2000）的一项关键指标。③ 为了保障基本药物能满足人群重点卫生的需要，WHO 于 1979 年制定了基本药物行动规划。

　　20 世纪 80 年代初的经济危机进一步促进了基本药物理念的传播，一些贫困国家的药物支出占政府支出的比例越来越高，甚至在一些发达国家药品支出占总卫生费用支出的比例也在不断攀升，这些现象使各个国家的卫生部门不得不关注降低药品费用的问题，因此基本药物的理念

---

① 杨悦：《WHO 基本药物制度研究与应用》，人民军医出版社 2012 年版，第 1 页。
② 叶露：《国家基本药物政策研究》，复旦大学出版社 2009 年版，第 3 页。
③ 方鹏骞：《中国医疗卫生事业发展报告 2014》，人民出版社 2015 年版，第 281 页。

逐渐得到广泛的认可。1981 年，WHO 又建立了基本药物和疫苗行动纲领（Action Program on Essential Drugs and Vaccines），并在同年建立了基本药物行动委员会。此后 WHO 正式拉开了以基本药物为契机，帮助贫困国家解决卫生体系中药品保障问题的序幕。同时，WHO 定义基本药物为能保障绝大多数人口的基本医疗保健所必需的安全有效的药物。[①]自 1981 年至今，已有 80 个国家采用了基本药物的理念。[②]

随后，WHO 有资料表明约有 70% 的药品进入市场后得不到有效管理和利用，全球有相当数量的人不是死于自然衰老和疾病，而是死于不合理用药。[③] 因此，WHO 于 1985 年在内罗毕会议上扩展了基本药物的概念，指出基本药物除了要满足大多数人基本医疗卫生保健需求，国家保障供应以外，还应高度重视药品的合理使用问题，明确提出要将基本药物和合理用药相结合，即将基本药物的遴选过程同处方集和《标准治疗指南》的制定相结合，这种概念的扩张意味着基本药物对发达国家也开始发挥积极重要的作用。此次会议要求基本药物工作重点要从遴选转向购买、分配、合理使用和质量保障，以促进用药的标准化和规范化，便于基层、社区医疗服务机构更准确合理地进行常见病的诊治，进一步推动基本药物在疾病诊疗中的规范合理使用。基本药物政策的制定和推广是确保基本药物获得的重要环节，1986 年 WHO 国家药物政策专家委员会召开会议，出版了《国家药物政策指南》，1988 年专家委员会对指南进行了调整，1995 年再次进行了修正，国家药物政策的基本目标是保障基本药物可及（可获得性和可支付性）、保证所有药品质量（安全和有效）、促进药品合理使用。国家药物政策是由多部分组成的综合性框架，包括基本药物遴选、可负担性、筹资、供应体系、监管与质量保证、合理用药、研发、人力资源、监管与评价[④]，而在这个综合框架中，基本药物政策是一项重要内容，涉及框架的各个部分。基本药

---

① 方鹏骞：《中国医疗卫生事业发展报告 2014》，人民出版社 2015 年版，第 281 页。
② 杨悦：《WHO 基本药物制度研究与应用》，人民军医出版社 2012 年版，第 5 页。
③ 同上书，第 5 页。
④ 顾敏娜、周莉、赵科颖等：《国家药物制度的内涵和框架研究》，《中国卫生资源》2017 年第 1 期。

物政策在指导基本药物生产、经营和使用等各个环节，促进合理配置药物资源，保障居民安全，合理、有效使用药物等方面都发挥了重要的作用。[①] 截至 1998 年年底，全球已有 140 个国家制定了本国的基本药物目录，并且大多数与标准治疗指南联合使用，以确保基本药物和合理用药相结合。而后越来越多的国家医疗保险计划也以基本药物制度目录为重要的参考依据，同时许多国际非政府机构和国际非营利性机构都采用了基本药物的思想，指导药物的国际购买和供应，药品的捐献和当地药品的生产。基本药物政策不仅是国家药物政策的核心，也是国家公共卫生工作的重要内容，被全球很多国家的不同层次、类型的医疗机构所接受并推广。

2002 年 WHO 又进一步明确并完善了基本药物的概念，基本药物是能满足人群重要的卫生保健需求的药物，在适当考虑公共卫生实用性、药品的有效性和安全性，以及成本效果的基础上选出的足够数量、适当剂型、保证质量并可支付的药品。国家基本药物政策以基本药物目录为核心，以保障基本药物可及、保证药品质量、促进药品合理使用为政策目标，广泛应用于临床用药指导、药品的生产与供应、医药卫生人员培训等多领域，贯穿各个国家医药卫生政策，促进各个国家全民初级卫生保健目标的实现。

WHO 强调指出，基本药物目录一定要根据本国国情制定，品种可以变化，并且要有合理的价格考虑，以及质量保证。WHO 提倡的基本药物行动与计划希望能够降低医疗费用，但如何具体实施并未有统一的模式。发达国家大都通过医疗保险制度控制，并对处方药和非处方药采取不同的政策，不论何种方式都对促进合理用药、降低医疗费用起到积极的作用。据有关资料记载，WHO 2015 年 194 个成员国中已有 156 个国家制定了国家基本药物目录，大多数国家都在近几年不断更新药物目录。[②] 由于发达国家的医疗保障水平较高，因此基本药物对于保障发展

---

① 叶露：《国家基本药物政策研究》，复旦大学出版社 2009 年版，第 5 页。
② 代涛、白冰、陈瑶：《基本药物制度实施效果评价研究综述》，《中国卫生政策研究》2013年第 12 期。

中国家居民基本用药需求更具有重要意义。

（二）我国基本药物制度的发展历程

我国早在1979年就逐步引入基本药物的理念，但由于多方面原因，我国的基本药物制度一直没有发挥真正的作用。2009年在深化医药卫生体制改革进程中，我国多部门联合制定了《关于建立国家基本药物制度的实施意见》，明确提出基本药物是适应基本医疗卫生需求、剂型适宜、价格合理、能够保障供应、公众可公平获得的药品。国家基本药物制度是对基本药物的遴选、生产、流通、使用、定价、报销、监测评价等环节实施有效管理的制度，并在基本药物的目录遴选、生产供应、采购配送、配备使用、价格管理、支付报销、质量监管、监测评价、财政补偿及教育培训等方面都出台了相应政策，国家基本药物工作全面推进。

1. 2009年新医改前我国基本药物概念的引入及发展

早在1979年，我国政府响应WHO的倡导，逐步引入基本药物的理念，开始积极参与WHO基本药物行动计划，4月原卫生部和原国家医药管理总局组织有关医药专家成立了"国家基本药物遴选小组"，开始着手国家基本药物目录的制定工作，1981年8月完成了国家基本药物目录（西药）部分的编订工作，并于次年1月下发了《国家基本药物目录》，该目录以原料药为主，共选出28类278个品种，其中未收录中成药。随后1996年、1998年、2002年和2004年分别对国家基本药物目录进行了调整，经过多次调整和修订，2004年版的《国家基本药物目录》包括733个化学药品、生物制品品种，1260个中成药品种，共计2033个品种，涵盖了绝大多数疾病的治疗药物。

1985年《中华人民共和国药品管理法》颁布并实施，是以药品监督管理为中心内容，国家、省、地、县四级药品监督网逐步形成，对医药卫生事业的发展具有科学的指导意义，现行版本为2015年4月24日十二届全国人大常委会第十四次会议修改。1991年9月我国被指定为基本药物行动委员会西太平洋地区代表，1992年为推进公费医疗和基本医疗保险制度改革，我国组建了"国家基本药物领导小组"，由原卫生部、原国家中医药管理局、财政部、国家中医药管理局、解放军总后卫生部领导及专家联合组成，负责组织国家基本药物的遴选及国家基本药物制度的推行工作。1992年2月，卫生部发布《制定国家基本药物工作方案》（卫药发〔1992〕第11号），明确国家基本药物系指从我国目前临床应用的各类药物中经过科学评价而遴选出的在同类药品中具有代表性的药品，其特点是疗效肯定、不良反应小、质量稳定、价格合理、使用方便等，并要求国家基本药物品种数占现有上市品种数的40%—50%，随着药物的发展和预防、治疗疾病的需要，不断补充和修订。1997年1月中共中央、国务院发布了《关于卫生改革与发展的决定》，明确指出国家要建立并完善基本药物制度，政策目标开始转向控制过度上涨的药品价格，主要以医疗保险、医药卫生体制及药品生产流通体制改革为主要手段。1998年国家药品监督管理局成立，负责国家基本药物目录的制定，政府机构改革使药品监督管理体制不断得到加强，逐步开始强制推行药品生产、经营的质量管理规范。

　　但在这一阶段由于多方面原因，我国的国家基本药物制度一直没有发挥真正的作用，药品生产、流通、价格制定和使用供应等环节缺乏内在的联系和统一，药品的生产供应处于无序竞争状态，一些基本药物（临床必需且价格低廉的药品）出现了严重短缺，特别是在基层医疗服务机构，严重影响到群众的用药需求。药品终端销售环节缺乏竞争机制和约束机制，药价虚高、用药不合理问题严重，再加上基本医疗保险制度覆盖率不够，居民因病致贫、因病返贫问题突出，特别是在农村地区。据统计，从1990年到2005年，人均药品费用从36.59元增加到316.78元，药品费用占GDP的比例从1.96%增加到2.09%，2005年药品费用占卫生总费用的比例为44.2%。城市人口中无任何医疗保险者的比例占44.8%，农村人口中无任何医疗保险者的比例占79.1%。[①]

　　2007年党的十七大报告强调"建立国家基本药物制度，保证群众

---

① 覃正碧、汪志宏、程刚等：《国家基本药物制度的现状及其完善对策探讨》，《中国药房》2008年第14期。

基本用药"，2008年4月根据《国务院关于机构设置的通知》（国发〔2008〕11号）规定，原卫生部被设立为国务院组成部门，新增职责包括负责建立国家基本药物制度并组织实施，组织制定国家基本药物目录。2008年7月原卫生部成立了药物政策与基本药物制度司，承担研究建立国家基本药物制度并组织实施；组织拟订国家药物政策和国家基本药物的法律、法规与规章；组织国家基本药物的遴选工作，拟订和管理国家基本药物目录；拟订国家基本药物的采购、配送、使用的政策措施；会同有关方面提出国家基本药物目录内药品生产的鼓励扶持政策，提出国家基本药物价格政策的建议；负责组织国家基本药物制度实施的监测；组织拟订监督和促进基本药物合理使用的政策措施，并组织实施；组织拟订国家基本药物使用规范和临床应用指南；组织开展国家基本药物的循证医学、药物经济学评价与信息化建设；负责基本药物制度推广宣传教育工作等。[①]

2. 2009年新医改后我国基本药物制度的建设与完善

为保障群众基本用药，减轻医药费用负担，2009年3月《中共中央国务院关于深化医药卫生体制改革的意见》（中发〔2009〕6号）正式出台，明确指出加快建立以国家基本药物制度为基础的药品供应保障体系，保障人民群众安全用药。具体要求中央政府统一制定和发布国家基本药物目录，按照防治必需、安全有效、价格合理、使用方便、中西药并重的原则，结合我国用药特点，参照国际经验，合理确定品种和数量。建立基本药物的生产供应保障体系，在政府宏观调控下充分发挥市场机制的作用，基本药物实行公开招标采购，统一配送，减少中间环节，保障群众基本用药。国家制定基本药物零售指导价格，在指导价格内，由省级人民政府根据招标情况确定本地区的统一采购价格。规范基本药物使用，制定基本药物临床应用指南和基本药物处方集。城乡基层医疗卫生机构应全部配备、使用基本药物，其他各类医疗机构也要将基本药物作为首选药物并确定使用比例。基本药物全部纳入基本医疗保障

---

① 药物政策与基本药物制度司，http://www.moh.gov.cn/mohywzc/pjgzn/lm.shtml。

药物报销目录，报销比例明显高于非基本药物。同时发布的《国务院关于印发医药卫生体制改革近期重点实施方案（2009—2011年）的通知》（国发〔2009〕12号）也提到要建立国家基本药物制度，完善基层医疗卫生服务体系，方便群众就医，充分发挥中医药作用，降低医疗服务和药品价格等，并具体提出要建立国家基本药物目录遴选调整管理机制、初步建立基本药物供应保障体系、建立基本药物优先选择和合理使用制度。随后在2009年8月，国家原卫生部、国家发展改革委、工业和信息化部、监察部、财政部、人力资源和社会保障部、商务部、食品药品监管局、中医药局联合制定了《关于建立国家基本药物制度的实施意见》（卫药政发〔2009〕78号），其明确提出基本药物是适应基本医疗卫生需求，剂型适宜，价格合理，能够保障供应，公众可公平获得的药品。政府举办的基层医疗卫生机构全部配备和使用基本药物，其他各类医疗机构也都必须按规定使用基本药物。国家基本药物制度是对基本药物的遴选、生产、流通、使用、定价、报销、监测、评价等环节实施有效管理的制度，与公共卫生、医疗服务、医疗保障体系相衔接。

自2009年以来，中共中央、国务院、国家卫生和计划生育委员会、国家发展和改革委员会、国家食品药品监督管理局、人力资源和社会保障部、财政部以及工业和信息化部等多部门发布了国家基本药物制度相关的11大方面的多项主要政策及配套政策，我国基本药物制度得到全方位的规范化与长效发展。具体包括总体安排方面：《中共中央国务院关于深化医药卫生体制改革的意见》（中发〔2009〕6号）、《国务院关于印发医药卫生体制改革近期重点实施方案（2009—2011年）的通知》（国发〔2009〕12号）、《关于建立国家基本药物制度的实施意见》（卫药政发〔2009〕78号）、《关于巩固完善基本药物制度和基层运行新机制的意见》（国办发〔2013〕14号）等；基本药物目录遴选方面：《国家基本药物目录遴选管理办法（暂行）》（卫药政发〔2009〕79号）、《国家基本药物目录（基层医疗卫生机构配备使用部分）》（2009年版）（卫生部令第69号）（已废止）、《国家基本药物目录》（2012年版）

（卫生部令第93号）、《关于印发国家基本药物目录管理办法的通知》（国卫药政发〔2015〕52号）等；基本药物生产供应方面：《关于做好基本药物生产供应工作的通知》（工信部消费〔2009〕472号）、《关于做好传染病治疗药品和急救药品类基本药物供应保障工作的意见》（卫办药政发〔2011〕139号）、《关于开展用量小临床必需的基本药物品种定点生产试点的通知》（工信部联消费〔2012〕512号）等；基本药物采购配送方面：《关于建立和规范政府办基层医疗卫生机构基本药物采购机制的指导意见》（国办发〔2010〕56号）、《国务院办公厅关于完善公立医院药品集中采购工作的指导意见》（国办发〔2015〕7号）、《国家卫生计生委关于落实完善公立医院药品集中采购工作指导意见的通知》（国卫药政发〔2015〕70号）等；基本药物配备使用方面：《国家基本药物临床应用指南（基层部分）》和《国家基本药物处方集（基层部分）》（卫办药政发〔2009〕232号）、《国家卫生计生委关于进一步加强基层医疗卫生机构药品配备使用管理工作的意见》（国卫药政发〔2014〕50号）等；基本药物价格管理方面：《国家发展改革委关于公布国家基本药物零售指导价格的通知》（发改价格〔2009〕2489号）、《关于印发推进药品价格改革意见的通知》（发改价格〔2015〕904号）等；支付报销方面：《关于进一步推进医疗保险付费方式改革的意见》（人社部发〔2011〕63号）等；基本药物质量监管方面：《关于印发加强基本药物质量监督管理的规定》（国食药监发〔2009〕632号）、《关于加强基本药物生产及质量监督工作的意见》（国食药监安〔2009〕771号）、《关于基本药物进行全品种电子监管工作的通知》（国食药监办〔2010〕194号）、《关于进一步做好基本药物标准提高工作的通知》（食药监办注〔2010〕96号）等；基本药物监测评价方面：《卫生部药政司关于开展国家基本药物制度监测评价工作的通知》（卫药政管理便函〔2010〕47号）、《卫生部药政司关于开展2011年度国家基本药物制度监测评价工作的通知》（卫药政管理便函〔2011〕24号）等；基本药物财政补偿方面：《基层医疗卫生机构实施国家基本药物制度补助资金管理办法》（财社〔2014〕139号）等；基本药物教育培训方面：《关

于做好 2013 年国家基本药物临床应用指南和处方集培训工作的通知》
（国卫办药政函〔2013〕317 号）等。[①] 可以看到，2009 年后我国在基
本药物的目录遴选、生产供应、采购配送、配备使用、价格管理、支付
报销、质量监管、监测评价、财政补偿及教育培训等方面都出台了相应
政策，形成较完整的各环节联动机制，各省、市、县在国家政策的指导
下也相应出台了基本药物各方面的政策，并不断进行修订、调整和完
善，国家基本药物工作全面推进。

二　国家基本药物制度实施的效果评价

　　国家基本药物制度是我国公共卫生政策的重要组成部分，也是国家
药物政策的核心内容。国家基本药物制度为居民提供安全有效、价廉可
及的基本药物是减轻居民疾病经济负担、控制药品费用不合理增长、保
证基本药物安全可及、保障药物合理使用的重要途径之一。

　　（一）基本药物制度促进药物的合理使用

　　国家基本药物制度产生和发展很重要的一个目标就是合理用药，
《国家基本药物目录》、《国家基本药物处方集》和《国家基本药物临床
应用指南》是促进合理用药的有效且重要的工具，医护人员在国家基
本药物目录规定下会逐渐转变用药习惯，如当无法按照既往的用药习惯
开具处方时，医护人员一般使用同类替代品种，并向患者做出说明，由
患者决定是否接受替代性治疗药物，或者前往零售药店或其他未限定配
备与使用基本药物的医疗机构购买其他药品。

　　抗菌药物使用率指标属于合理用药国际指标中的核心指标之一，用
以测量抗菌药物这一在预防和治疗细菌性感染疾病方面发挥了前所未有
的作用而又过量使用的药品使用水平。[②] 抗菌药物（antibacterial agents）
一般是指具有杀菌或抑菌活性的药物，包括各种抗菌药物、磺胺类、咪

---

　　① 方鹏骞：《中国医疗卫生事业发展报告 2014》，人民出版社 2015 年版，第 287—288 页。

　　② 张新平、张俊超、黄金星：《基本药物制度监测评价研究》，科学出版社 2012 年版，第
20 页。

唑类、硝基咪唑类、喹诺酮类等化学合成药物。[①] 抗菌药物广泛应用于医疗卫生领域，在治疗感染性疾病、挽救患者生命以及保障公共卫生安全中发挥了重要作用，但是多种因素影响，致使抗菌药物的不合理甚至滥用现象频发。抗菌药物的使用是全球公共卫生关注的重点，抗菌药物使用率国际平均水平为 30%，抗菌药物使用普遍，研究显示抗菌药物在欧洲的使用率为 30.1%。[②] 抗菌药物的合理使用指在明确用药指征下选择适宜的抗菌药物，并给予适当的剂量和疗程，以达到杀灭致病菌和（或）控制感染的目的，同时应注意预防和应对药物治疗的不良反应，做到安全、有效、经济、适宜地使用抗菌药物。[③] 根据国家卫生计生委抗菌药物临床应用监测网监测，中心成员单位统计（注：监测网中心成员单位为192 所，均为三甲医院，其中综合医院 181 所，专科医院 11 所，不包括香港、澳门、台湾的医院），2015 年中心成员单位住院患者人均抗菌药物费占人均总药费的 10.4%，较 2014 年下降 0.3 个百分点。2015 年中心成员单位住院患者抗菌药物使用率为 39.1%，较 2014 年（40.3%）下降1.2 个百分点。其中，非手术组抗菌药物使用率为 25.6%，较 2014 年（26.2%）下降 0.6 个百分点；手术组抗菌药物使用率为 64.0%，较 2014年（65.7%）下降 1.7 个百分点；手术预防用药使用率为 59.5%，其中Ⅰ类切口为 45.0%，较 2014 年（49.2%）下降 4.2 个百分点，Ⅱ类切口为 79.2%，较 2014 年（83.9%）下降 4.7 个百分点。[④]

同时通过 2011—2015 年全国抗菌药物监测数据，覆盖 30 个省（自治区、直辖市），数据均齐全的 161 家医院进行具体统计分析，161 家医院均为三级综合医院。其中东部地区 76 家医院，东北部地区 14 家医院，中部地区 34 家医院，西部地区 37 家医院。从使用强度（AUD）

① 周宏灏：《药理学》，科学出版社 2003 年版，第 397 页。

② Ansari, F., Erntell, M., Goossens, H., et al., "The European surveillance of antimicrobial consumption（ESAC）point-prevalence survey of antibacterial use in 20 European hospitals in 2006", *Clinical Infectious Diseases*, 2009, pp. 1496 – 1504.

③ 崔兰贵、张磊、朱铁梁等：《抗菌药物滥用与医院感染管理》，《中华医院感染学杂志》2009 年第 15 期。

④ 国家卫生和计划生育委员会：《中国抗菌药物临床应用管理和细菌耐药现状》，中国协和医科大学出版社 2016 年版，第 1—2 页。

角度分析，五年监测医院抗菌药物使用强度下降明显。2011 年强度平均值为 76.54DDD/100 人/天；2012 年抗菌药物使用强度平均值为 56.15 DDD/100 人/天，下降 26.63%；2013 年为 54.15DDD/100 人/天，2014 年下降 9.22%；2015 年前三季度使用强度为 50.91DDD/100 人/天。从抗菌药物的费用及经济负担角度分析，2011 年，监测医院全年抗菌药物使用费用平均值为 8380.10 万元；2012 年下降 26.07%，为 6195.14 万元；2013 年略有回升，为 6290.34 万元；2014 年增长至 7243.88 万元；2015 年前三季度统计数据显示平均值为 5614.98 万元。

（二）基本药物制度促进居民医疗服务可及

基本药物可及主要是指可获得性和可支付性，居民基本药物可及是基本药物制度实施的重要目标之一。

1. 基本药物目录合理扩张，促进居民可获得性

2009 年《国家基本药物目录（基层医疗卫生机构配备使用部分）》（卫生部令第 69 号）颁布，同时对基本药物的遴选、生产、流通、使用、定价、报销、监测、评价等环节的有效实施制定了相应的管理制度，以解决政府对基本药物的宏观调控乏力，不能有效引导必需药品的生产、经营与使用等问题。

2013 年 3 月，卫生部公布了 2012 年版《国家基本药物目录》，对 2009 年版目录进行了更新。新版目录初步实现标准化，优化了药品结构，增加肿瘤等重大疾病用药、中成药和妇儿用药品种。各省市也制定了省级基本药物增补目录，并定期更新。2012 年版《国家基本药物目录》与 2009 年版相比增加共计 213 种药品数量，除西药增加 112 种外，中成药增加了 101 种，且药物目录分类中增加了民族药的类别，不仅增设了药物的品种、考虑了特殊群体的用药需求，同时优化了结构、规范了剂型。[①] 药品品种数量的增加，一方面扩大了基本药物覆盖病种，另一方面同一病种的药物品种有了更多的选择，这样能够更好地满足各级各类医疗卫生机构病人的基本药物需求，同时推动各级各类医疗卫生机

---

① 冯娟娟、贾金妍、张竞超：《国家基本药物制度发展回顾及探讨：基于 2012 版〈国家基本药物目录〉》，《中国药房》2014 年第 12 期。

构全面配备并优先使用基本药物。

2. 基本药物制度促进居民可支付性

有关专家研究认为促进基本医疗卫生服务可及性的指标主要包括次均门诊费用、次均门诊药品费用、人均住院费用与人均住院药品费用。[①] 据《中国卫生和计划生育统计年鉴》，分析 2009—2016 年我国社区卫生服务中心、乡镇卫生院以及医院病人医药费用情况（见表 2-1、表 2-2 和表 2-3），可以看到门诊病人次均医药费中药费占比基本呈逐年下降趋势，住院病人人均医药费中药费占比也基本呈逐年下降的趋势。从总体上说，基本药物制度在一定程度上有效遏制了药品费用不合理增长，促进了居民可支付性。

表 2-1　　　　　　2009—2016 年社区卫生服务中心病人医药费用情况

年份	门诊病人			住院病人		
	次均医药费（元）	次均药费（元）	药费所占比重（%）	人均医药费（元）	人均药费（元）	药费所占比重（%）
2009	84.0	60.0	71.5	2317.4	1136.2	49.0
2010	82.8	58.7	70.8	2357.6	1162.4	49.3
2011	81.5	54.9	67.4	2315.1	1061.4	45.8
2012	84.6	58.5	69.1	2417.9	1125.0	46.5
2013	86.5	59.4	68.7	2482.7	1130.6	45.5
2014	92.3	63.5	68.7	2635.2	1161.5	44.1
2015	97.7	67.3	68.9	2760.6	1189.7	43.1
2016	107.2	74.6	69.6	2872.4	1201.4	41.8

资料来源：《2015—2017 中国卫生和计划生育统计年鉴》。

表 2-2　　　　　　2009—2016 年乡镇卫生院病人医药费用情况

年份	门诊病人			住院病人		
	次均医药费（元）	次均药费（元）	药费所占比重（%）	人均医药费（元）	人均药费（元）	药费所占比重（%）
2009	46.2	28.8	62.3	897.2	479.6	53.5
2010	47.5	28.7	60.4	1004.6	531.1	52.9

---

① 张新平、张俊超、黄金星：《基本药物制度监测评价研究》，科学出版社 2012 年版，第 32 页。

续表

年份	门诊病人			住院病人		
	次均医药费（元）	次均药费（元）	药费所占比重（%）	人均医药费（元）	人均药费（元）	药费所占比重（%）
2011	47.5	25.3	53.3	1051.3	492.3	46.8
2012	49.2	27.0	54.8	1140.7	550.0	48.2
2013	52.7	28.7	54.4	1267.0	592.9	46.8
2014	56.9	30.9	54.3	1382.9	632.7	45.8
2015	60.1	32.6	54.2	1487.4	675.4	45.4
2016	63.0	34.5	54.8	1616.8	711.3	44.0

资料来源：《2015—2017 中国卫生和计划生育统计年鉴》。

表 2 - 3　　　　　　　　2009—2016 年医院病人医药费用情况

年份	门诊病人			住院病人		
	次均医药费（元）	次均药费（元）	药费所占比重（%）	人均医药费（元）	人均药费（元）	药费所占比重（%）
2009	152.0	78.3	51.5	5684.0	2480.6	43.6
2010	166.8	85.6	51.3	6193.9	2670.2	43.1
2011	179.8	90.9	50.5	6632.2	2770.5	41.8
2012	192.5	96.9	50.3	6980.4	2867.4	41.1
2013	206.4	101.7	49.3	7442.3	2939.1	39.5
2014	220.0	106.3	48.3	7832.3	2998.5	38.3
2015	233.9	110.5	47.3	8268.1	3042.0	36.8
2016	245.8	111.7	45.5	8604.7	2977.5	34.6

资料来源：《2015—2017 中国卫生和计划生育统计年鉴》。

此外通过比较 2009 年和 2016 年 30 个病种病人医药费用中的药占比，也可以看到绝大多数病种病人的人均医药费药占比呈下降趋势（见表 2 - 4），病人的药费可支付性提高。

表 2 - 4　　　　2009 年和 2016 年 30 个病种病人医药费用和药占比

疾病名称（ICD - 10）	2009 年			2016 年		
	人均医药费（元）	药费（元）	药费占比（%）	人均医药费（元）	药费（元）	药费占比（%）
病毒性肝炎	6806.6	4416.8	64.89	7931.5	4287.1	54.05
浸润性肺结核	5251.2	2916.3	55.54	8028.2	3504.4	43.65

续表

疾病名称 （ICD－10）	2009 年			2016 年		
	人均医药费 （元）	药费 （元）	药费占比 （%）	人均医药费 （元）	药费 （元）	药费占比 （%）
急性心肌梗死	14270.7	4028.0	28.23	25454	5322.6	20.91
充血性心力衰竭	5066.5	2686.2	53.02	8261.1	3620.9	43.83
细菌性肺炎	4186.8	2244.0	53.60	7048.2	3108.2	44.10
慢性肺源性心脏病	5319.7	3097.7	58.23	7738.3	3449.8	44.58
急性上消化道出血	5996.2	3036.6	50.64	8529.8	3868.4	45.35
原发性肾病综合征	5871.9	3124.9	53.22	7805.7	3534.9	45.29
甲状腺功能亢进	4195.7	1683.5	40.12	5694	1858.2	32.63
脑出血	9957.6	5326.6	53.49	17128.3	7265.6	42.42
脑梗死	6873.9	4137.6	60.19	9174.2	4553.3	49.63
再生障碍性贫血	6299.7	3094.6	49.12	8740.2	3560.2	40.73
急性白血病	11169.1	6344.6	56.80	17209.3	8602.6	49.99
结节性甲状腺肿	7080.5	2162.7	30.54	11211.3	2573.3	22.95
急性阑尾炎	4018.6	1798.6	44.76	7213.6	2518.3	34.91
急性胆囊炎	6244.1	3331.3	53.35	8033.9	3461.2	43.08
腹股沟疝	4264.7	1197.6	28.08	7155.5	1366.5	19.10
胃恶性肿瘤	13965.9	6849.7	49.05	19820.8	7879.4	39.75
肺恶性肿瘤	10559.2	5824.4	55.16	16723	6435.3	38.48
食管恶性肿瘤	12861.9	5880.2	45.72	17686.6	6686.3	37.80
心肌梗死冠状动脉搭桥	38574.0	7167.9	18.58	59969.7	13653.8	22.77
膀胱恶性肿瘤	12446.9	5578.4	44.82	17003	6503.4	38.25
前列腺增生	8383.3	3461.3	41.29	11132	3707.6	33.31
颅内损伤	8189.0	4426.6	54.06	11836.3	5179.6	43.76
腰椎间盘突出症	6680.4	2055.5	30.77	8861.8	2190.8	24.72
儿童支气管肺炎	1805.0	934.4	51.77	2925.7	1166.9	39.88
儿童感染性腹泻	1419.2	667.9	47.06	2188.7	882.3	40.31
子宫平滑肌瘤	6422.1	1891.3	29.45	11142.7	2603.6	23.37
剖宫产	4310.4	1137.9	26.40	6872.7	1501.3	21.84
老年性白内障	4219.9	438.4	10.39	6298.2	444.9	7.06

资料来源：《2010 中国卫生统计年鉴》和《2017 中国卫生和计划生育统计年鉴》。

（三）基本药物制度促进基层医疗服务的发展

在实施国家基本药物制度后，基层医疗机构普遍反映门诊量上升。[①] 分析2009—2016年我国基层医疗卫生机构（主要包括社区卫生服务机构和乡镇卫生院）诊疗人次数（见表2-5），可以看到基本都呈现增长的趋势，特别是社区卫生服务中心，2016年与2009年相比诊疗人次数增长了67.5%。

表2-5　　　　2009—2016年我国基层医疗卫生机构诊疗人次数　　单位：万人

年份	社区卫生服务中心	社区卫生服务站	乡镇卫生院
2009	7.7	3.4	25.8
2010	9.6	3.8	24.2
2011	10.8	3.6	22.8
2012	11.1	3.5	23.5
2013	11.7	3.5	23.3
2014	12.3	3.4	23.6
2015	12.9	3.4	24.3
2016	12.9	3.6	24.8

资料来源：《中国统计年鉴》。

当然，我国基层医疗服务的发展，药品总体价格下降只是部分原因，政府近年来持续对基层医疗机构基本设施及人才建设的投入，基层医疗服务质量有序提升，逐步为城乡居民所认可，以及就诊便利等也是促进基层医疗服务发展的原因。

三　国家基本药物制度发展存在的主要问题

（一）基本药物的配备和使用有待进一步提高

2013年全国卫生工作会议明确了基本药物在各级医疗卫生机构的强制使用要求，三级医疗卫生机构基本药物的销售额至少要达到

---

① 蒋虹丽、陈鸣声、陈文等：《国家基本药物制度实施的阶段性效果和问题分析》，《中国卫生信息管理》2012年第1期。

25%—30%；二级医疗卫生机构要达到 40%—50%，其中县级综合医疗卫生机构应达到 50%；基层医疗卫生机构要全部配备使用基本药物，即要求达到 100%。但由于各种原因，基本药物的配备和使用并没有达到相应标准，特别是在二、三级医疗卫生机构。有研究显示在基本药物目录实施过程中，主要问题是二、三级医疗卫生机构基本药物的配备使用不足，难以达到相应标准，削弱了病人对基本药物的可获得性。① 基本药物的配备和使用未达到相应标准的原因是多方面的，包括有些基本药物无法满足病人不断变化的用药需求，面对社会环境的不断变化，包括人口老龄化、居民心理压力增大、环境污染日趋严重等问题，基本药物无法适时调整，以满足民众日趋多样化的用药需求；部分基本药物因价格低，医疗卫生机构配备和使用较少，有些基本药物由于单价低、使用范围窄，易被一些价格高的药品所替代，使用频率和使用金额小；由于部分医生的个人用药习惯和利益驱使，使其不愿意使用基本药物，加之患者对基本药物制度的认知度不够，均导致基本药物使用率不高。② 基本药物目录本身结构不合理，使基本药物目录的作用大打折扣，如数量不足、剂型不合理、用药信息不全等，从而影响到基本卫生服务需求的满足等。目前很多地区对基层医疗卫生机构用药都有一定自选用药比例的控制，以满足居民医疗服务用药多样化需求，但同时也存在基本药物的配备和使用有待进一步提高的问题。

（二）基本药物的供应保障面临一定的挑战

由于基本药物是价格低廉又要保证质量的药物，一些药品生产企业由于药品价格限制和成本的压力，无法保证基本药物的生产与配送，通过访谈我们也了解到一些基层医疗机构经常会出现药品短缺的情况，在省级招投标平台上，部分基本药物甚至经常会出现流标的现象，即由于成本问题没有厂商愿意生产供应。有些基层医疗卫生机构

---

① 国家卫生计生委统计信息中心：《药物政策与基本药物制度研究报告汇编（2015）》，非公开出版物。

② 曹欣、李梦华、安学娟等：《我国基本药物制度实施现状分析》，《医学与社会》2015 年第 2 期。

因为药品采购品种和数量较少，或者处于偏远山区、路途遥远且交通不便，经常会有部分药品品种配送不及时，甚至出现长期缺货的现象，影响到基本药物的及时供应与使用，大大降低了居民基本药物的可获得性。而对于基本药物生产企业停产、基本药物配送不畅的问题往往没有具体的法律规定或应对措施，致使基本药物常会在生产和配送方面存在可获得性障碍。① 国家基本药物制度应是在"基本药物"的基础上形成的一套政策体系，以确保在当前社会经济发展水平下政府提供基本医疗保障过程中的药物供给。因此在实施国家基本药物制度的过程中，基本药物的供应应该通过各种途径获得保障，包括政策的制定、财政经费的及时投入、政府的监管、法律的规定等。但目前基本药物的供应还是经常会出现短缺，在进一步扩大基本药物目录、保证基本药物价廉质优、有效发挥基本药物作用的过程中，基本药物的供应保障面临一定挑战。

（三）面对新形势基本药物制度面临适应与调整

随着我国社会环境的不断变化，我国居民对健康的需求也在不断提高和转变，基本药物制度面临适时调整和完善的问题。如面对我国人口老龄化、居民心理压力不断加大、环境污染日趋严重以及疾病谱的变化等，我国基本药物目录需要适时合理调整，以满足居民不断变化的基本药物需求。同时面对我国医疗体制改革的进一步推进，我国基本药物制度也面临着适应与调整，如 2017 年 4 月国务院办公厅发布了《关于推进医疗联合体建设和发展的指导意见》（国办发〔2017〕32 号），其中提到要实现区域资源共享，"探索建立医联体内统一的药品招标采购、管理平台，形成医联体内处方流动、药品共享与配送机制"。面对医联体内统一的药品招标采购管理平台，以及药品共享与配送机制，基本药物的集中招标采购制度以及基本药物在不同级别的医疗机构的使用要求等势必会面临一定的挑战，因此面对新形势，国家基本药物制度如何适应与发展值得进一步深思。

----

① 冯娟娟、贾金妍、张竞超：《国家基本药物制度发展回顾及探讨：基于 2012 版〈国家基本药物目录〉》，《中国药房》2014 年第 12 期。

四　建议与展望

（一）面对社会环境变化适时调整基本药物数量

随着我国社会环境的不断变化，我国居民对健康的需求也在不断提高。习近平总书记在党的十九大报告中提出，"人民健康是民族昌盛和国家富强的重要标志"，将人民健康提升到了前所未有的高度，"健康中国"的理念也上升为国家战略。而面对社会环境的不断发展变化，如人口老龄化、心理压力增大、环境污染等问题日趋严重，我国居民的健康需求和疾病谱也在不断发生转变，因此对基本药物的需求也在发生变化。如：①人口老龄化：联合国 2015 年最新预测表明，我国 2035 年后将面临甚至比美国更为严重的人口老龄化问题，中国人口学家最新研究预计，到 2050 年中国 65 岁以上的老年人口将达到 3.6 亿，占总人口比重超 1/4。人口老龄化日趋严重给我国的经济、社会、政治和文化等多领域都会带来深刻影响，同样会影响到医疗需求变化和疾病发病率的改变，对临床用药需求也会造成影响。有研究表明人口老龄化是导致癌症总体发病率上升的主要因素，因此随着老年群体的增加，抗肿瘤药品的需求也会增加，免疫系统配合用药需求也会增加，而其他方面如心脑血管疾病用药和眼部疾病用药等需求也可能会提升。②心理压力增大：随着社会经济的快速发展，人们的生活压力也在不断加大，生活节奏加快，人群心理亚健康问题越来越凸显，相对应的用药需求也在发生变化。③环境污染严重：环境污染直接会影响到居民的生活质量、身体健康和生产活动，城市的空气污染、水环境质量的普遍下降威胁着群体健康，也改变着群体的用药需求。因此面对社会环境变化，应综合考虑我国居民基本医疗卫生服务需求的转变，适时调整基本药物数量，满足居民基本医疗服务需求，提高群体健康水平。

（二）完善基本药物的采购配送机制，保障供应

依据《招标投标法》和《政府采购法》的有关规定，基本药物是由省级人民政府指定以政府为主导的相关机构实行省级集中网上公开招

标采购，由招标形式选择的药品生产企业及具有现代物流能力的药品经营企业进行统一配送，并形成全国基本药物集中采购信息网络。2015年国务院进一步要求医院作为采购主体，所使用的所有药品（不含中药饮片）均应通过省级药品集中采购平台进行采购，鼓励省际跨区域、专科医院等联合采购。同时随着我国医保支付价格改革制度的推广，药品采购制度将与医保支付制度共同产生重要的药价规制作用。医保部门是药品费用的支付方，药品采购价格将影响医保支付标准，同时不同的医保支付标准又将影响到药品市场竞争的格局①，可以看到药品采购对价格、医保及流通等将产生重要影响。同时专家们普遍认为"健全药品供应保障制度"是医改工作的重点，在供应保障方式上，有专家建议遵循"政府主导、市场参与、公平透明"的原则，建立信息化第三方招标平台，通过数据互通、区域医疗信息平台建设保障基本药物的供应。因此在进一步深化医疗卫生体制改革进程中及"医保"、"医疗"、"医药"三医联动的制度框架下，应进一步完善基本药物的采购配送机制，同时还应在采购管理环节提高医保的参与度，提高采购配送和使用效率。

（三）加大对基本药物的宣传，强化民众对基本药物的正确认知

目前医护人员和患者对基本药物制度的内容、实施进展和目的意义等相关信息认知度均不够。如有学者对杭州市某社区居民进行的问卷调查显示，约有60%的居民对基本药物目录不了解，同时居民对基本药物的价格和质量的认同也不高，对药品零差率政策也是知之甚少。② 同时也有学者对基层医护人员进行问卷调查，大部分被调查医师认为基本药物治疗小病疗效一般或不太好，只有一小部分医师对实施基本药物制度这一举措表示非常赞成。③

一方面，基层医护人员是基本药物制度实施过程中的关键人物，有

---

① 国家卫生计生委统计信息中心：《药物政策与基本药物制度研究报告汇编（2015）》，非公开出版物。

② 张燕华：《社区居民对基本药物的认知和使用情况》，《中国科技信息》2012 年第 21 期。

③ 曹欣、李梦华、安学娟等：《我国基本药物制度实施现状分析》，《医学与社会》2015 年第 2 期。

研究显示居民对基本药物相关知识的获取与基层医护人员的依赖度关联性很高，基层医护人员对基本药物制度的了解和认同程度直接决定了基本药物制度的顺利开展程度，也在一定程度上影响到患者对基本药物的使用；另一方面，患者对基本药物的不理解和不信任也直接影响到基本药物的使用。因此应向医患双方宣传合理用药理念，加大对基本药物的宣传力度，提高医护人员和民众对基本药物的正确认知，强化"基本药物是价格低廉、保证质量、合理使用、保障供应、适应基本医疗卫生需求的药品，国家基本药物制度是有利于居民利益的制度安排，其对于改善居民对药品的可获得性、规范临床用药的影响是长远的"等理念，以提高各级别医疗机构，特别是基层医疗卫生机构对基本药物的使用率，同时也有利于基层医疗卫生机构的可持续长效发展。

（四）面对新形势巩固和完善基本药物制度

一方面，面对我国新医改的进一步推进，我国基本药物制度需要不断地协调与完善。如近几年为了减轻我国居民的医药费用负担，我国逐步取消了医疗机构的药品加成，2015 年县级公立医院综合改革全面展开，城市公立医院改革试点进一步扩大，2017 年全面展开公立医院改革，取消药品加成。实行零差率销售是基本药物制度的核心政策，但取消药品加成对基本药物的供应和使用可能会造成一定的影响。又如2017 年国家出台政策进一步推进医疗联合体建设和发展，其中提到要实现区域资源共享，探索建立医联体内统一的药品招标采购、管理平台，形成医联体内处方流动、药品共享与配送机制。

另一方面，要加强政府管理部门协调，药品从研发、生产、流通到使用是一个环环相扣的链条，但由于政府部门职责划分，不同的环节可能分属不同的政府部门管理。如国家卫生计生委主要负责基本药物目录的制定、药品招标采购、药品合理使用标准的规范制定和监督等，国家食品药品监督管理总局主要负责药品注册审批、药品生产流通环节的质量监控等，财政部主要负责基本药物的补偿政策等，还有工信部、国家知识产权局及人力资源和社会保障部等各司其职。部门的多头管理可能会导致交叉管理或管理空白等问题，因此在新形势下应加强政府管理部门之间的有效协调，不断巩固和完善基本药物制度。国家基本药物政策体系的建立和实施是一项系统工程，保障国家基本药物政策制定的科学性和执行的有效性，必须要建立一个高效运行的协调机制，确保基本药物政策的目标服务于健康中国的国家战略。

（五）适当考虑老年人基层基本药物全额保障计划

在基层医疗卫生机构实施老年人基本药物全额保障计划，无疑是一项对我国老年人群体的晚年生活的重大保障，体现了我国在应对老龄化加速过程中所应承担的国家责任。对 65 岁及以上老年人实施基本药物全额保障是一项重大的民生工程，通过减轻老年人的疾病用药费用负担，使我国广大老年人真正体会到老有所养、病有所医。但据有关媒体报道，我国基层医疗卫生服务机构目前存在基础设施投入不足、医护人员待遇差、药品供应无法保障、财政补贴不到位等问题，因此如果要实施老年人基层基本药物全额保障计划，需要进一步加强基层建设、保障基本药物的充分供应、保障基本药物老年人全额保障的财政补贴及基层医护人员的工资待遇，以确保计划的顺利实施。

同时考虑到在实施老年人基层基本药物全额保障计划时可能会存在的"一人开药全家享用"、社区医院养老等问题及超支风险，可以逐步推行计划，如有专家建议先只保障门急诊老年患者的基本药物用药需求，再全面推行老年人基层基本药物全额保障计划。

参考文献：

[1] 王晓曼：《广东省基层医疗机构基本药物制度实施现状与成效研究》，硕士学位论文，广州中医药大学，2015 年。

[2] 鞠婷、陈永法：《基本药物制度对解决药品费用高问题的作用》，《中国执业药师》2011 年第 4 期。

[3] 于德志、傅鸿鹏、张欣：《推进基本药物制度完善国家药物政策》，《中国执业药师》2013 年第 5 期。

[4] 张雪、王宏、谢明：《论新医改下国家基本药物制度与医疗保障制度的衔接——以中药饮片为例》，《中国现代中药》2015 年第 2 期。

[5] 覃正碧、汪志宏、程刚等：《国家基本药物制度的现状及其完善对策探讨》，《中

国药房》2008 年第 14 期。

[6] 耿林：《山东省实施基本药物制度的策略研究》，硕士学位论文，山东大学，2012 年。

[7] 邱琼：《基本药物制度的中国实践分析》，《中国药物经济学》2010 年第 6 期。

[8] 田昕：《公共视角下基本药物制度定量评估模型研究》，博士学位论文，华中科技大学，2013 年。

[9] 张晶晶：《合理用药与社区卫生服务机构基本药物政策》，硕士学位论文，东南大学，2013 年。

[10] 陶诚：《社区卫生服务机构实施基本药物制度现状调查及效果研究》，硕士学位论文，青岛大学，2011 年。

[11] 左根永：《我国农村地区基本药物供应保障体系研究——制度设计、运行结果和交易费用》，博士学位论文，山东大学，2012 年。

[12] 陈曦、冯冬、马爱霞：《影响我国基本药物供应保障的内部因素》，《上海医药》2008 年第 10 期。

[13] 陈春素：《四川省基层医疗卫生机构基本药物使用现状及对策研究》，硕士学位论文，成都中医药大学，2012 年。

[14] 李亚冰、周本杰、张忠义：《我国基本药物政策实施概况》，《今日药学》2010 年第 1 期。

[15] 刘乐、李宇阳：《基本药物制度与医疗保障制度的思考》，《中国药学会药事管理专业委员会年会暨"国家药物政策与药品管理法修订研究"论坛论文》，2009 年。

[16] 林莉：《福建省基层医疗卫生机构基本药物制度实施效果评价——以福州、厦门为例》，硕士学位论文，福建医科大学，2012 年。

[17] 中华人民共和国卫生部：《国家基本药物目录（2012 年版）相关政策问答》，《中国实用乡村医生杂志》2013 年第 9 期。

[18] 虎翼：《宁夏基本药物可及度指标性评价研究》，硕士学位论文，宁夏医科大学，2014 年。

[19] 徐璇：《江苏省世行卫十一项目县乡镇卫生院实施基本药物制度后的监测评价》，硕士学位论文，南京医科大学，2014 年。

[20] 李翔、王红梅：《国家基本药物制度对社区卫生服务机构运营状况和合理用药影响的研究》，《世界临床医学》2015 年第 8 期。

[21] 张璐莹、王丽洁、陈文等：《基本药物制度下医患用药行为与医务人员感受》，

《中国卫生资源》2013 年第 2 期。

［22］方龙宝：《基于需方视角的山东三县农村居民基本药物可获得性研究》，硕士学
　　　位论文，山东大学，2016 年。

［23］谢宁、沈毅、任金妹等：《上海市青浦区公立医疗卫生机构基本药物可获得性的
　　　实证研究》，《中国药房》2016 年第 24 期。

［24］翟绍果、郭锦龙：《国家基本药物制度实施效果、问题及建议》，《中国医疗保
　　　险》2013 年第 7 期。

［25］令狐昌黎、杨悦：《我国基本药物目录与 WHO 基本药物目录比较研究》，
　　　2008 年。

［26］徐汉友：《论"癌症发病率上升的主因是人口老龄化"观点的错误性》，2013 年。

［27］李玉玲：《基本药物政策解读》，《中国现代药物应用》2012 年第 17 期。

［28］张秀华：《在新医改下对公立医院药品价格定价的思考》，《财经界》2016 年第
　　　5 期。

［29］丁锦希、胡雪莹、李伟等：《三医联动政策框架下药品集中采购平台功能完善研
　　　究》，《上海医药》2016 年第 11 期。

［30］杨皓斌、王乐三：《我国基本药物制度的建立与实践》，《实用预防医学》2014 年
　　　第 11 期。

（华中科技大学　方鹏骞　湖北中医药大学　唐昌敏）

第三章 我国药品供应保障体系现状、问题与改进策略

药品供应保障体系建设是医改的重要组成部分，与分级诊疗制度、现代医院管理制度、全民医保制度、综合监督制度共同构成五项基本医疗卫生制度，是习近平总书记针对健康中国建设重点强调的基本医疗卫生制度建设之一，其建设关系到全面小康社会的实现。

本章对药品供应保障体系建设的现状从药品行业发展、药品供应保障政策及药品质量安全保障三个方面进行了描述，并分析了药品供应保障体系各方面存在的问题，结合现行政策的实施效果，对药品供应保障体系的未来发展进行了展望。

一 我国药品供应保障体系现状

(一) 药品行业发展情况

1. 医药制造业发展情况

医药制造业①是整体药品供应保障体系最基本的组成部分，其发展规模反映了市场的整体药品生产能力，也是整体药品需求的反映。自2007年起，我国医药制造业规模日益扩大，药品制造业企业数量逐步增加，行业整体收入和利润也逐步增加，但近年增幅渐缓，且行业的市

---

① 医药制造工业包括：化学药品原药制造，化学药品制剂制造，中药饮片加工，中成药制造，兽用药品制造，生物、生化制品的制造，卫生材料及医药用品制造。

场集中度较低。

根据 2016 年医药行业报告，到 2016 年，我国规模以上①药品制造工业企业 7449 家，医药工业实现主营业务收入 28062.90 亿元，医药制造工业实现利润总额 3002.90 亿元。2007—2016 年医药制造企业的数量、医药工业主营业收入和利润都呈逐年增加趋势（见表 3-1）。

表 3-1　　　　　　　　2007—2016 年我国医药制造业规模

年份	医药制造企业 数量（个）	医药工业主营业务 收入（亿元）	医药工业利润总额 （亿元）
2007	5748	5967.13	581.28
2008	6524	7402.33	792.90
2009	6807	9087.00	993.96
2010	7039	11417.30	1407.40
2011	5926	14484.38	1660.40
2012	6387	17337.67	1988.20
2013	6525	20592.93	2197.00
2014	7108	23350.33	2460.70
2015	7392	25729.53	2717.35
2016	7449	28062.90	3002.90

数据来源：《中国统计年鉴》、国研网统计数据库。

虽然医药工业的整体规模在不断壮大，但是各指标的增速放缓。总体上看医药企业的数量相对增速较低且有负增长的情况。2007—2011年，医药工业的利润增速总体较高，相比主营业务收入增速较快，2011—2016 年，各指标增速逐渐下降，且总体主营业务相对利润总额增速偏高（见图 3-1）。且 2011 年实施了新版《药品生产质量管理规范》（新版 GMP），1000 多家企业因不符合规范被淘汰，故药品企业数量出现负增长。②

《高技术产业统计年鉴》中，根据国家工业和信息化部、国家统计

---

① 主营业务收入 2000 万元及以上。

② 张新平、蔡菲、赵圣文等：《我国药品供应保障制度的现状、问题及对策》，《中国医院管理》2016 年第 11 期。

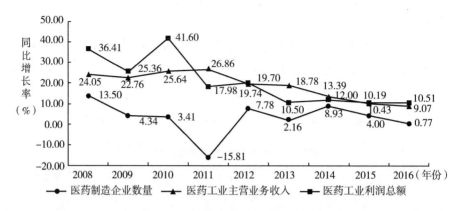

图 3 - 1　医药制造业规模增长趋势

局等部门的中小企业划型标准①，对医药制造工业企业的大、中、小型企业数量进行了统计（见表 3 - 2），小型企业数量大于中型企业，大于大型企业，各类企业数量均逐年递增，2015 年，大型医药制造工业企业 288 家，中型企业 1372 家，小型企业 5732 家。2011 年大型企业数量剧增，而小型企业数量剧减，也与新版 GMP 的实施有关。

表 3 - 2　　　　2005—2015 年医药制造工业大、中、小型企业数量

年份	大型企业数（家）	中型企业数（家）	小型企业数（家）
2005	55	740	4176
2006	60	780	4528
2007	67	820	4861
2008	67	936	5521
2009	79	941	5787
2010	90	1035	5914
2011	222	1118	4586
2012	247	1216	4924
2013	268	1271	5300
2014	284	1325	5499
2015	288	1372	5732

数据来源：《高技术产业统计年鉴》。

———————————

①　工业企业划型标准：指标是从业人员（X）和营业收入（Y），大型企业 X≥1000，Y≥40000，中型企业 300≤X＜1000，2000≤Y＜40000，小型企业 20≤X＜300，300≤Y＜2000。

对于药品生产企业在全国的整体分布情况，根据《高技术产业统计年鉴（2016）》的统计数据，2015 年全国医药制造业共 7392 家，其中东部地区 3328 家，中部地区 2026 家，西部地区 1388 家。根据国家食品药品监督管理总局官网的实时数据，截止到 2017 年 12 月，我国药品生产企业共 7367 家，药品生产企业在东部的沿海地区（广东、江苏、浙江、山东等）和四川数量居多，达 452 家以上，而西藏、青海、新疆等西部省份较少，少于 68 家，全国整体分布主要集中在东部和中部地区（见图 3－2）。

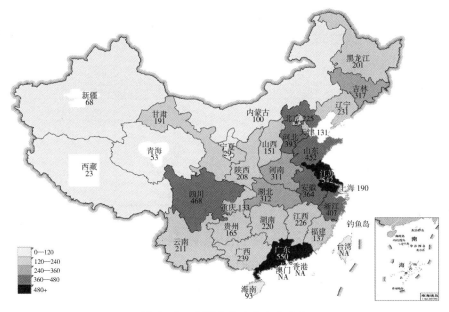

图 3－2　全国药品生产企业分布

2. 药品经营企业发展情况

药品流通是药品供应体系中重要环节之一，主要包括药品批发、零售企业等经营企业，这一行业连接了药品从制药企业到医院、药店以及患者的各个环节，关系到药品可及性以及供应中的安全性等问题，其发展规模反映了目前药品供应的实际情况。

药品零售业是将药品直接销售给消费者的药品经营企业。根据《中国统计年鉴》，自 2009 年至 2015 年，药品零售业的规模、主营业务收入以及主营业务利润都在随着时间稳步增长，2015 年我国共 3980 家

药品零售企业，主营业务收入共 5025.2 亿元，主营业务利润共 586.1
亿元（见表 3-3）。药品连锁零售企业是药品零售业中特殊的一部分，
指经营同类药品、使用统一商号的若干个门店，在同一总部的管理下，
采取统一采购配送、统一质量标准、采购同销售分离、实行规模化管理
经营的组织形式。根据《中国统计年鉴》，2015 年我国药品连锁零售企
业共有总店 690 家，门店总数 45063 家，从业人员 24.6 万，商品销售
额 988.9 亿元（见表 3-4）。

表 3-3　　　　　　　　　2009—2015 年我国药品零售业基本情况

年份	法人企业（个）	从业人员（人）	主营业务收入（亿元）	主营业务利润（亿元）
2009	2186	277574	1467.7	177.5
2010	2634	322320	1941.4	230.0
2011	2881	332919	2365.4	290.0
2012	3165	360241	3115.1	326.4
2013	3573	408138	3878.1	472.9
2014	3827	442507	4555.9	555.2
2015	3980	478975	5025.2	586.1

数据来源：《中国统计年鉴》、国研网统计数据库。

表 3-4　　　　2007—2015 年我国药品连锁零售企业（医药及医疗器材
专门零售）基本情况

年份	总店数（个）	门店总数（个）	从业人员（万人）	商品销售额（亿元）
2007	NA	26412	14.4	309.1
2008	NA	30844	16.8	375.1
2009	527	30543	17.0	417.9
2010	538	31049	17.6	437.3
2011	585	32486	18.7	501.7
2012	632	35835	25.5	638.4
2013	653	39319	22.8	782.5
2014	666	41570	23.4	1208.5
2015	690	45063	24.6	988.9

数据来源：《中国统计年鉴》、国研网统计数据库。2007 年数据在《中国统计年鉴 2008》和
《中国统计年鉴 2009》中均有涉及，但数值不同，这里取《中国统计年鉴 2009》的数据。

从整体上看，药品零售业行业规模增速是降低的，说明零售业行业发展趋于稳定。2011 年受新规范影响增速明显下降，2013 年主营业务利润显著升高，原因可能是 2013 年实施了新版《药品经营质量管理规范》（新版 GSP），提高了对企业经营质量的管理要求，推动了大型零售企业对小企业的兼并重组，使药品流通领域散、小、乱的现象得到一定遏制，提高了整体行业利润（见图 3-3、图 3-4）。

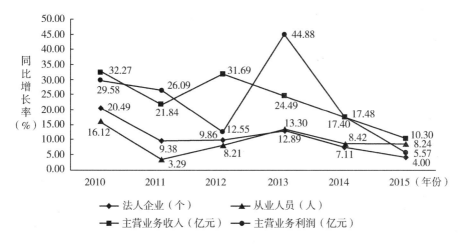

图 3-3　医药零售业规模增长趋势

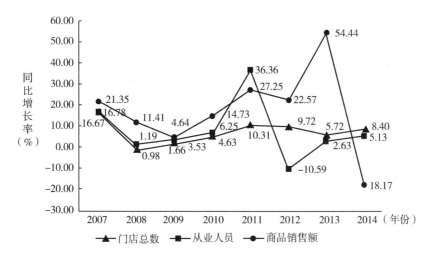

图 3-4　药品连锁零售企业规模增长趋势

　　药品批发业是将购进的药品销售给药品生产企业、药品经营企业、医疗机构的药品经营企业。根据《中国统计年鉴》，药品批发业的数据包含于医药及医疗器材批发这一分类中，故以此基本反映药品批发业情况。药品批发业的业务主要包含药品从生产企业到医院的批发、药品从生产企业到零售企业的批发、药品在批发企业之间的批发等几种情况，根据《中国统计年鉴》，自 2009 年至 2015 年，药品（及药械）批发业的规模、主营业务收入以及主营业务利润都在随着时间稳步增长，2015年我国共 6231 家药品（及药械）批发企业，主营业务收入共 18146.2亿元，主营业务利润共 1939.7 亿元（见表 3-5）。

表 3-5　　2009—2015 年我国药品批发业（医药及医疗器材批发）基本情况

年份	法人企业（个）	从业人员（人）	主营业务收入（亿元）	主营业务利润（亿元）
2009	3068	287407	6129.1	503.0
2010	3462	311916	7202.8	627.4
2011	3834	349719	9334.1	854.3
2012	4335	378440	10772.6	1071.6
2013	5175	454928	13498.7	1358.4
2014	5698	506629	15927.1	1633.6
2015	6231	552966	18146.2	1939.7

数据来源：《中国统计年鉴》、国研网统计数据库。

　　药品批发业整体上看行业规模增速是降低的，说明行业发展趋于稳定。2011 年药品（及药械）批发业呈现一个增长高峰，接着 2012 年增速急剧下降，随后 2013 年回升，增速一直呈降低的趋势（见图 3-5）。

　　根据国家食品药品监督管理总局官网的实时统计数据，截止到2017 年 12 月，我国药品生产企业共 142195 家。药品生产企业在四川、江苏、广西、浙江、新疆等省数量极多，达 6000 家以上，全国大部分省份药品经营企业在 1000 家以内（见图 3-6）。

　　3. 医药创新发展情况

　　药品制造业是一项高技术产业，药品的研发和创新是整个医药行业的核心部分，创新能力不仅是企业的核心竞争力，也关系到国家在药品供应中是否有药可用的问题。为鼓励药品创新，2015 年我

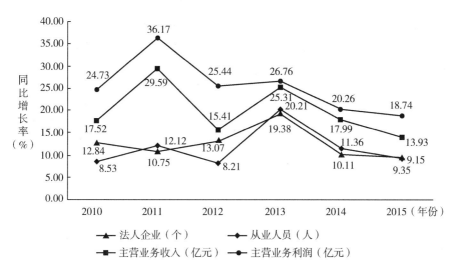

图3-5　医药批发业规模增长趋势

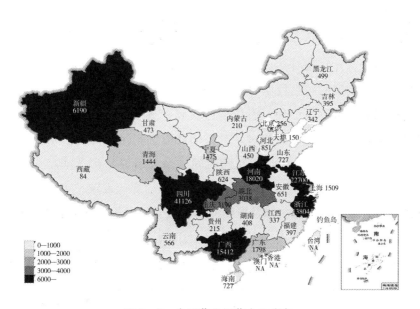

图3-6　全国药品经营企业分布

国开始新一轮的药品注册制度改革，并于2016年发布新版药品注册
分类。

2007—2016年，我国药品研发投入经费总体上逐年增加，但投入

强度的平均水平为 1.66%，最高也仅为 1.82%（见表 3 - 6）。而国际上一般认为，研发资金占销售收入的 1% 或者以下的企业难以生存，占 2% 可以维持，占 5% 以上才有竞争力。

表 3 - 6　2007—2015 年我国医药制造业研究与试验发展（R&D）活动情况

年份	R&D 人员全时当量（人/年）	R&D 经费支出（万元）	研发经费投入强度（%）
2007	30778	658836	1.82
2008	40192	790879	1.74
2009	58117	996221	1.48
2010	55234	1226262	1.82
2011	93467	2112462	1.46
2012	106684	2833055	1.63
2013	123200	3476553	1.69
2014	133902	3903161	1.67
2015	128589	4414576	1.72

数据来源：《中国统计年鉴》《全国科技经费投入统计公报》。

而根据《中国统计年鉴》对于药品制造业的研发活动及专利情况的统计结果，我国的药品发明专利申请数量呈逐年增加的趋势，企业有效发明专利数量也逐年增加，而化学药品和中成药相比，申请化学药品发明专利的数量相比中成药较多，且整体随时间呈增长趋势，增长幅度较大，中成药的发明专利申请数量随时间先增长后显示出下降趋势（见图 3 -7）。且将药品研发的情况进行同比增长率的比较发现，2011 年后药品研发的投入、人员数量，以及发明专利数量等的增长率都呈下降趋势。

表 3 - 7　　　　　　　　我国医药制造业企业专利情况

年份	发明专利申请数（个）	有效发明专利数（个）	化学药品制造申请发明专利数（个）	中成药生产申请发明专利数（个）
2007	1483	2482	666	619
2008	2538	3170	899	1260
2009	2952	3911	1412	1153
2010	3705	5672	1763	1369
2011	6968	10506	3074	2117

续表

年份	发明专利申请数（个）	有效发明专利数（个）	化学药品制造申请发明专利数（个）	中成药生产申请发明专利数（个）
2012	9050	15058	3999	2723
2013	10475	19558	4366	3331
2014	12620	24799	5006	3506
2015	10019	31259	4500	1869

数据来源：《中国统计年鉴》。

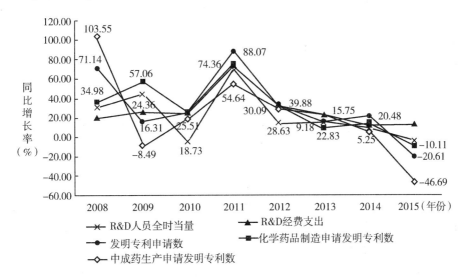

图 3-7　医药制造业创新发展情况

（二）药品供应保障情况

2009 年 3 月，中共中央、国务院下发《关于深化医药卫生体制改革的意见》（中发〔2009〕6 号），标志着新医改正式拉开帷幕，意见中提出要建立以国家基本药物制度为基础的药品供应保障体系，保障人民群众安全用药。由中央政府统一制定和发布《国家基本药物目录》，合理确定品种和数量。建立基本药物的生产供应保障体系，实行药物集中招标采购，统一配送，减少中间环节，保障群众基本用药。国家制定基本药物零售指导价格，在指导价格内，由省级人民政府根据招标情况确定本地区的统一采购价格。规范基本药物使用，制定基本药物临床应用指南和基本药物处方集。城乡基层医疗卫生机构应全部配备、使用基本药物，其他各类医疗机构也要将基本药物作为首选药物并确定使用比例。基本药物全部纳入基本医疗保障药物报销目录，报销比例明显高于非基本药物。下面就基本药物目录的制定、定价、采购、使用和报销等各个环节展开详细阐述。

1. 制定药品目录

国家为保障药品的正常供应，主要制定了两个药品目录，分别是《国家基本药物目录》和《国家医疗保险药品目录》，两者相互补充，不仅成为我国药品生产、供应、使用、监督、管理等方面的重要目录，也是惠及大众、满足医疗卫生机构用药需求的药品目录。

2009 年 8 月 18 日，原卫生部、国家发改委等 9 个部委联合下发《关于建立国家基本药物制度的实施意见》和《国家基本药物目录管理办法（暂行）》。这两个文件对基本药物及其目录的定义、遴选、定价、调整、采购、使用与报销等环节均作了明确的规定，是我国当前有关国家基本药物制度的指导性文件，也是我国推行新的医改政策的具体举措。同一天，原卫生部发布了《国家基本药物目录基层医疗卫生机构配备使用部分》（2009 年版），该目录含化学药品 205 个品种、中成药 102 个品种（共 307 个），2009 年 9 月 28 日，国家发改委下发《关于公布国家基本药物零售指导价格的通知》，各省物价局在国家发改委上述文件的基础上进行了规格补充，与现行价格相比，该目录所含的药品中有 45% 的药品降价，平均降幅达 12%。2013 年 3 月 13 日，原卫生部颁布《关于做好 2012 年版〈国家基本药物目录〉实施工作的通知》（卫药政发〔2013〕16 号），同时公布 2012 年版《国家基本药物目录》，2012 年版《国家基本药物目录》较 2009 年版药品种类更加齐全（见表 3 - 8 和表 3 - 9）。

表 3 - 8　　　　　　　国家基本药物目录遴选药品种类变化

调整时间	化学药及生物制品品种数（个）	中成药品种数（个）
1982 年	278	未遴选
1996 年	699	699
1998 年	740	1333

续表

调整时间	化学药及生物制品品种数（个）	中成药品种数（个）
2000 年	770	1249
2002 年	759	1424
2004 年	773	1260
2009 年	205	102
2012 年	317	203

数据来源：国研网统计数据库。

表 3 – 9　　　　　2009 年版目录与 2012 年版目录遴选药品数量比较

分类	2009 年版（个）	2012 年版（个）	同比增长（%）
品种	307	520	69.38
化学药和生物制品	205	317	54.63
中成药	102	203	99.02
剂型	780 余	850 余	8.97
规格	2600 余	1400 余	– 46.15

数据来源：国研网统计数据库。

在《卫生部关于印发〈关于建立国家基本药物制度的实施意见〉的通知》（卫药政发〔2009〕78 号）颁布之后，各省根据当地财政承受能力和基本医疗保障水平制定适合自身的基本药物目录，据统计，截至 2017 年 11 月底，30 个省（市）已全部完成国家关于基本药物非目录药物增补工作。2009 年、2010 年、2011 年、2013 年、2015 年完成增补工作的省分别有 4 个、16 个、7 个、1 个、2 个。

2017 年 2 月 23 日，人社部发布《关于印发〈国家基本医疗保险、工伤保险和生育保险药品目录（2017 年版）〉的通知》，确定 44 个品种纳入国家医保目录谈判药品范围。其中包括 20 种国产药品、24 种进口药品，主要针对肿瘤、白血病、心脑血管疾病等重大疾病。此次药品目录共包含 2535 种药品，较 2009 年版目录增加了 339 种，其中包括化学药品及生物制剂 1297 种，中成药 1238 种（含民族药 88 种），其他均未调整。本次调整是在现有的甲类、乙类目录基础之上，将临床价值较高价格也相对较高的专利药、独家药品纳入拟谈判目录。

经进一步协商，2017 年 7 月 13 日，人社部印发了《关于将 36 种药品纳入国家基本医疗保险、工伤保险和生育保险药品目录乙类范围的通知》，明确将 36 种药品纳入了《国家基本医疗保险、工伤保险和生育保险药品目录（2017 年版）》乙类范围，其中包括 31 种化学药品和生物制品以及 5 种中成药。西药中有 15 种是肿瘤治疗药，涵盖了肺癌、胃癌、乳腺癌等癌种，同时将患者需求迫切的曲妥珠单抗、硼替佐米纳入其中，余下 16 种药品为治疗心血管病、肾病、眼病、精神病、抗感染、糖尿病等重大疾病或慢性病的药物。中成药中有 3 种是肿瘤药，2 种是心脑血管药品。

高价药准入机制从试点上升到国家层面，在一定程度上激发药品生产企业的动力，减轻参保者的经济负担，将新药和临床急需药品纳入医保目录，不仅大大减轻了患者的就医负担，同时激励具有创新能力的药品生产企业研发出更多优质高效的药品。

表 3 - 10　　　　　　　　　　　医保目录变化情况

	2009 年		2017 年	
	甲类（种）	乙类（种）	甲类（种）	乙类（种）
西药	429	1046	485	1182
中成药	158	925	195	1144

2. 药品价格管理

1949 年以来，我国药品的价格管制大概经历了四个阶段，从新中国成立初期的计划管制到改革开放初期的自由定价，再到《药品价格管理暂行办法》颁布之后实行的差别差率的价格管制，最后到目前的药品价格的规范管制，中国的药品价格随着定价主体的多元化发展，定价方式也发生了很大区别，改革开放以来，我国药品价格管理模式中的定价主体已由过去的单一主体向多元化主体转变，公立医院药品销售从加价 15% 到药品零差率销售，药品的定价方法也在不断改进和完善。

2015 年 5 月 5 日，国家发改委联合六部委印发《关于推进药品价格改革意见的通知》，决定自 2015 年 6 月 1 日起取消绝大部分药品政府定价，同步完善药品采购机制，强化医保控费作用，强化医疗行为和价格行为监管，建立以市场为主导的药品价格形成机制。2015 年国家卫生计生委等 7 部门遴选了特殊药品进行谈判，于 2016 年 5 月形成第一批谈判药品的采购价格并开始在各省落实。截止到 2017 年 12 月底，国家各类药品的价格政策无明显变化（见表 3 - 11）。

表 3 - 11　　　　　　　　　　　　药品定价依据

种类	规定
医保基金支付的药品	由医保部门会同有关部门拟定医保药品支付标准制定的程序、依据、方法等规则，探索建立通过制定医保支付标准引导药品价格合理形成的机制
专利药品、独家生产药品	建立公开透明、多方参与的谈判机制形成价格
医保目录外的血液制品、国家统一采购的预防免疫药品、国家免费艾滋病抗病毒治疗药品和避孕药具	通过招标采购或谈判形成价格
麻醉药品和第一类精神药品	仍暂时实行最高出厂价格和最高零售价格管理
其他药品	由生产经营者依据生产经营成本和市场供求情况，自主制定价格

3. 药品集中招标采购制度

药品的招标采购工作由来已久，早在 20 世纪 80 年代末 90 年代初各地就在不断探索利用药品集中招标采购来控制药品价格上涨，国家也颁布了一系列政策文件来规范药品的集中采购工作，2001 年 11 月，原卫生部颁发了《医疗机构药品集中招标采购工作规范（试行）》（卫规财发〔2001〕308 号）正式将药品集中招标采购工作全国推开。2010 年 11 月国务院办公厅下发《关于印发建立和规范政府办基层医疗卫生机构基本药物采购机制指导意见的通知》（国办发〔2010〕56 号），明确指出在药品集中招标采购的基础上，实施基本药物的集中采购。目前药品的集中招标采购主要以双信封制为主，以其他招标方式如单独议价、邀请招标、直接挂网、定点生产等为辅。据研究统计[1][2]，我国目前有 27 个省在招标品种有三家以上企业时按照"双信封"公开招标，有

---

[1]　管晓东、郭志刚等：《中国各省基本药物集中招标采购方式比较分析》，《中国卫生政策研究》2014 年第 11 期。

[2]　满春霞、管晓东、邹武捷等：《我国各省药品集中招标采购政策分析和思考》，《中国卫生政策研究》2016 年第 7 期。

16个省采取单独议价的招标方式，对于一些临床常用但价格低廉的基本药物，有14个省实行邀请招标的方式来保障药品供应，此外，对于基层必须但用量少的急救药，也有16个省采取定点生产的方式。在药品的配送上，主要分为两种情况，一种是由集中的配送商进行统一配送，其中以北京和天津为代表。而全国大部分省份则由中标企业自行配送。

4. 低价和短缺药品的管理

在药品的使用过程中，部分临床常用药品特别是一些经典老药经常出现供应不足甚至断供的情况，一直以来都没有很好的解决方法。特别是近年来，部分药品短缺问题尤为突出，个别药品甚至出现"一药难求"的现象，引起社会各界广泛关注。国家在解决药品短缺和规范药品流通环节上出台了一系列政策来保障药品的正常供应，下面就低价药政策、短缺药政策和两票制政策如何保障药品供应进行简述。

为从根本上解决常用低价药品短缺问题，2014年4月1日，国家卫生计生委联合八部委印发《关于做好常用低价药品供应保障工作的意见》，从改进价格管理、完善采购办法、建立常态短缺药品储备、加大政策扶持等多方面提出了保障常用低价药品生产供应的政策措施，以期通过多部门联动合作，综合施策，从建立长效机制入手，共同做好常用低价药品供应保障工作。

2017年6月28日，国家卫计委又发布了《关于改革完善短缺药品供应保障机制的实施意见》（国卫药政发〔2017〕37号），该《意见》中将短缺药品进行明确定义——短缺药品是指在一定区域内不能正常供应的药品，包括中药材、中药饮片、中成药、原料药及其制剂、抗生素、生化药品、放射性药品、血清、疫苗、血液制品和诊断药品等。

在药品采购方面，对纳入低价药品清单的药品，由各省（区、市）药品集中采购机构对通过相应资质审查的生产企业直接挂网，由医疗机构自行网上交易，阳光采购。在价格方面，取消针对低价药品每一个具体品种的最高零售限价，允许生产经营者在日均费用标准内，根据药品生产成本和市场供求状况自主制定或调整零售价格。对用量小、市场供应短缺的药品尝试国家定点生产、统一定价。在完善药品短缺方面，建立中央（用量不确定）和地方（用量确定）两级常态短缺药品储备，并在各省设有至少 15 个监测哨点，开展短缺药品动态监测，建立健全短缺药品清单管理制度，完善短缺药品预警机制。目前山东、辽宁、青海、甘肃、北京、天津、河北等多地已开始积极建立有效的药品短缺监督机制，以此保证短缺药品供应，保障群众的用药需求。

此外，国家也注意到，药品价格居高不下，究其原因在于流通环节繁多，导致患者需要支付几倍甚至几十倍的费用才可以买到自己急需的药品，为了压缩中间流通环节，有很多省市都在不停地探索，2007 年，广东省率先提出"两票制"，中间经过各种探索，2014 年正式启动，同年福建省三明市也开始试点，2016 年 12 月 26 日国务院公布《印发关于在公立医疗机构药品采购中推行"两票制"的实施意见（试行）的通知》（国医改办发〔2016〕4 号），全国"两票制"工作正式启动。文件对两票制进行了详细定义，并对药品的生产企业、流通企业和医疗机构的职责做了明确规定。

"两票制"指的是药品生产企业到流通企业开一次发票，流通企业到医疗机构开一次发票。文件中要求公立医疗机构药品采购逐步推行"两票制"，鼓励其他医疗机构药品采购推行"两票制"。综合医改试点省（区、市）和公立医院改革试点城市要率先推行"两票制"，鼓励其他地区执行"两票制"，争取 2018 年在全国全面推开。现阶段已经有多个省市明确了实施时间（见表 3 – 12）。

表 3 – 12　　　　　　　　各省（市）两票制实施情况

	省（市）	政策实施时间
实施两票制	福建	2011 年
	广东	2014 年
明确实施时间	安徽	2016 年 11 月 1 日起实施
	北京	2017 年 10 月 20 日起实行，过渡期 3 个月
	天津	2017 年 9 月 1 日起，全市公立医疗机构药品采购执行"两票制"
	河北	2017 年 11 月起正式实行
	陕西	2017 年 1 月 1 日起全部实施

续表

	省（市）	政策实施时间
明确实施时间	浙江	2016 年 7 月—2018 年 4 月推进"两票制"，15 家医院试行一票制
	青海	2016 年 12 月 15 日起加快"两票制"实施
	四川	2016 年 7 月—2018 年 12 月条件成熟地区推行"两票制"
	内蒙古	2017 年 11 月 1 日起全面实行"两票制"
	辽宁	2017 年 9 月 1 日起全面实施"两票制"
	黑龙江	2017 年 9 月 1 日起全面实施"两票制"
	上海	2017 年 9 月 1 日起全面实施"两票制"
	宁夏	2017 年逐步在各公立医疗机构实施"两票制"
	甘肃	公立医院改革试点城市要率先推行"两票制"，争取到 2018 年在全省全面推开
	云南	2017 年 10 月 1 日—2018 年 10 月 1 日 6 个公立医院改革试点城市推行"两票制"，2018 年 10 月 1 日之后全面实施
	广西	2018 年 1 月 1 日之后全面推行"两票制"
	河南	2017 年 7 月 1 日试点城市开始推行"两票制"
	山东	2017 年 12 月 1 日全面实施"两票制"
	江西	2017 年 8 月 7 日起在全省执行"两票制"
	江苏	2017 年 12 月 31 日后全面施行"两票制"
	海南	2017 年 11 月 1 日起，全省所有公立医疗机构全面实施"两票制"
	重庆	2017 年 6 月 1 日起，全市所有公立医疗机构正式全面实施"两票制"
	吉林	2017 年 6 月 30 日起全面实施"两票制"
未实施两票制	山西、西藏、贵州、湖北、湖南、新疆	

（三）药品质量安全保障

药品质量及安全主要由国家食品药品监督管理总局进行监管，其对药品研发上市、生产经营条件、生产经营过程进行审查、许可、监督检查等管理活动。

对药品研发方面的监管主要通过严格审批药品注册上市、制定新药研究实验室阶段的《药物非临床研究质量管理规范》（GLP），以及对药品临床试验机构进行严格的认定等方面实现，以保障药品研发过程的安全，目前还开展了仿制药一致性评价，提高我国仿制药疗效和质量。

对生产经营的监管，主要通过《药品生产质量管理规范》（GMP）和《药品经营质量管理规范》（GSP）进行，规定了药品生产和经营企业需达到的各方面要求，规范整个生产经营流程，根据国家食品药品监督管理总局官网的实时数据，截至 2017 年 12 月，通过药品 GMP 认证的记录有 28851 条，通过药品 GSP 认证的记录有 149598 条。另外国家食品药品监督管理总局对中药种植生产制定了《中药材生产质量管理规范》（GAP），针对中药的特点从源头保证其质量。

国家食品药品监督管理总局对上市的药品也进一步监督其使用情况，对药品不良反应进行监测，及时发现存在问题的药品，还对药品的广告进行监管，杜绝不良宣传行为。现主要分析我国药品不良反应监测和仿制药一致性评价的现状。

1. 药品不良反应监测

保证药品供应很重要的一环即药品安全，而不良反应的监测为安全用药提供了保障，有利于加强药品监管，落实企业主体责任，促进临床合理用药，保障公众用药安全。

近年来，我国药品不良反应监测覆盖范围越来越广，根据国家食品药品监督管理总局发布的《国家药品不良反应监测年度报告》，每年不良反应上报数量呈增加趋势（见表 3 - 13），2016 年我国全国药品不良反应监测网络共监测到 143 万件不良反应/事件报告，较 2015 年增长了 2.3%，反映出我国发现、收集药品不良反应事件的能力在持续提高，药品不良反应监测网络在不断完善。加强药品不良反应监测，有利于及时发现用药风险，建立预警机制，保障患者的用药安全，并能对研发注册阶段尚未发现的药品不良反应及时控制，进行改进，有利于针对特定人群和机构采取改进措施。

表 3 - 13　　　　2010—2016 年我国药品不良反应检测报告情况

年份	药品不良反应/事件报告（万份）	同比增长率（%）
2010	69.3	NA
2011	85.3	23.09
2012	120.0	40.68
2013	131.7	9.75
2014	132.8	0.84
2015	139.8	5.27
2016	143.0	2.29

资料来源：《国家药品不良反应监测年度报告》。

2. 仿制药一致性评价

仿制药质量和疗效一致性评价（以下简称一致性评价）是指对已经批准上市的仿制药，按与原研药品质量和疗效一致的原则，分期分批进行质量一致性评价，即要求仿制药需在质量与药效上达到与原研药一致的水平。开展仿制药一致性评价工作，对提升我国制药行业整体水平，保障药品安全性和有效性，促进医药产业升级和结构调整，增强国际竞争能力，都具有十分重要的意义。

2016 年 3 月，我国国务院办公厅发布《关于开展仿制药质量和疗效一致性评价的意见》（国办发〔2016〕8 号），标志着我国正式开始实施药物一致性评价。2016 年 5 月，中国食品药品监督管理总局发布了《总局关于落实〈国务院办公厅关于开展仿制药质量和疗效一致性评价的意见〉有关事项的公告》（2016 年第 106 号），公布了 289 个需要于 2018 年年底前完成一致性评价的药品品种目录。

截至 2017 年 5 月 20 日，中检院一共公开了 8 批、5320 个一致性评价药品的参比制剂备案信息，涉及 600 多种药品，约 1000 个规格，289 个品种中超过 80%（240 个）已经备案，备案高峰期集中在 2016 年 6 月至 11 月（见图 3 - 8）。

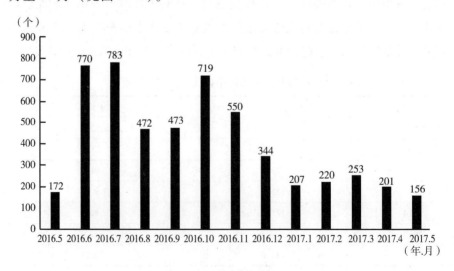

图 3 - 8　一致性评价备案情况

二　我国药品供应保障体系问题

（一）药品生产环节问题

1. 药品生产企业过于分散，集中度过低

企业生产数量多、规模小必然造成医药产业的市场集中度低下，中国排名前 5 名的药品生产企业的市场份额仅为 13.2%，而前 3 名的配送企业占有的市场份额仅为 22%①，整体市场集中度远低于发达国家，药品行业生产商及配送商都呈碎片化。

2. 药品创新水平较差，企业药品研发投入过低

我国的药品研发投入虽有逐年增加的趋势，但是与发达国家的投入水平还有很大差距，获批上市的药品仍然以仿制药为主，不能适应日趋激烈的国际竞争和当前疾病谱的变化。世界新药创新一直由美国、日本、瑞典等国主导，与这些国家相比，我国的新药研发能力还有很大的差距。无论是不同国家之间药品研发投入的比较，还是国内各个产业之间的比较，我国的药品研发投入都不理想。

目前我国的药品发明专利多为在原型药物基础上进行一定修饰或改进后得到 me-too 药物或 me-better 药物，完全自主研发的药品较少，在国际上没有认可度，这是我国药品创新发展的最大问题。

普通常用药市场的过度竞争，一方面大大弱化了国内企业的盈利能力，使企业的研发水平无法得到充分提高，从而在医药产业的分工中长期处于低端领域；另一方面则使我国的专利药品及原研药品市场长期被外国企业占据，久而久之，我国药品的可获得性和可支付性将受到严重的影响。

3. 药品质量良莠不齐

我国的药品质量相对于国际大型制药企业的药品质量仍存在一定差距，特别是仿制药的生物等效性问题较突出，药品达不到规定疗效，对

---

① ［英］埃利亚斯·莫西洛斯等：《中国药品政策》，中国发展出版社 2017 年版，第 117—118 页。

于药品安全问题的报道时有出现。特别是中成药领域，药品质量安全问题更为突出。

（二）药品流通环节的问题

1. 药品集中采购中价格存在不合理的现象

目前我国的大部分省份都以双信封的招标方式为主，而双信封制度以最低价确定中标企业，这种情况下既要保证药品的安全性和药品质量，又要保证企业盈利是很难达到的，生产企业和流通企业可能会采用非正当手段来压缩产品成本，造成药品质量和价格双低的现象。但也有研究指出[1][2]，在某些省份，为改变唯低价论的现象，在低价企业中标的前提下，允许多家企业以不同价格同时中标，但在实际操作过程中，由于标书的评审专家来自各个医疗机构，在取消药品加成医护人员薪酬减少的情况下，其很可能会选择高价药品中标，因此造成了药品价格虚低和虚高并存的现象。基本药物制度的关键在于在基层医疗机构使用基本药物，而在集中招标采购的过程中过度重视基本药物的招标采购，忽视了非基本药物的采购，造成药品短缺，无法满足临床需求。

2. 药品配送不合理导致基本药物短缺

一方面，在基层医疗卫生机构中，基本药物分配不合理导致基层医疗机构的基本药物的配备率较低。[3] 基本药物制度的关键是基层优先使用基本药物，而使用的前提必然是基层配备齐全，有研究指出，在基层医疗卫生机构中，基本药物配备品种严重不足，无法达到省级增补和国家基本药物目录的要求。

另一方面，基本药物政策规定，在二级及以上医疗机构，基本药物实施零差率销售，但在政府补贴不到位的情况下，医院利用医患信息不对称的优势来加大非基本药物的使用，进一步提高患者的医疗费用，影

---

[1] 高丛珊、史宇鹏：《药品集中招标采购政策的实施效果——基于中标企业数量与中标价格的实证分析》，《中国卫生政策研究》2015 年第 12 期。

[2] 李亚明、代涛、陈冰等：《安徽省药品集中招标采购政策改革效果研究》，《中国医院管理》2016 年第 4 期。

[3] 陈永法、辛颖：《我国基本药物配送对药品供应保障安全的影响》，《上海医药》2014 年第 15 期。

响了基本药物政策的实施。

此外，在药品配送环节中，基本药物配送难成为配送环节中最严重的问题，基本药物虽然需求总量大，但个体需求却不多。而且基层医疗单位分散，造成了产品频繁运输，使配送成本增加，也造成了资源浪费。偏远地区配送难度高，回款期不固定，因此中标而无法配送的情况频繁出现。再者，以卫生部门招标，医疗部门采购的模式导致药品量价倒挂，药品招标价格虚低也将导致药品可及性下降。

但近来国家也出台了一系列政策来挤压药品流通环节的水分，从而提高药品的配送效率，比如 2016 年国家颁布的两票制政策，旨在一定程度上减少配送环节上的成本，降低药品价格，保证药品的正常供应。但由于政策实施时间较短，笔者尚未发现有关的实证研究来评价政策的实施效果。

3. 短缺药品监测网络不完善无法满足临床用药需求

一方面，在短缺药品的上报问题上，各省自行设立短缺药品的监测点，但由于设立标准不一，选择的监测点不具有代表性，再加上上报系统的不完善，上报人员的专业性较差，因而上报信息存在滞后性，无法实现实时监测。

另一方面，在药品的审批和监管上，药监部门和卫生部门等管理部门通常不能根据市场供应和临床需求适时采取措施，保障短缺药品的市场供应。再加上新药审批和仿制药的监管不力造成大量仿制药上市，对低价药产生极大的冲击。在处理短缺药的问题上，剥离医疗机构和医生的作用，没能从根本上消除价廉质优的低价药断档的情况。

4. 两票制政策亟待完善

在两票制实施之前，药品生产企业大部分以低开高返[①]的形式来实现盈利，而两票制的实施使得药品生产商彻底放弃原先的营销模式，由低开高返转为高开低走，高出厂价和高财务风险在一定程度上要求生产企业不得不放弃利润较低的药品，而转投高盈利药品。而大部分的基本

---

① 陈永法、辛颖：《我国基本药物配送对药品供应保障安全的影响》，《上海医药》2014 年第 15 期。

药物都属于低价药，有些药的短缺风险极高，在这种情况下，两票制的实施在一定程度上会使一些临床必需且价格低廉的药物无法得到稳定供应。此外，两票制的实施必将会使药品配送市场重新洗牌，小型配送企业被取代或者被兼并，大型配送企业的业务量得到大幅提高，企业的趋利性使药品配送企业选择临床用药需求较大的医疗市场，而放弃偏远地区的医疗机构，因而加重偏远地区用药困难的问题。

三　我国药品供应保障体系发展趋势展望

2017 年国务院颁发了《"健康中国 2030"规划纲要》、《"十三五"期间深化医药卫生体制改革规划》、《关于改革完善短缺药品供应保障机制的实施意见》、《国务院办公厅关于进一步改革完善药品生产流通使用政策的若干意见》、《国家发展改革委关于全面深化价格机制改革的意见》和《印发关于在公立医疗机构药品采购中推行"两票制"的实施意见（试行）的通知》等文件，都对药品供应体系的发展指明了方向。笔者提出了在新形势下完善药品供应保障体系的几点想法。

（一）建立国家药物制度

对我国整体药品的生产、配送、使用和监管应形成国家层面的药物制度，使不同的药物政策之间形成相互协调、相互关联，有利于巩固完善药品的供应保障体系，建立系统完善的国家药物制度。

2009 年国家开始实施新一轮医疗体制改革，新医改中指出要建立基本药物制度，确保基本药物的可及性、安全性和足量供应，以及减轻患者就医负担。现今，距新医改已经有 8 年时间，回顾这 8 年的改革历程，基本药物制度已经取得阶段性的成果[1][2]；首先，在药品的可及性上，基本药物已实现集中采购、统一配送、零差率销售，基层医疗机构的基本药物配备趋于合理，药品价格总体呈现下降趋势。其次，在合理

---

① 胡善联：《我国基本药物制度改革的进展与挑战》，《中国卫生政策研究》2012 年第 7 期。
② 蒋虹丽、陈鸣声、陈文等：《国家基本药物制度实施的阶段性效果和问题分析》，《中国卫生信息管理》2012 年第 1 期。

用药上，基本药物的使用在一定程度上促使医师改变用药习惯，基本药物的种类和集中采购也促进了临床的用药规范。最后，在药品的质量安全上，我国现已建立不良反应监测系统并推行药品的一致性评价，从根本上保证药品的质量安全。

习近平总书记在党的十九大报告中指出，中国特色社会主义进入新时代，我国社会的主要矛盾已经转化为人民日益增长的美好生活的需要和不平衡不充分的发展之间的矛盾。在医疗领域的主要矛盾则是人们的健康需求与分配不合理的医疗资源之间的矛盾。不管是从国家层面还是从个人层面，都对健康提出了新的要求，因此，下一步需要在取得已有成就的基础上，利用系统论的理论和方法，整合当前药物制度"碎片化"、"部门化"[①]，从顶层设计的角度，在对已经实施近10年的基本药物制度系统全面评价的基础上，建立国家药物制度，为药品生产供应提供制度保障。

（二）深化供给侧改革，提高药品生产经营市场集中度，提高药品质量，加大创新投入

目前药品行业的集中度过低使很多资源被浪费，在低技术的领域产能过剩，而在高技术领域创新不足。今后的药品行业的发展方向应把市场企业集中度进一步提高，将技术水平进一步提高，不再只是重复生产技术含量较低的产品。国家应加强药品创新的投入，鼓励企业研发新产品、新技术，从而进一步保障患者用药。而对于常用药品，需要进一步加大监管，从药品上市、生产、经营各个方面严把质量关，让常用药疗效更加确切，质量更有保障。

（三）完善药品集中采购制度

目前药品集中招标采购制度的实施效果良好，分类采购的方法针对不同类型的药品提供了科学的采购机制，今后应继续实施并加以完善药品集中采购制度。

首先，建议药品集中采购网上平台更加统一化，数据更加阳光化，

---

① 顾敏娜、周莉、赵科颖等：《国家药物制度的内涵和框架研究》，《中国卫生资源》2017年第1期。

突出为政府部门及企业提供数据互联互通平台的根本作用。如果能建立区域性药品集中招标采购平台，如京津冀、珠三角、长三角，甚至全国性的采购平台，有利于实现区域间共建共享，可通过信息的互通解决部分药品短缺等问题，且统一的平台有利于统一药品编码和企业评审标准，在一定程度上能够保障采购药品的质量。此外平台如能使数据更加阳光化，不仅使政府能获得相关药品数据，也使医疗机构、企业和相关研究机构有相应权限，能使存在一定垄断性的药品市场加强竞争，提高整体行业效率，且有利于研究机构针对药品采购开展更多科研工作，为药品集中采购制度提供更多科学研究和建议。

其次，药品集中采购制度应进一步强化药品采购者，即医疗机构或医联体的主体地位，使药品采购以实际采购者主导，政府提供必要的监管和技术支持。目前的集中采购制度，特别是招标采购过于强调政府在采购中的作用，使得药品招标结果可能与实际药品使用脱节，导致部分药品短缺等问题，不利于保障患者权益，在今后工作中，可进一步加大医疗机构在采购中的参与力度，让医疗机构决定药品采购的品种，并使医疗机构与企业协商得到采购价格，政府在整个过程中主要提供技术和场地支持，并进行监督审查。

对于招标采购制度，建议从以下两个方面改进：其一，改善双信封制的评审模式，将药物经济学评价作为技术标评审的重点，就技术标的评价指标来说，客观指标越多，结果越公正，因此适当调整客观指标的设置和权重，能够降低人为因素的影响，同时组建包含临床专家、财务专家、行政管理以及药品评价专家的专业评审团队，制定合理的药品价格，保障药品正常供应；其二，明确医疗机构、卫生行政机构和医保机构之间的关系，建立由医保部门主导的招采合一的药品招标采购模式，医保部门作为药品的购买方要充分发挥批量购买的优势，积极与药品企业进行谈判，实现药品价格与质量的统一，同时明确三者关系有利于保证药品集中招标采购各环节顺利进行，优化资金链。

（四）完善短缺药监测机制，建立多渠道短缺药品监测网络

2017年6月，卫计委联合八部委颁布《关于改革完善短缺药品供

应保障机制的实施意见》，各省也在积极探索建立短缺药监测网络，但各地实施效果不尽相同，有研究者在经过实地调研后指出①，上报的短缺药品的信息都存在滞后性，一般都在停产3—6个月之后，短缺药品才会反馈到临床，由医疗机构进行上报，因此临床药品短缺的问题会愈演愈烈。为保证短缺信息的有效性就必须建立较为完善的监测网络。第一，将事后上报改为事前上报，这一转变将要求短缺药上报机构由医疗机构变为药品生产企业，并且强制要求企业上报短缺信息，以便及时做好应急措施，保障临床用药。第二，依托现有的短缺药品监测平台，联合药学会、医药商业协会和儿童委员会等多种渠道收集药品短缺信息，扩大短缺药品数据收集指标，建立从生产、流通到使用各个环节的短缺信息。此外，建立应急保障制度，结合长效保障机制，保证临床急救药和儿童用药的需求。

参考文献：

［1］杨坤：《我国药品安全信用档案建设研究》，硕士学位论文，山东大学，2011年。

［2］唐婷：《论药品零售企业监管体制的完善》，硕士学位论文，山东大学，2010年。

［3］白冰：《从用药权益视角分析药品集中招标采购的制度设计》，《中国医学科学院/北京协和医学院医学信息研究所/图书馆2012年学术年会论文集》，2013年。

［4］杨璐鹭：《新疆农村基层医疗卫生机构实施国家基本药物制度的现状分析研究》，硕士学位论文，新疆医科大学，2010年。

［5］刘乐、李宇阳：《基本药物制度与医疗保障制度的思考》，《中国药学会药事管理专业委员会年会暨"国家药物政策与药品管理法修订研究"论坛论文》，2009年。

［6］俞双燕、尚菲菲：《国家基本药物目录与基本医疗保险药品目录的比较》，《卫生经济研究》2016年第1期。

［7］蔡贤敏：《我国基本药物制度实施中的问题与探析》，硕士学位论文，厦门大学，2011年。

［8］曹艳民、李士雪、肖征等：《国家基本药物制度采购配送机制构建情况及实施现状分析》，《中国卫生经济》2012年第11期。

---

① 盛亚楠、李勇、马爱霞等：《我国短缺药品供应保障政策研究》，《卫生经济研究》2017年第8期。

［9］马许光：《药品集中招标采购对河北药品领域的影响研究》，硕士学位论文，河北医科大学，2006 年。

［10］魏莉：《药品价格管理中的政府职能履行情况研究》，硕士学位论文，云南财经大学，2016 年。

［11］纪诗玫：《基本药品集中招标采购制度法制化研究》，《现代交际》2017 年第4 期。

［12］张英、汤少梁：《供应链视角下常用低价药品供应保障政策》，《中国全科医学》2015 年第 3 期。

［13］中华人民共和国国家卫生和计划生育委员会：《国家卫生计生委等 8 部门联合破解常用低价药品供应保障难题》，《中国实用乡村医生杂志》2014 年第 10 期。

［14］李晓琴：《从风险管理的角度看药品全程监管》，《健康前沿》2017 年第 6 期。

［15］张珩、杨艺虹、杨建设等：《中美两国新药审批办法比较》，《武汉化工学院学报》2000 年第 1 期。

［16］杨静、魏彩霞：《中药材 GAP 生产中的质量控制及其管理》，《中华中医药学会中成药学术研讨会论文集》，2007 年。

［17］孙正道：《我国药品淘汰制度初探》，硕士学位论文，南京中医药大学，2011 年。

［18］王悦：《对我国药品供应保障体系建设若干重要问题的研究》，硕士学位论文，沈阳药科大学，2008 年。

［19］周余：《基层医疗卫生机构实施国家基本药物制度监测评价指标体系研究》，硕士学位论文，华中科技大学，2011 年。

［20］黎东生、王婕：《药品集中招标采购制度对医药企业的影响分析》，《中国卫生事业管理》2014 年第 7 期。

［21］武丽娜、方宇、杨才君等：《我国药品短缺问题研究进展评述》，《中国药事》2016 年第 5 期。

（山东大学　孙　强　荣雪菁　段烁云）

第四章 "三医联动"背景下的药物政策制定与展望

一 国家药物政策理论框架及其主要内涵

（一）国家药物政策概述

国家药物政策是国家政府制定的有关药品研制、生产、经营、使用、监督管理等方面的目标、行动准则、工作策略与方法的指导性文件。

实现国家药物政策目标必须建立在合理遴选药物、制定可负担的价格、建立可持续的筹资体系、加强卫生系统、提高监管和供应能力、制定必要激励机制和培训教育策略等一系列具体政策措施的基础上。通过国家药物政策的制定、实施、监测和评估，有助于促进政府部门之间的政策联动，促进各项药品政策与卫生、社会保障、价格、科技与产业发展、财政及税收等相关政策之间的协调。

（二）国家药物政策的现实意义和作用

1. 进一步推进医改，巩固完善基本药物制度

药品不仅是防治疾病的物质手段，也是国家调控医药卫生事业发展的重要政策工具，药物政策及有关用药问题是具有高度政治内涵的领域。理顺国家药物政策体系，全面推动药品领域综合改革，将为深入推进国家基本药物制度开创良好的政策环境。

2. 统筹协调药品领域具体政策，加强政策合力

药品领域存在大量的利益冲突。触及研发机构、原材料和辅料供应企业、生产企业、流通企业、医疗机构、集中招标机构、社保基金管理机构等。这些冲突最终反映为政策上的统筹协调。加强政策协调，才能形成合力，有效保障群众用药权益。

3. 有助于形成贯彻落实药物政策的管理架构

我国药品领域管理部门众多，责任主体分散。通过国家药物政策建设，有助于厘清部门责任和分工，完善药物政策的管理架构。国际经验表明，鉴于国家药物政策总体隶属于卫生政策，应由卫生行政部门作为药物政策的协调机构，或者成立国家药物政策委员会，由卫生行政部门主导，在相关部门之间建立协商机制。在此基础上形成药物政策的管理架构。

（三）国家药物政策制定的影响因素

1. 经济发展水平

对发达国家、发展中国家分类进行分析发现，国家的经济发展水平决定了国家药物政策的不同侧重点。其主要原因是经济发展水平不同的国家所面临的药品需求问题不同。在发达国家，政府公共财政投入大，公民福利好、生活水平高，基本药物需求已得到较好的满足，但是公众对更好的专利药和治疗癌症、抑郁症、罕见病等药物的需求日益增长，然而这些药物价格往往比较昂贵，政府药品开支不断上涨。因此，澳大利亚和加拿大政府在国家药物政策中提出既要支持未满足需要的领域继续研究，又要控制药品价格、促进非专利药品的使用。而在发展中国家，贫穷人口众多，人民生活水平较低，加之国家在医疗卫生领域的财政支出小，多数人的普通疾病尚不能及时得到基本药物的治疗。因此，印度、斯里兰卡的国家药物政策首先就提出解决普通人的基本药物需求问题，改善穷人对基本药物的可及性。

2. 医疗保障完善程度

医疗保障完善程度影响药品的可负担性问题。在医疗保障体系相对完善的国家，政府承担了大部分医疗费用，病人对药品费用负担的承受

力相对较强。例如，加拿大、澳大利亚都较早地实行了全民医保，政府承担一定的药品费用，个人的药品可负担性较好。但是，随着人们对处方药的持续需求，药品费用大幅增长，政府负担加重，这时国家在制定国家药物政策时就更加重视政府对药品的可负担性，要求控制药品价格、促进合理用药。而印度、斯里兰卡政府对医疗卫生的支出较低，医疗保障体系不够完善，多数穷人目前还买不起所需药品，因此这些国家更重视基本药物政策的落实，并将国家药物政策重点放在改善穷人对基本药物的可负担性上，加大财政投入，保证国家政策的公平性。

3. 中国制药行业发展水平

制药行业的发展水平决定了一个国家药品供应的数量和质量，这是保证公众对药品可及性的前提和基础。澳大利亚、加拿大的制药行业发展水平高，企业规模较大，研发实力强，生产的药品能满足国内多种疾病的需求。所以这些国家的药物政策侧重于鼓励制药企业进一步研发新药，改善罕见病患者对药品的获得性。印度制药企业多达一万多家，药品产量很大，但是优势企业数量少（仅十几家），多是低水平、依靠成本竞争的仿制药生产企业，产品质量不高。这些问题使得政府极为重视制药行业的发展，将国家药物政策重点放在了提高高质量药品的产量和制药企业实力上。斯里兰卡的制药行业发展落后，本地制药企业数量很少，药品难以自给自足，国内所需药品主要依靠进口。因此，其国家政策更加重视发展本地生产企业，满足本国基本药物需求和供应。

（四）国家药物政策建设的目标和主要内容

1. 总体目标基本明确

根据国际经验，国家药物政策有 3 个目标，即可及性、质量、合理使用；基本内容包括基本药物遴选、可负担性、药物筹资、供应系统、监管和质量保证、合理使用、人力资源、监测评估、研究 9 个。

2. 具体目标可根据国情调整

国家药物政策具体目标可根据国情调整。已制定国家药物政策的国家中，印度、澳大利亚等国把医药产业建设作为目标之一。在内容上，各国增加的主要包括传统医药、国际交流和技术援助等。

3. 基本定位首先是卫生政策

药品领域的政策涉及药品生产、流通、使用、监测、筹资等一系列环节，其中生产、流通相关政策可归为产业政策，使用、监测、筹资等则可归为卫生政策的一个部分。药品产业的发展最终是为健康目标服务，因此各国普遍把国家药物政策纳入卫生政策框架之内。

4. 长期来看，医药产业目标和卫生事业目标具有一致性

优良的医药产业体系对于控制药品成本，进而控制治疗费用具有重要的作用。无论从卫生事业目标，还是从医药产业的长期发展来看，小、散、乱、差的生产流通企业格局必须整顿。

5. 当前阶段国家药物政策建设的核心在于协调冲突

目前我国药品领域存在一系列的利益冲突。在政府部门之间，表现为政策不协调。在产业链的各环节，表现为基本药物制度努力控制药品价格的政策目标，与药品生产、流通、使用领域所需求的利润之间的冲突，以及由此对药品创新带来的影响。

（五）"三医联动"视角下的药物政策制定与完善

"三医"是指医保、医疗和医药，医保是基础、医疗是核心、医药是关键。因此医改越到"深水区"，就越需要"三医联动"，即实现医保、医疗、医药之间的联动改革。如果单独改医疗，不改医保和医药，那么它的一些运行机制和保障机制就很难做到科学合理；但如果医疗不动，单改医保或者医药，也不太可能有好的效果。医保在促进"三医联动"方面具有重要的基础性作用。实践证明，将医保基金监督管理、医疗服务价格谈判、药品耗材联合采购与结算、医疗服务行为监管、医保信息系统建设等职责合为一体，由一个机构统一行使，有利于通过量价挂钩降低药品价格，有利于加强对医院和医生的监督制约，有利于加快构建大健康格局。从这个意义上来讲，医疗和医保改革需要医药改革的协同推进，医药改革也迫切需要医疗和医保改革的保驾护航，只有实现"三医联动"，才能破解医药卫生体制现存的深层次矛盾和问题，更好地破解"看病难"、"看病贵"问题，惠及广大城乡群众。

二　全国药政工作成效及今后工作重点

2017 年 7 月 20 日，全国药政工作会议在京举行，会议提出：药政工作必须坚持以人民健康为中心，突出药品治病救人的本质特征和临床价值，坚持药品公益性与商品性的统一，提升药品供应保障管理能力，努力保障药品公平可及、安全有效与合理使用；必须坚持改革创新，以解决人民群众最关心、最直接、最现实的健康问题为重点，以药品供应保障制度建设为目标，强化"三医联动"，持续完善药物政策体系，建立健全药政管理体制机制，不断提高药政治理能力。

2017 年，全国药政管理取得以下成效。

（一）药品供应保障改革成效显著

1. 国家基本药物制度持续巩固完善

在所有政府办基层医疗机构和 88% 以上的村卫生室实施基本药物制度。药品供应保障能力逐步提高，加强短缺药品供应保障。通过供需对接、协商调剂解决了多巴胺等 40 多个药品的短缺问题。通过市场撮合新机制，鱼精蛋白、青霉胺等常年短缺药品应稳定价格供应，丝裂霉素等 17 个药品，采取应急生产等措施保障供应。

2. 药品集中采购机制不断健全

公立医院药品采购工作不断规范。构建公立医院药品集中分类采购新机制，指导地方制订切实可行的实施方案。加强药品采购供应业务平台建设。国家药品供应保障综合管理信息平台与各省级平台实现互联互通。积极推行"两票制"改革。目前，11 个综合医改试点省份和 13 个非试点省份制定了"两票制"实施方案。国家药品价格谈判试点结果全面落地。谈判试点药品已纳入国家医保目录，截至 2017 年 6 月底，为患者减少支出 2 亿多元。

3. 临床合理用药工作得到加强

建立健全医疗机构临床用药管理制度，开展临床用药监测，对重点药品的管理、应用提出明确要求。

（二）加快药品供应保障制度建设

1. 科学定位，服务健康中国大战略

从建设健康中国的战略高度出发，以对人民健康负责的政治态度，持续深化药品领域供给侧结构性改革，打通药物政策体系各个环节，切实增强自主研发创新能力，逐步实现由制药大国向制药强国的跨越，让人民群众用上质量更高、价格更合理的药品。

2. 兜住底线，满足人民群众用药需求

分级诊疗制度建设中，适当放宽常见慢性病基层用药范围，赋予家庭医生为签约慢性病患者开具长处方权利等，可以切实方便群众。

创新探索医保基金管理中心模式，促进"药"、"价"、"保"等要素在一个平台上有机联动，可以有效发挥基金监管和合理用药服务行为监管职责，保障医保基金良性运行和群众医疗保障水平持续提升。

3. 统筹联动，健全规范药品生产流通使用关键政策

国家卫生计生委正在牵头起草改革完善仿制药供应保障和使用政策的指导意见，注重健全国家药物政策体系，从生产、流通、使用全流程发力，将不同环节按照一个共同的方向联动起来，形成政策合力。

4. 综合施策，防范药品廉政和质量"双风险"

以"零容忍"的态度，以壮士断腕、刮骨疗毒的勇气，始终保持高压态势，坚决惩治医药购销中的腐败行为。

（三）六大重点任务

1. 加强短缺药品供应保障制度建设

建立一个会商联动机制，即国家和省两级 9 部门会商联动工作机制；建立一张清单，即国家和省两级短缺药品清单，对清单内药品年底前要全部纳入预警监测，开展临床综合评价；建立完善一个平台，即全国短缺药品多源信息采集和供应业务协同应用平台。实施六类精准措施，即定点生产、协调应急生产和进口、加强供需对接和协商调剂、完善短缺药品储备、打击违法违规行为、健全罕见病用药政策。

2. 巩固完善国家基本药物制度

通过一致性评价的基本药物，在采购等方面要给予鼓励倾斜政策，

做到优质优惠;把完善基本药物合理使用制度作为重点,进一步提高使用比例,特别是不断提高二级以上医疗卫生机构配备使用水平;探索推行门诊慢性病补偿政策。完善免费治疗药品政策,增加艾滋病防治等特殊药物免费供给,推进老年人等群体的基本用药保障。鼓励地方为患结核病、重症精神病、糖尿病、高血压等疾病的贫困人口免费提供部分基本药物,进一步促进基本药物的公平可及。

3. 完善药品耗材集中采购政策和制度

加强购销合同管理,督促购销双方依法签订合同并严格履行,注重提高基层和边远地区药品供应保障能力。各地要逐步实现高值医用耗材阳光采购,并试点完善挂网采购、联合采购、谈判采购、集中招标采购等工作制度。协调推动多部门联动的高值医用耗材价格谈判制度。完善一类疫苗采购方式,试点由国家进行集中谈判或市场撮合,各地直接挂网采购。2017年各综合医改试点省份和200个公立医院改革试点城市所有公立医疗机构要全面执行"两票制",2018年在全国推开"两票制"工作。

4. 加快药品临床综合评价体系建设

以基本药物为重点,加快构建指标体系。加快评价结果在药物遴选、国家药物政策拟定、药品分类采购、短缺药品动态管理和儿科、心脑血管、肿瘤等方面的应用。

5. 完善药师管理制度

要加强服务能力建设,重视和加强医疗机构药学部门的管理建设,完善和健全药师继续教育制度,科学核算、分类设置医疗机构药事服务相关收费项目及标准,并纳入基本医疗保险支付范围。积极创新大型医院药师管理制度,不断提高基层药学人员服务能力。建立激励机制,充分体现药师劳务技术价值。

6. 严格科学安全用药管理

结合医联体建设工作,鼓励二级以上医疗机构药学部门通过人才帮扶、业务指导、项目协作等多种方式,加强对基层用药指导,促进基层与上级医院用药衔接。

三　城市公立医院综合改革之医药配套改革

　　2015年5月17日，国务院办公厅下发《关于城市公立医院综合改革试点的指导意见》，提出着力解决群众看病就医问题，把深化医改作为保障和改善民生的重要举措，将公平可及、群众受益作为改革出发点和立足点，加快推进城市公立医院改革。坚持改革联动。推进医疗、医保、医药联动，着力建立公立医院运行新机制。

　　与之相关的医药配套改革措施如下。

　　（一）破除以药补医机制

　　试点城市所有公立医院推进医药分开，积极探索多种有效方式改革以药补医机制，取消药品加成（中药饮片除外）。将公立医院补偿由服务收费、药品加成收入和政府补助三个渠道改为服务收费和政府补助两个渠道。通过调整医疗服务价格、加大政府投入、改革支付方式、降低医院运行成本等，建立科学合理的补偿机制。将医院的药品贮藏、保管、损耗等费用列入医院运行成本予以补偿。采取综合措施切断医院和医护人员与药品间的利益链，完善医药费用管控制度，严格控制医药费用不合理增长。按照总量控制、结构调整的办法，改变公立医院收入结构，提高业务收入中技术劳务性收入的比重，降低药品和卫生材料收入的比重，确保公立医院良性运行和发展。力争到2017年试点城市公立医院药占比（不含中药饮片）总体降到30%左右；百元医疗收入（不含药品收入）中消耗的卫生材料降到20元以下。

　　（二）降低药品和医用耗材费用

　　改革药品价格监管方式，规范高值医用耗材的价格行为。减少药品和医用耗材流通环节，规范流通经营和企业自主定价行为。全面落实《国务院办公厅关于完善公立医院药品集中采购工作的指导意见》（国办发〔2015〕7号），允许试点城市以市为单位，按照有利于破除以药补医机制、降低药品虚高价格、预防和遏制腐败行为、推动药品生产流通企业整合重组的原则，在省级药品集中采购平台上自行采购。试点城市成交价格不得高于省级中标价格。如果试点城市成交价格明显低于省级中标价格，省级中标价格应按试点城市成交价格调整。可结合实际鼓励省际跨区域、专科医院等联合采购。高值医用耗材必须通过省级集中采购平台进行阳光采购，网上公开交易。在保证质量的前提下鼓励采购国产高值医用耗材。加强药品质量安全监管，严格市场准入和药品注册审批，保障药品的供应配送和质量安全。采取多种形式推进医药分开，患者可自主选择在医院门诊药房或凭处方到零售药店购药。加强合理用药和处方监管，采取处方负面清单管理、处方点评等形式控制抗菌药物不合理使用，强化激素类药物、抗肿瘤药物、辅助用药的临床使用干预。

（三）理顺医疗服务价格

在保证公立医院良性运行、医保基金可承受、群众整体负担不增加的前提下，试点城市要在2015年制定出台公立医院医疗服务价格改革方案。经科学测算，在降低药品、医用耗材费用和取消药品加成的同时，降低大型医用设备检查治疗价格，合理调整提升体现医护人员技术劳务价值的医疗服务价格，特别是诊疗、手术、护理、床位、中医等服务项目价格。改革价格形成机制，逐步减少按项目定价的医疗服务项目数量，积极探索按病种、按服务单元定价。逐步理顺不同级别医疗机构间和医疗服务项目的比价关系，建立以成本和收入结构变化为基础的价格动态调整机制。公立医院由政府投资购置的大型设备，按扣除折旧后的成本制定检查价格；对符合规划及相关政策规定的贷款或集资购置的大型设备，由政府按扣除折旧后的价格回购，回购有困难的限期降低检查价格。医疗服务价格、医保支付、分级诊疗等政策要相互衔接。加强医药价格监管，建立价格监测和预警机制，及时防范价格异动。加大对价格垄断和欺诈等违法行为的查处力度。

四 国家基本医疗保险、工伤保险和生育保险药品目录（2017年版）发布

为贯彻全国卫生与健康大会精神，建立更加公平可持续的社会保障

制度，稳步提高基本医疗保障水平，促进医疗服务和药品生产技术进步和创新，逐步建立完善基本医疗保险用药范围动态调整机制，人力资源和社会保障部组织专家进行药品评审，制定了《国家基本医疗保险、工伤保险和生育保险药品目录（2017年版)》（以下简称《药品目录》)，并于2017年2月21日正式发布。

1. 2017年版《药品目录》概况

2017年版《药品目录》分为凡例、西药、中成药、中药饮片四部分。凡例是对《药品目录》的编排格式、名称剂型规范、限定支付范围等内容的解释和说明，西药部分包括了化学药和生物制品，中成药部分包括了中成药和民族药，中药饮片部分采用排除法规定了基金不予支付费用的饮片。2017年版《药品目录》扩大了基本医疗保险用药保障范围，西药、中成药部分共收载药品2535个，其中西药部分1297个，中成药部分1238个（含民族药88个)；收载药品数较2009年版目录新增339个，增幅约15.4%。

2017年版《药品目录》新增了91个儿童药品品种，使目录中明确适用于儿童的药品或剂型达到540个，加大了儿童用药保障力度。此外，2017年版《药品目录》与2015年国家谈判药品进行衔接，替诺福韦、埃克替尼、吉非替尼3个药品均经专家评审纳入了药品目录。

2. 严格药品目录支付规定

参保人员使用目录内西药、中成药及目录外中药饮片发生的费用，按基本医疗保险、工伤保险、生育保险有关规定支付。国家免费提供的抗艾滋病病毒药物和国家公共卫生项目涉及的抗结核病药物、抗疟药物和抗血吸虫病药物，参保人员使用且在公共卫生支付范围的，基本医疗保险、工伤保险和生育保险基金不予支付。

3. 规范各省药品目录调整

各省（区、市）社会保险主管部门对《药品目录》甲类药品不得进行调整，并应严格按照现行法律法规和文件规定进行乙类药品调整。《药品目录》调整要坚持专家评审机制，坚持公平、公正、公开，切实做好廉政风险防控，不得以任何名目向企业收取费用，不得采取任何形式的地方保护主义行为，行政主管部门不得干预专家评审结果。各省（区、市）调整的数量（含调入、调出、调整限定支付范围）不得超过国家乙类药品数量的15%。各统筹地区应在本省（区、市）基本医疗保险、工伤保险和生育保险药品目录发布后1个月内执行新版药品目录，并按照有关规定更新纳入基金支付范围的医院制剂清单。

4. 完善药品目录使用管理

各统筹地区要根据辖区内医疗机构和零售药店药品使用情况，做好目录内药品对应工作，及时更新完善信息系统药品数据库。各省（区、市）要结合异地就医直接结算等工作，加快应用《社会保险药品分类与代码》行业标准，建立完善全省（区、市）统一的药品数据库，实现省域范围内西药、中成药、医院制剂、中药饮片的统一管理。

各地要结合《药品目录》管理规定以及卫生计生等部门制定的处方管理办法、临床技术操作规范、临床诊疗指南和药物临床应用指导原则等，将定点医药机构执行使用《药品目录》情况纳入定点服务协议管理和考核范围。建立健全基本医疗保险医疗服务智能监控系统和社会保险药品使用监测分析体系，重点监测用量大、费用支出多且可能存在不合理使用的药品，监测结果以适当方式向社会公布。发挥药师作用，激励医疗机构采取有效措施促进临床合理用药。

各省（区、市）要按照药品价格改革的要求加快推进按通用名制定医保药品支付标准工作。各统筹地区可进一步完善医疗保险用药分类支付管理办法。对乙类药品中主要起辅助治疗作用的药品，可适当加大个人支付比例，拉开与其他乙类药品支付比例的差距。对临床紧急抢救与特殊疾病治疗所必需的目录外药品，可以建立定点医疗机构申报制度，明确相应的审核管理办法，并报上级人力资源社会保障部门备案。

5. 探索建立医保药品谈判准入机制

部分专利、独家药品属于临床必需，疗效确切，但是价格较为昂贵，按照现有市场价格纳入目录可能给基金带来一定风险。要对这些药品探索建立谈判准入机制，通过谈判、适当降价后，再将符合条件的药品正式列入药品目录。为此，人社部对经专家评审确定的拟谈判药品按相关规则进行谈判，符合条件的药品纳入医保支付范围，名单另行发布。

五　改革完善药品生产流通使用政策

2017 年 1 月 24 日，国务院办公厅下发《关于进一步改革完善药品生产流通使用政策的若干意见》，提出一系列强化药品生产流通使用环节管理的举措，旨在深化医药卫生体制改革，提高药品质量疗效，规范药品流通和使用行为，更好地满足人民群众看病就医需求，推进健康中国建设。

1. 提高药品质量疗效，促进医药产业结构调整

（1）严格药品上市审评审批

新药审评突出临床价值。仿制药审评严格按照与原研药质量和疗效一致的原则进行。充实审评力量，加强对企业研发的指导，建立有效地与申请者事前沟通交流机制，加快解决药品注册申请积压问题。优化药品审评审批程序，对临床急需的新药和短缺药品加快审评审批。借鉴国际先进经验，探索按罕见病、儿童、老年人、急（抢）救用药及中医药（经典方）等分类审评审批，保障儿童、老年人等人群和重大疾病防治用药需求。对防治重大疾病所需专利药品，必要时可依法实施强制许可。加强临床试验数据核查，严惩数据造假行为。全面公开药品审评审批信息，强化社会监督。

（2）加快推进已上市仿制药质量和疗效一致性评价

鼓励药品生产企业按相关指导原则主动选购参比制剂，合理选用评价方法，开展研究和评价。对需进口的参比制剂，加快进口审批，提高通关效率。对生物等效性试验实行备案制管理，允许具备条件的医疗机构、高等院校、科研机构和其他社会办检验检测机构等依法开展一致性评价生物等效性试验，实施办法另行制定。食品药品监管等部门要加强对企业的指导，推动一致性评价工作任务按期完成。对通过一致性评价的药品，及时向社会公布相关信息，并将其纳入与原研药可相互替代药

品目录。同品种药品通过一致性评价的生产企业达到 3 家以上的,在药品集中采购等方面不再选用未通过一致性评价的品种;未超过 3 家的,优先采购和使用已通过一致性评价的品种。加快按通用名制定医保药品支付标准,尽快形成有利于通过一致性评价仿制药使用的激励机制。

(3)有序推进药品上市许可持有人制度试点

优先对批准上市的新药和通过一致性评价的药品试行上市许可持有人制度,鼓励新药研发,促进新产品、新技术和已有产能对接。及时总结试点经验,完善相关政策措施,力争早日在全国推开。

(4)加强药品生产质量安全监管

督促企业严格执行药品生产质量管理规范(GMP),如实记录生产过程各项信息,确保数据真实、完整、准确、可追溯。加强对企业药品生产质量管理规范执行情况的监督检查,检查结果向社会公布,并及时采取措施控制风险。企业对药品原辅料变更、生产工艺调整等,应进行充分验证。严厉打击制售假劣药品的违法犯罪行为。

(5)加大医药产业结构调整力度

加强技术创新,实施重大新药创制科技重大专项等国家科技计划(专项、基金等),支持符合条件的企业和科研院所研发新药及关键技术,提升药物创新能力和质量疗效。推动落后企业退出,着力化解药品生产企业数量多、规模小、水平低等问题。支持药品生产企业兼并重组,简化集团内跨地区转移产品上市许可的审批手续,培育一批具有国际竞争力的大型企业集团,提高医药产业集中度。引导具有品牌、技术、特色资源和管理优势的中小型企业以产业联盟等多种方式做优做强。提高集约化生产水平,促进形成一批临床价值和质量水平高的品牌药。

(6)保障药品有效供应

卫生计生、工业和信息化、商务、食品药品监管等部门要密切协作,健全短缺药品、低价药品监测预警和分级应对机制,建立完善短缺药品信息采集、报送、分析、会商制度,动态掌握重点企业生产情况,统筹采取定点生产、药品储备、应急生产、协商调剂等措施确保药品市场供应。采取注册承诺、药价谈判、集中采购、医保支付等综合措施，推动实现专利药品和已过专利期药品在我国上市销售价格不高于原产国或我国周边可比价格，并实施动态管理。加强对麻醉药品和精神药品的管理。支持质量可靠、疗效确切的医疗机构中药制剂规范使用。

2. 整顿药品流通秩序，推进药品流通体制改革

（1）推动药品流通企业转型升级

打破医药产品市场分割、地方保护，推动药品流通企业跨地区、跨所有制兼并重组，培育大型现代药品流通骨干企业。整合药品仓储和运输资源，实现多仓协同，支持药品流通企业跨区域配送，加快形成以大型骨干企业为主体、以中小型企业为补充的城乡药品流通网络。鼓励中小型药品流通企业专业化经营，推动部分企业向分销配送模式转型。鼓励药品流通企业批发零售一体化经营。推进零售药店分级分类管理，提高零售连锁率。鼓励药品流通企业参与国际药品采购和营销网络建设。

（2）推行药品购销"两票制"

综合医改试点省（区、市）和公立医院改革试点城市要率先推行"两票制"，鼓励其他地区实行"两票制"，争取到 2018 年在全国推开。药品流通企业、医疗机构购销药品要建立信息完备的购销记录，做到票据、账目、货物、货款相一致，随货同行单与药品同行。企业销售药品应按规定开具发票和销售凭证。积极推行药品购销票据管理规范化、电子化。

（3）完善药品采购机制

落实药品分类采购政策，按照公开透明、公平竞争的原则，科学设置评审因素，进一步提高医疗机构在药品集中采购中的参与度。鼓励跨区域和专科医院联合采购。在全面推行医保支付方式改革或已制定医保药品支付标准的地区，允许公立医院在省级药品集中采购平台（省级公共资源交易平台）上联合带量、带预算采购。完善国家药品价格谈判机制，逐步扩大谈判品种范围，做好与医保等政策衔接。加强国家药品供应保障综合管理信息平台和省级药品集中采购平台规范化建设，完善药品采购数据共享机制。

（4）加强药品购销合同管理

卫生计生、商务等部门要制定购销合同范本，督促购销双方依法签订合同并严格履行。药品生产、流通企业要履行社会责任，保证药品及时生产、配送，医疗机构等采购方要及时结算货款。对违反合同约定，配送不及时影响临床用药或拒绝提供偏远地区配送服务的企业，省级药品采购机构应督促其限期整改；逾期不改正的，取消中标资格，记入药品采购不良记录并向社会公布，公立医院2年内不得采购其药品。对违反合同约定，无正当理由不按期回款或变相延长货款支付周期的医疗机构，卫生计生部门要及时纠正并予以通报批评，记入企事业单位信用记录。将药品按期回款情况作为公立医院年度考核和院长年终考评的重要内容。

（5）整治药品流通领域突出问题

食品药品监管、卫生计生、人力资源和社会保障、价格、税务、工商管理、公安等部门要定期联合开展专项检查，严厉打击租借证照、虚假交易、伪造记录、非法渠道购销药品、商业贿赂、价格欺诈、价格垄断，以及伪造、虚开发票等违法违规行为，依法严肃惩处违法违规企业和医疗机构，严肃追究相关负责人的责任；涉嫌犯罪的，及时移送司法机关处理。健全有关法律法规，对查实的违法违规行为，记入药品采购不良记录、企事业单位信用记录和个人信用记录并按规定公开，公立医院2年内不得购入相关企业药品；对累犯或情节较重的，依法进一步加大处罚力度，提高违法违规成本。实施办法另行制定。食品药品监管部门要加强对医药代表的管理，建立医药代表登记备案制度，备案信息及时公开。医药代表只能从事学术推广、技术咨询等活动，不得承担药品销售任务，其失信行为记入个人信用记录。

（6）强化价格信息监测

健全药品价格监测体系，促进药品市场价格信息透明。食品药品监管部门牵头启动建立药品出厂价格信息可追溯机制，建立统一的跨部门价格信息平台，做好与药品集中采购平台（公共资源交易平台）、医保支付审核平台的互联互通，加强有关税务数据的共享。对虚报原材料价格和药品出厂价格的药品生产企业，价格、食品药品监管、税务等部门要依法严肃查处，清缴应收税款，追究相关责任人的责任。强化竞争不充分药品的出厂（口岸）价格、实际购销价格监测，对价格变动异常或与同品种价格差异过大的药品，要及时研究分析，必要时开展成本价格专项调查。

（7）推进"互联网＋药品流通"

以满足群众安全便捷用药需求为中心，积极发挥"互联网＋药品流通"在减少交易成本、提高流通效率、促进信息公开、打破垄断等方面的优势和作用。引导"互联网＋药品流通"规范发展，支持药品流通企业与互联网企业加强合作，推进线上线下融合发展，培育新兴业态。规范零售药店互联网零售服务，推广"网订店取"、"网订店送"等新型配送方式。鼓励有条件的地区依托现有信息系统，开展药师网上处方审核、合理用药指导等药事服务。食品药品监管、商务等部门要建立完善互联网药品交易管理制度，加强日常监管。

3. 规范医疗和用药行为，改革调整利益驱动机制

（1）促进合理用药

优化调整基本药物目录。公立医院要全面配备、优先使用基本药物。国家卫生计生委要组织开展临床用药综合评价工作，探索将评价结果作为药品集中采购、制定临床用药指南的重要参考。扩大临床路径覆盖面，2020 年底前实现二级以上医院全面开展临床路径管理。医疗机构要将药品采购使用情况作为院务公开的重要内容，每季度公开药品价格、用量、药占比等信息；落实处方点评、中医药辨证施治等规定，重点监控抗生素、辅助性药品、营养性药品的使用，对不合理用药的处方医生进行公示，并建立约谈制度。严格对临时采购药品行为的管理。卫生计生部门要对医疗机构药物合理使用情况进行考核排名，考核结果与院长评聘、绩效工资核定等挂钩，具体细则另行制定。

（2）进一步破除以药补医机制

坚持医疗、医保、医药联动，统筹推进取消药品加成、调整医疗服务价格、鼓励到零售药店购药等改革，落实政府投入责任，加快建立公

立医院补偿新机制。推进医药分开。医疗机构应按药品通用名开具处方，并主动向患者提供处方。门诊患者可以自主选择在医疗机构或零售药店购药，医疗机构不得限制门诊患者凭处方到零售药店购药。具备条件的可探索将门诊药房从医疗机构剥离。探索医疗机构处方信息、医保结算信息与药品零售消费信息互联互通、实时共享。各级卫生计生等部门要结合实际，合理确定和量化区域医药费用增长幅度，并落实到医疗机构，严格控制医药费用不合理增长。定期对各地医药费用控制情况进行排名，并向社会公布，主动接受监督。将医药费用控制情况与公立医院财政补助、评先评优、绩效工资核定、院长评聘等挂钩，对达不到控费目标的医院，暂停其等级评审准入、新增床位审批和大型设备配备等资格，视情况核减或取消资金补助、项目安排，并追究医院院长相应的管理责任。

（3）强化医保规范行为和控制费用的作用

充分发挥各类医疗保险对医疗服务行为、医药费用的控制和监督制约作用，逐步将医保对医疗机构的监管延伸到对医护人员医疗服务行为的监管。探索建立医保定点医疗机构信用等级管理和黑名单管理制度。及时修订医保药品目录。加强医保基金预算管理，大力推进医保支付方式改革，全面推行以按病种付费为主，按人头付费、按床日付费等多种付费方式相结合的复合型付费方式，合理确定医保支付标准，将药品耗材、检查化验等由医疗机构收入变为成本，促使医疗机构主动规范医疗行为、降低运行成本。

（4）积极发挥药师作用

落实药师权利和责任，充分发挥药师在合理用药方面的作用。各地在推进医疗服务价格改革时，对药师开展的处方审核与调剂、临床用药指导、规范用药等工作，要结合实际统筹考虑，探索合理补偿途径，并做好与医保等政策的衔接。加强零售药店药师培训，提升药事服务能力和水平。加快药师法立法进程。探索药师多点执业。合理规划配置药学人才资源，强化数字身份管理，加强药师队伍建设。

药品生产流通使用改革涉及利益主体多，事关人民群众用药安全，事关医药产业健康发展，事关社会和谐稳定。各地、各部门要充分认识改革的重要性、紧迫性和艰巨性，投入更多精力抓好改革落实。要加强组织领导，结合实际细化工作方案和配套细则，完善抓落实的机制和办法，把责任压实、要求提实、考核抓实，增强改革定力，积极稳妥推进，确保改革措施落地生效。要及时评估总结工作进展，研究解决新情况、新问题，不断健全药品供应保障制度体系。要加强政策解读和舆论引导，及时回应社会关切，积极营造良好的舆论氛围。

六　深化审评审批制度改革鼓励药品
医疗器械创新

2017 年 10 月 8 日，中共中央办公厅、国务院办公厅印发了《关于深化审评审批制度改革鼓励药品医疗器械创新的意见》。该意见针对我国药品医疗器械科技创新支撑不够，上市产品质量与国际先进水平存在差距的现况，为促进药品医疗器械产业结构调整和技术创新，提高产业竞争力，满足公众临床需要，就深化审评审批制度改革鼓励药品医疗器械创新提出了一系列实质性举措。

1. 改革临床试验管理

临床试验机构资格认定实行备案管理；支持临床试验机构和人员开展临床试验；完善管理委员会机制；提高管理审查效率；优化临床试验审批程序；接受境外临床试验数据；支持拓展性临床试验；严肃查处数据造假行为。

2. 加快上市审评审批

加快临床急需药品医疗器械审评审批；支持罕见病治疗药品医疗器械研发；严格药品注射剂审评审批；实行药品与药用原辅料和包装材料关联审批；支持中药传承和创新；建立专利强制许可药品优先审评审批制度。在公共健康受到重大威胁的情况下，对取得实施强制许可的药品注册申请，予以优先审评审批。公共健康受到重大威胁的情形和启动强制许可的程序，由国家卫生计生委会同有关部门规定。

3. 促进药品创新和仿制药发展

建立上市药品目录集。新批准上市或通过仿制药质量和疗效一致性评价的药品，载入中国上市药品目录集，注明创新药、改良型新药及与原研药品质量和疗效一致的仿制药等属性，以及有效成分、剂型、规格、上市许可持有人、取得的专利权、试验数据保护期等信息。探索建立药品专利链接制度；开展药品专利期限补偿制度试点；完善和落实药品试验数据保护制度。

促进药品仿制生产。坚持鼓励创新与促进药品仿制生产、降低用药负担并重，定期发布专利权到期、终止、无效且尚无仿制申请的药品清单，引导仿制药研发生产，提高公众用药可及性。完善相关研究和评价技术指导原则，支持生物类似药、具有临床价值的药械组合产品的仿制。加快推进仿制药质量和疗效一致性评价。

支持新药临床应用。完善医疗保险药品目录动态调整机制，探索建立医疗保险药品支付标准谈判机制，及时按规定将新药纳入基本医疗保险支付范围，支持新药研发。各地可根据疾病防治需要，及时将新药纳入公立医院药品集中采购范围。鼓励医疗机构优先采购和使用疗效明确、价格合理的新药。

4. 加强药品医疗器械全生命周期管理

推动上市许可持有人制度全面实施；落实上市许可持有人法律责任；建立上市许可持有人直接报告不良反应和不良事件制度；开展药品注射剂再评价；规范药品学术推广行为，医药代表的学术推广活动应公开进行，在医疗机构指定部门备案。禁止医药代表承担药品销售任务，禁止向医药代表或相关企业人员提供医生个人开具的药品处方数量。

七 加快《药品管理法》修订工作

药品质量事关人民群众的身体健康和生命安全，事关改革发展稳定的大局。必须秉持高度的责任感和使命感，做好《药品管理法》修订工作。

（一）《药品管理法》立法现况

《药品管理法》是我国药品监督管理法律体系的核心，是关系公众健康利益的根本大法。我国第一部《药品管理法》是在 1984 年制定的，2001 年修订，2013 年第一次修正，2015 年第二次修正。《药品管理法》在实施过程中，对于维护药品安全，加强药品监督管理，规范医药市场行为，打击药品各种违法行为，打造社会公信力方面成效显著。但随着国际国内环境的变化，现行的《药品管理法》已不能适应新形势下的监管需要，主要体现在以下几点。

1. 制度设计与党中央国务院最新要求存在差距

2015 年 5 月 29 日，中共中央政治局就健全公共安全体系进行第二十三次集体学习，习近平总书记提出要切实加强食品药品安全监管，用最严谨的标准、最严格的监管、最严厉的处罚、最严肃的问责（"四个最严"），加快建立科学完善的食品药品安全治理体系，严把从农田到餐桌、从实验室到医院的每一道防线。2016 年 12 月 21 日召开的中央财经领导小组第十四次会议上，习近平总书记进一步强调，要坚持源头严防、过程严管、风险严控，完善食品药品安全监管体制，加强统一性、权威性。而当前药品安全监管制度设计与党中央国务院"四个最严"以及严防严管严控的最新要求还存在差距。

2. 立法理念滞后于改革要求

首先，中国经济向中高端迈进，打造中国升级版，必须转变政府职能，建设现代政府。通过简政放权、放管结合，才能更大激发市场活力，更多释放改革红利。其次，药品监管立法必须适应医药产业快速发展和公众不断增长的用药需求。最后，需要更新观念，将风险治理、全程治理、社会治理和责任治理等现代治理理念引入药品安全监管，提高药品监管的科学性和实效性。

3. 管理手段不能满足现实需求

现行药品管理立法在主体、环节、行为、强制措施、处罚等方面还存在诸多不足，管理手段不能满足现实需求。

（二）《药品管理法》修订重点内容

1. 简政放权，适当减少行政许可

对仿制药生物等效性试验、传统工艺配制的中药制剂实施备案管理；对来源于古代经典名方的复方制剂简化审批；取消 GCP、GMP、GSP 认证；改变五年一换证的固有思维，强化年度监测和报告制度。

2. 体现药品审评审批制度改革成果

鼓励以临床价值为导向的新药研究和创制；建立以审评机构为核心的上市许可审查制度，根据审评需要组织检查、检验，授权审评机构做出部分行政审批决定。改革药品注册分类。

3. 落实鼓励创新政策措施

改革临床试验管理；加快药品上市审评审批；促进药品创新和仿制药发展，建立上市药品目录集，探索完善专利制度、数据保护制度，促进药品仿制生产、支持新药临床应用；强化技术支撑能力，完善技术审评制度，落实保密责任，强化全过程检查，建设职业化检查员队伍。

4. 推行药品上市许可持有人制度

明确药品上市许可持有人的条件，包括质量管理、风险防控、持续研究和责任承担等方面；规定药品上市许可持有人的具体义务，包括风险管理、质量保证、药物警戒、上市后研究、年度报告等。

5. 加强药品全生命周期管理

引入风险管理概念，强化药品安全全过程监管，完善产品退出机制，实施药品全生命周期管理。

6. 完善法律责任

完善假劣药定义，强化刑事责任追究，完善民事赔偿制度，增设行政处罚种类，提高行政处罚幅度，严格个人责任。

总而言之，《药品管理法》修订工作任重道远，必须既要鼓励创新、促进产业健康发展，又要增强公众用药可及；既要吸纳国际经验，又要兼顾中国国情；既要坚持原则性、前瞻性，还要有张力和可操作性，确保具体可执行。在积极回应全社会、不同市场主体的利益诉求，正确处理好政府与市场的关系的前提下，促进药品监督管理工作的法制化、科学化，为全面建设小康社会、促进经济社会全面发展服务，维护好人民群众用药的合法权益，助力健康中国建设。

参考文献：

［1］蒋苏苑：《供应链视角下基本药物的需求预测建模与采购管理策略研究》，硕士学位论文，南京中医药大学，2014 年。

［2］张猛：《运用 Project 软件和 MPR 方法对福建省实施基本药物制度进行管理与分析》，硕士学位论文，福建医科大学，2012 年。

［3］徐培红、干荣富：《解读政策分析医药市场、抓住机遇研究药物创新》，《世界临床药物》2012 年第 8 期。

［4］于德志、傅鸿鹏、张欣：《推进基本药物制度完善国家药物政策》，《中国执业药师》2013 年第 10 期。

［5］邵蓉、彭小宸、陈永法：《国家药物政策相关立法研究》，《中国执业药师》2013 年第 5 期。

［6］王发强：《探讨研究型医院快速发展之路——王发强会长在"2015 中国研究型医院高峰论坛"开幕式上的讲话》，《中国研究型医院》2015 年第 3 期。

［7］刘自林：《药品监管体制的创新促进了医药事业的发展》，《安徽医药》2005 年第 3 期。

［8］彭诗荣、杨悦：《药品使用领域监管方面存在问题和完善建议》，《中国药学会药事管理专业委员会年会暨"国家药物政策与药品管理法修订研究"论坛》，2009 年。

［9］《国务院办公厅印发 2017 年食品安全重点工作安排》，《食品工业科技》2017 年第 11 期。

［10］常婧：《新形势下政府职能转变问题研究》，硕士学位论文，中国矿业大学，2016 年。

［11］吕霖：《为何国内药方国外香》，《南国博览》2016 年第 1 期。

［12］李越：《新药研发合作模式研究》，《中国科学技术信息研究所》，2013 年。

［13］赵怀全：《我国开展药品上市许可持有人制度试点工作情况及相关政策建议》，《中国药房》2017 年第 4 期。

［14］搜狐网：《2017 全国药政会，重点内容都在这里》，http：//www.sohu.com/a/

159210859_ 339839。

〔15〕中华人民共和国国家卫生和计划生育委员会:《关于政协十二届全国委员会第五次会议第 2499 号提案答复的函》,http://www.nhfpc.gov.cn/zwgk/tian/201801/ac152536bfc2483c99e66fd63456a82a.shtml。

〔16〕国务院办公厅:《国务院办公厅关于城市公立医院综合改革试点的指导意见》,http://www.gov.cn/zhengce/content/2015-05/17/content_ 9776.htm。

〔17〕国务院:《试点城市推进医药分开 省标价按试点成交价调整》,http://finance.sina.com.cn/china/20150517/100422198110.shtml。

〔18〕网易新闻:《城市公立医院取消药品加成 多种方式改革以药补医机制》,http://news.163.com/15/0519/15/AQ04TEUO00014JB6.html。

〔19〕人社部:《专家评审确定 45 个拟谈判药品,将确认企业谈判意向》,http://news.163.com/17/0223/17/CDVOEH73000187VE.html。

〔20〕中国青年网:《新版医保目录修改较 2009 年版目录新增 339 个增幅约 15.4%》,http://baijiahao.baidu.com/s? id=1560183844624374&wfr=spider&for=pc。

〔21〕中国晨报:《新版医保目录修改 如何调整? 如何支付? 如何监管?》,http://mini.eastday.com/mobile/170224105707378.html。

〔22〕国务院办公厅:《〈关于进一步改革完善药品生产流通使用政策的若干意见〉政策解读》,http://www.gov.cn/zhengce/content/2017-02/09/content_ 5166743.htm。

〔23〕搜狐网:《CFDA 解读 36 条建国后最重大的药械行业政策》,http://www.sohu.com/a/197007989_ 712054。

(西安交通大学　方　宇)

第五章　我国药事组织运行现状与发展趋势

　　药事组织是一个复杂的综合性概念，人们往往把药事组织机构、体系、体制都称为药事组织。一般来说，"药事组织"包含了广义和狭义两种含义。狭义的药事组织是指为了实现药学社会任务所提出的目标，经由人为的分工形成的各种形式的组织机构的总称。广义的药事组织是指以实现药学社会任务为共同目标的人们的集合体；是药学人员相互影响的社会心理系统；是运用药学知识和技术的技术系统；是人们以特定形式的结构关系而共同工作的系统。

一　我国药事组织的基本类型

　　药事组织以药学的社会任务为分类基础，药学的共同任务是：以药品为物质对象，以病人为中心，为人民防病治病提供安全、有效、经济的合格药品。药学的社会功能作用和任务，主要有专业技术和商业供应两个方面。药事组织的具体任务可包括：研制新药、生产供应药品、保证合理用药、药品管理、培养药师和药学家、管理并组织药学力量，为人类的健康实施全面的药学服务。基于此，药事组织的基本类型可分为以下几种。①

---

① 杨世民：《药事管理学》第 6 版，人民卫生出版社 2016 年版，第 47—48 页。

（一）药品生产、经营组织

在我国，药品生产、经营组织的典型结构是药品生产企业和药品经营企业，在欧美称为制药公司、社会药房，在日本称为制药株式会社、经营株式会社和社会药局。名称各异，但其主要业务都是生产药品和经销药品。

一般来说，企业是指从事生产、流通和服务活动，为社会提供商品（或服务），以盈利为目的而自主经营的，具有法人资格的经济组织。药品生产、经营组织是经济组织，但由于其所生产或经营的药品属于特殊商品，关系到防治疾病，保障人民的身体健康和生命安全，所以，药品生产、经营组织还应当更多地考虑社会效益。这类企业都有法律规定的准入条件、开办程序和行为规则。

药品生产、经营企业又可以根据企业的性质、规模、组织和经营形式、生产形态以及药品类型等各种角度进一步划分成不同的子系统。

（二）医疗机构药房组织

这类组织是指医疗机构内提供合格药品，从事以服务病人为中心，临床药学为基础，促进合理用药的药学技术服务和相关药品管理工作的药学部门，常称作药剂科，也有的称为药学部。它的主要功能是，通过采购药品、调配处方、制备制剂、提供用药咨询等活动，保证患者合理用药。这类组织的基本特征是直接向患者供应药品和提供药学服务。虽然药品的供应使它也包含了一定程度的生产、经营等的综合职能，但医疗机构药房组织仍然是医疗机构不可分割的组成部分，是事业性组织，不能自主经营和以营利为目的。事业性的药房组织一般按医疗组织的类型来分类。

医疗机构药房组织在药事组织中占有重要地位和比重，它是我国具有药师人数最多的药事组织。

（三）药学教育和科研组织

药学教育组织的主要功能是教育，是为维持和发展药学事业，培养药师、药学家、药学工程师、药学企业家和药事管理干部的机构，属于药学事业性组织。药学教育组织的目标是双重的，既出药学人才，又要出药学研究成果。对社会来说，教育的功能是"揭示"，而不是"实施"，其重要作用只有在长期的发展中才能体现出来。药学教育应不断深化改革，建立教育新体制的基本框架，培养和造就一批高水平的具有创新能力的人才，以主动适应经济社会的发展。

药学教育组织一般比较稳定。它们的子系统基本上可以按学科专业类型划分，或以学历层次划分，也可以根据办学形式划分。

药学科研组织的主要功能是研究开发新药、改进现有药品，以及围绕药品和药学的发展进行基础研究，提高创新能力，发展药学事业。

药学科研组织可分为两大类，即独立的药物研究机构或企业与附设在高等院校、大型制药企业、大型医院中的药物研究所（室）。自从国家开展科技体制改革以来，各类药物研究机构大多进行市场化运作，通过开辟科技市场，利用新药证书转让、专利或技术转让、国家各项自然科学基金支持、合同开发、委托开发（研发外包）、技术服务等方式推动新药的研发，同时也取得了经济效益。

（四）药品管理行政组织

药品管理行政组织是指政府机构中管理药品和药事活动的行政机构。其功能是代表国家对药品和药学组织进行监督控制，以保证国家意志的贯彻执行。

政府药品监督管理机构的主要功能，是以法律授予的权力，对药品运行全过程的质量进行严格监督，保证向社会提供合格药品，并依法处理违反药品管理法律、法规和规章的行为。各国药品管理机构的功能相同，但体系及运行不尽相同。

（五）药事社团组织

药学行业协会、学术组织在药事组织的兴起和成长过程中，发挥了统一行为规范、实现自我管理、开展对外联系与协调的积极作用，推动了药学事业的健康发展。在我国建立社会主义市场经济制度以来，药事社团组织（药学会、行业协会、职业协会）成为药学企事业组织、药学人员与政府机构联系的纽带，发挥了协助政府管理药事的服务作用。它的功能是进行行业或职业的社会管理。

二　药事组织的基本特征

（一）系统性

组织系统性的重要特征表现在于组织与整个社会系统的关系，每一个具体的组织都是大社会某一系统中以功能分化的子系统，而这一社会系统又是该子系统组织运行的环境。

药事组织作为开放性的社会技术系统，这个系统运行的结果是产出合格药品、提供药学服务和培养药学人才。这些产物为全社会医疗卫生系统所利用，承担着救死扶伤的使命，以为人类健康服务为目标。

因此，药事组织系统是卫生大系统中的子系统。

（二）经济属性

同时，药事组织系统中因具体目标的不同，又可分成若干相互联系和协作的子系统（如药物研究、药品生产、药品经营、药品使用、药学人才培养、药品管理等组织）。由于药事组织系统中的生产、经营子系统的运行活动与社会经济系统紧密相关，为经济发展提供要素支持，因此，药事组织系统还具有经济系统的属性。

（三）政策性

药事组织具有政策性，宏观上国家依照宪法通过立法，政府依法通过施行相关法律，制定并施行相关法规、规章，以及在微观上药事组织依法通过施行相关的管理措施，对药事活动施行必要的管理，其中也包括职业道德范畴的自律性管理。20 世纪以来，我国药事组织体系建设过程中相关的主要政策文件（见表 5 - 1）。

表 5 - 1　　　　　我国药事组织体系建设的主要相关政策文件

时间	名称	发布机构	效力级别
2001 年 3 月	《调整 2001 年度国家执业药师资格考试〈药事管理与法规〉科目部分内容的通知》	国家药品监督管理局（已变更）	部门工作文件

续表

时间	名称	发布机构	效力级别
2002 年 1 月	《卫生部、国家中医药管理局关于印发〈医疗机构药事管理暂行规定〉的通知》［失效］	原卫生部、国家中医药管理局	部门规范性文件
2008 年 2 月	《关于调整 2007 年版国家执业药师资格考试大纲药事管理与法规科目部分内容的通知》	国家食品药品监督管理局（原国家药品监督管理局）	部门工作文件
2011 年 1 月	《关于印发〈医疗机构药事管理规定〉的通知》	原卫生部、国家中医药管理局、总后勤部	部门规范性文件
2013 年 3 月	《国务院办公厅关于印发国家食品药品监督管理总局主要职责内设机构和人员编制规定的通知》	国务院办公厅	国务院规范性文件
2013 年 3 月	《关于 2013 年调整国家执业药师资格考试大纲药事管理与法规科目内容及要求的通知》	国家食品药品监督管理局（原国家药品监督管理局）	部门工作文件
2014 年 3 月	《关于 2014 年调整国家执业药师资格考试大纲药事管理与法规科目内容及要求的通知》	国家食品药品监督管理总局	部门工作文件
2015 年 4 月	《中华人民共和国药品管理法》	全国人民代表大会常务委员会	法律
2016 年 6 月	《中华人民共和国药品管理法实施条例（2016 修订）》	国务院	行政法规
2017 年 7 月	《关于加强药事管理转变药学服务模式的通知》	国家卫生计生委办公厅、国家中医药管理局	部门规范性文件

（四）动态性

药事组织具有动态性，它既受到整个国家经济体制和生产关系的制约，又因不同时期的社会政治制度不同而不同。如国家基本药物目录在保持数量相对稳定的基础上，实行动态管理，根据以下因素确定调整的品种和数量：我国基本医疗卫生需求和基本医疗保障水平变化；我国疾病谱变化；药品不良反应监测评价；国家基本药物应用情况监测和评估；已上市药品循证医学、药物经济学评价；国家基本药物工作委员会规定的其他情况。原则上每三年调整一次。必要时，经国家基本药物工作委员会审核同意，可适时组织调整。

三 我国药事组织运行现状

（一）药事管理体制及组织结构

1. 我国药品监督管理组织

1998 年 4 月，国务院为了加强对药品监督管理工作的领导，在党中央、国务院的领导下，按照统一、权威、高效的原则，组建了直属国务院领导的机构——国家药品监督管理局（State Drug Administration，SDA），主管全国药品监督管理工作。2003 年 3 月，在国家药品监督管理局基础上组建了国家食品药品监督管理局（State Food and Drug Administration，SFDA），包括药品监督管理行政机构和技术机构。根据《国家食品药品监督管理总局主要职责内设机构和人员编制的规定》（国办发〔2013〕24 号），为加强食品药品监督管理，提高食品药品安全质量水平，将国务院食品安全委员会办公室的职责、国家食品药品监督管理局的职责、国家质量监督检验检疫总局的生产环节食品安全监督管理职责、国家工商行政管理总局的流通环节食品安全监督管理职责整合，组建国家食品药品监督管理总局（China Food and Drug Administration，CFDA）。[①]

药品监督管理行政机构，根据级别设置，包括国务院药品监督管理部门、省/自治区/直辖市药品监督管理部门、市级药品监督管理机构、县级药品监督管理机构。药品检验机构为同级药品监督管理机构的直属事业单位，承担依法实施药品审批和药品质量监督检查所需的药品检验工作。国家药品监督管理局设置中国药品生物制品检定所。省级药品监督管理局设置药品检验所，市级药品检验机构根据需要设置。对行使进口药品检验职能的药品检验机构，加挂口岸药品检验所的牌子。此外，省级以上药品监督管理部门可以根据需要，确定符合药品检验条件的检

---

① 杨世民：《药事管理学》第 6 版，人民卫生出版社 2016 年版，第 49 页。

验机构，承担药品检验工作。另外，国家食品药品监督管理局直属技术机构设有中国药品生物制品检定所、国家药典委员会、药品审评中心、药品评价中心、药品认证管理中心、执业药师资格认证中心、国家中药品种保护审评委员会等直属技术机构（图 5-1、图 5-2）。

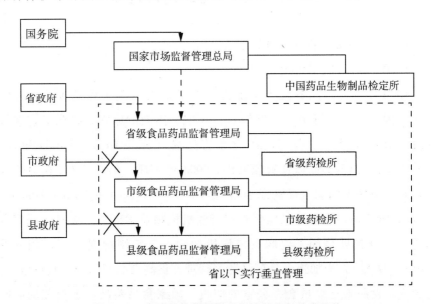

图 5-1　我国药品监督管理行政机构和技术机构

注：原国家食品药品监督管理总局不再保留，其职责纳入新组建的国家市场监督管理总局。

除药品监督管理部门外，卫生计生行政部门、中医药管理部门、发展和改革宏观调控部门、人力资源和社会保障部门、工商行政管理部门、工业和信息化管理部门、商务管理部门、海关等药品监督管理的相关行政管理部门在各自的职责范围内也负责与药品有关的监督管理工作。

2. 我国药品监督管理组织职能

（1）国家食品药品监督管理局为国务院药品监督管理行政部门，主管全国药品监督管理工作。国务院批准的"三定"方案对国家药品监督管理局主要职责明确如下：国家食品药品监督管理局是国务院综合监督食品、保健品、化妆品安全管理和主管药品监管的直属机构，负责对药品（包括中药材、中药饮片、中成药、化学原料药及其制剂、抗

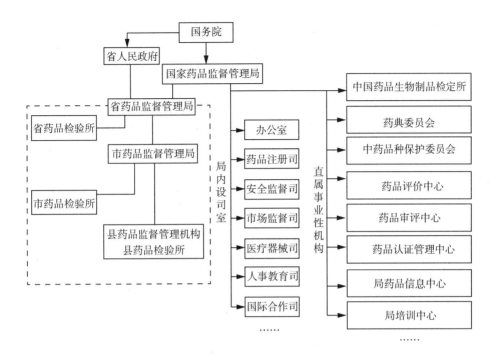

图 5-2 我国药品监督管理组织体系

生素、生化药品、生物制品、诊断药品、放射性药品、麻醉药品、毒性药品、精神药品、医疗器械、卫生材料、医药包装材料等）的研究、生产、流通、使用进行行政监督与技术监督；负责食品、保健品、化妆品安全管理的综合监督、组织协调和依法组织开展对重大事故查处；负责保健品的审批等主要职责。

（2）国家药品监督管理局直属技术机构职责

中国药品生物制品检定所是行使国家对药品和生物制品的质量实行审批检验和监督检验职能的法定机构，是全国药品检验的最高技术仲裁机构和全国药品检验所业务指导中心。国家药典委员会是国家药品标准化管理的法定机构，国家药典委员会的常设办事机构实行秘书长负责制。国家药品监督管理局药品审评中心是对药品进行技术审评的技术职能机构，国家药品监督管理局对药品评审中心机构设置7个职能处室负责相关药品审评工作。国家药品监督管理局药品评价中心，是对已批准生产上市的药品进行再评价的技术职能部门。

　　另外，"国家药品不良反应监测中心"设在国家药品监督管理局药品评价中心，负责全国药品、医疗器械产品不良反应监测工作。

　　我国药品监督管理行政及技术职能部门的具体职能（见表 5－2）。

表 5－2　　　　　　　我国药品监督管理行政机构和技术机构主要职能

机构名称	机构性质	机构职能
国家食品药品监督管理总局	行政职能部门	• 组织有关部门起草食品、保健品、化妆品安全管理方面的法律、行政法规；组织有关部门制定食品、保健品、化妆品安全管理的综合监督政策、工作规划并监督实施。 • 依法行使食品、保健品、化妆品安全管理的综合监督职责，组织协调有关部门承担的食品、保健品、化妆品安全监督工作。 • 依法组织开展对食品、保健品、化妆品重大安全事故的查处；根据国务院授权，组织协调开展全国食品、保健品、化妆品安全的专项执法监督活动；组织协调和配合有关部门开展食品、保健品、化妆品安全重大事故应急救援工作。 • 综合协调食品、保健品、化妆品安全的检测和评价工作；会同有关部门制定食品、保健品、化妆品安全监管信息发布办法并监督实施，综合有关部门的食品、保健品、化妆品安全信息并定期向社会发布。 • 起草药品管理的法规、行政法规并监督实施；依法实施中药品种保护制度和药品行政保护制度。 • 起草医疗器械管理的法规、行政法规并监督实施；负责医疗器械产品注册和监督管理；起草有关国家标准，拟订和修订医疗器械产品行业标准、生产质量管理规范并监督实施。 • 注册药品，拟订、修订和颁布国家药品标准；拟订保健品市场准入标准，负责保健品的审批工作；制定处方药和非处方药分类管理制度，建立和完善药品不良反应监测制度，负责药品再评价、淘汰药品的审核和制定国家基本药物目录的工作。 • 拟订和修订药品研究、生产、流通、使用方面的质量管理规范并监督实施。 • 监督生产、经营企业和医疗机构的药品、医疗器械质量，定期发布国家药品、医疗器械质量公报；依法查处制售假劣药品、医疗器械等违法行为。 • 依法监管放射性药品、麻醉药品、毒性药品、精神药品及特种药品。 • 制定执业药师（含执业中药师）资格认定制度，指导执业药师（含执业中药师）资格考试和注册工作。 • 拟订和完善执业药师资格准入制度，监督和指导执业药师注册工作。 • 指导全国药品监督管理和食品、保健品、化妆品安全管理的综合监督工作。 • 开展药品监督管理和食品、保健品、化妆品安全管理有关的政府间、国际组织间的交流与合作。 • 承办国务院交办的其他事项。

续表

机构名称	机构性质	机构职能
药品检验机构	技术职能部门	• 依照《中华人民共和国药品管理法》及有关法规负责全国药品、生物制品（包括进出口药品）质量检定和技术仲裁等。 • 中国药品生物制品检定所，是行使国家对药品和生物制品的质量实行审批检验和监督检验职能的法定机构，是全国药品检验的最高技术仲裁机构和全国药品检验所业务指导中心。 • 省、自治区、直辖市药品检验所是省级人民政府药品监督管理部门设置的药品技术监督机构，其主要职责是：依照《中华人民共和国药品管理法》及有关法规负责本辖区的药品生产、经营、使用单位的药品检验和技术仲裁等。
国家药典委员会	技术职能部门	• 国家药典委员会的基本职能是负责国家药品标准的管理。 • 国家药典委员会于1950年成立第一届委员会，到2002年10月组建成立了第八届委员会。 • 国家药典委员会的常设办事机构实行秘书长负责制。 • 第八届药典委员会组成后，正式启动编制2005年版《中国药典》工作，2005年版药典编制由一部（中药）、二部（西药）、三部（生物制品）组成，完善我国药品标准体系。
药品审评中心	技术职能部门	• 负责按照《药品注册管理办法》及有关法规、规章，对化学药品、生物制品、体外诊断试剂的新药申请进行技术审评。 • 负责按照《药品注册管理办法》及有关法规、规章，对中药新药申请进行技术审评。 • 负责按照《药品注册管理办法》及有关法规、规章，对进口药品申请进行技术审评。 • 负责按照《药品注册管理办法》及有关法规、规章，对已有国家标准药品申请进行技术审评。 • 承办国家药品监督管理局交办的其他事项。
药品评价中心	技术职能部门	• 负责国家基本药物目录制定、调整的技术业务组织工作及其相关工作。 • 负责非处方药目录制定、调整的技术业务组织工作及其相关工作。 • 负责药品试生产期及上市后的再评价和药品淘汰筛选的技术业务组织工作及其相关工作。 • 负责全国药品、医疗器械产品不良反应监测的技术业务组织工作及其相关工作。 • 承办国家药品监督管理局交办的其他事项。

续表

机构名称	机构性质	机构职能
药品认证管理中心	技术职能部门	• 参与制定、修订《药物非临床研究质量管理规范》（GLP）、《药物临床试验管理规范》（GCP）、《药品生产质量管理规范》（GMP）、《药品经营质量管理规范》（GSP）、《中药材生产质量管理规范》（GAP）以及《医疗机构制剂配制质量管理规范》等规章及其相应的管理办法。 • 受国家药品监督管理局委托，按分工要求，组织对申请认证的药品研究机构、临床试验机构、药品生产企业、药品经营企业以及医疗机构制剂室实施现场检查认证工作。 • 组织建立国家药品认证检查员库；承办药品认证检查员的培训、考核和聘任；承办省级药品监督管理部门的药品认证检查员及认证管理人员的培训工作。 • 组织与上述规章相关单位、企业的管理人员、技术人员的培训。 • 受国家药品监督管理局委托，负责《药品认证公告》发布的具体工作。 • 根据国家主管部门安排，开展药品认证的国内、国际学术交流活动；承办国际药品互认的具体工作。 • 承办国家药品监督管理局交办的其他事项。

（二）药学教育、科研及学术团体组织

药学教育、科研及学术团体组织，如中国药学会、中华中医药学会等，一般是由药学行业中各种不同经济成分和商业企业有关人员自愿共同组成，并经政府批准的具有法人资格的社会团体。这些团体是党和政府联系药学技术学者及工作者的纽带，是我国药事组织的组成部分，是发展我国药学事业的重要社会力量。目前，在我国较具影响力的药学团体组织包含以下几个。

1. 中国药学会

中国药学会（Chinese Pharmaceutical Association，CPA）成立于1907 年，是我国成立最早的学术团体之一，是中国科学技术协会的团体会员，是由全国药学工作者自愿组成并依法登记成立、具有法人资格的全国性、学术性、非营利性社会组织，是党和政府联系药学工作者的桥梁和纽带，是国家推动药学科学技术和我国医药事业健康发展及为公共健康服务的重要力量。

中国药学会的主要任务是开展药学科学技术学术交流和编辑出版、发行药学学术期刊。组织刊物包括：中国药学杂志、药学学报、中国中药杂志、中草药、药物评价研究、现代药物与临床、中国医院药学杂志、药物分析杂志、中国海洋药物杂志、中国新药与临床杂志、中国现代应用药学杂志、中国临床药理学杂志、中国药物化学杂志、中国新药杂志、中国药学（英文版）、药物流行病学杂志、药物生物技术、中国临床药学杂志、中国天然药物、今日药学、ACTA pharmaceutica Sinica B（药学学报英文版）国际药学研究、中国医药工业杂志、世界临床药物、中国药事等。

2. 中国医药协会

中国医药协会（China Medical Association，CMA）是由大陆、香港、澳门医药行业中各种不同经济成分的医药工业和商业企业有关人员自愿共同组成，并经政府部门核准注册登记，具有法人资格的社会团体。下设药物分析、药物化学、生化药物、制药工程、医院药学、老年药学、海洋药物、药事管理、中药和天然药物、药剂、抗菌素、药学史、军事药学13个专业委员会。协会以服务为宗旨，是联系政府和企业之间的桥梁与纽带，为企业、行业、政府服务的中介组织。

3. 中国医药教育协会

中国医药教育协会（China Medicine Education Association，CMEA）是经中华人民共和国民政部批准的国家一级协会，成立于1992年7月3日。对全国而言，在医药教育领域是唯一的一个国家一级协会，属于全国医药教育学术性社团组织。其主管部门是国务院国有资产监督管理委员会，代管部门为中国工业经济联合会（简称：工经联）经团部。是医药教育的全国性、专业性的社会团体。协会成员由全国从事医药各类教育与培训的高等药学院校、高中等职业技术学校、从事药品监督管理和培训的部门与机构、医药科研单位、医药企业自愿结成，为非营利性社会组织。

4. 中华中医药学会

中华中医药学会（China Association of Chinese Medicine，CACM）是全国中医药科学技术工作者和管理工作者及中医药医疗、教育、科研、预防、康复、保健、生产、经营等单位自愿结成并依法登记成立的全国性、学术性、非营利性法人社会团体。中华中医药学会接受业务主管部门中国科学技术协会和登记管理机关民政部的业务指导与监督管理，学会办事机构是国家中医药管理局直属事业单位。

5. 中国中药协会

中国中药协会（China Association of Traditional Chinese Medicine, CATCM）是依照国家有关法律、法规自愿组成的自律性、非营利性的全国中药社会团体法人组织。下设专家委员会、专业委员会（中药饮片专业委员会、中药材种植养殖专业委员会、中药材市场专业委员会、石斛专业委员会、中药新技术专业委员会）和职能部门（办公室、会员部、信息部、政策研究与对外宣传部、科技部、分支机构管理部、推介服务部、综合服务部）。

6. 中国医药商业协会

中国医药商业协会（CHINA ASSOCIATION OF PHARMACEUTICAL COMMERCE, CAPA）是 1989 年经民政部批准成立的全国医药商业社会团体法人组织，目前共有会员单位 400 家。中国医药商业协会是由药品流通行业及相关领域内的企事业单位自愿结成的全国性、行业性、非营利性社会组织。作为医药流通企业的全国性行业组织，中国医药商业协会自成立以来始终坚持为会员、为行业、为政府服务的宗旨，以促进医药经济健康、稳定、可持续发展为己任，在协助政府实施行业管理、维护公平竞争的市场环境、推动医药流通体制改革、促进医药商业行业健康发展等方面发挥着重要的作用。

7. 中国食品药品行业协会

中国食品药品行业协会（China Food and Drug Trade Association, CFDTA）是经政府批准成立的非营利性社会组织，由全国范围内从事食品药品生产、经营、科研开发、产品检测及教育培训的单位或个人在自愿的基础上联合组成的行业性、非营利性的社会团体。协会接受国家质量监督检验检疫总局、国家食品药品监督管理总局的业务指导。协会会员包括个人会员和企业会员。个人会员包括医药行业内从事法规研究和技术的专家学者；企业会员包括药品生产企业、制药机械生产企业、药品流通企业、医药设计院所、工程公司、洁净技术和设备企业、软件供应商、医药物流技术企业、专业医药咨询公司等。

此外，由药学教育、科研及学术团体组织主办的药学相关的期刊中，为北大图书馆核心期刊（第 6 版）收录的药学核心期刊共有 16 种（见表 5 - 3）。

表 5 - 3　北大图书馆核心期刊（第 6 版）收录的 16 种药学核心期刊

期刊名称	主办单位	分类
药学学报	中国药学会、中国医学科学院药物研究所	综合
中国药理学通报	中国药理学会	药效学
中国抗生素杂志	中国医药集团总公司四川抗菌素工业研究所、中国医学科学院医药生物技术研究所	微生物药物学
沈阳药科大学学报	沈阳药科大学	综合
中国药学杂志	中国药学会	综合
中国生化药物杂志	无锡锡报期刊传媒有限公司	综合
中国药理学与毒理学杂志	军事医学科学院毒物药物研究所、中国药理学会、中国毒理学会	药效学
中国药科大学学报	中国药科大学	综合
中国医院药学杂志	中国药学会	综合
药物分析杂志	中国药学会	药物化学
华西药学杂志	四川大学、四川省药学会	综合
中国海洋药物杂志	中国药学会	综合
中国新药杂志	中国医药科技出版社、中国医药集团总公司、中国药学会	综合
中国新药与临床杂志	中国药学会、上海市食品药品监督管理局科技情报研究所	药效学
中国临床药理学杂志	中国药学会	药效学
中国医药工业杂志	上海医药工业研究院、中国化学制药工业协会	综合

（三）公立医院药房组织管理模式

我国公立医院药房改革的核心目标是推进"医药分开"，破除"以药补医"机制。在 2009 年实施新医改前，我国公立医院药房改革主要有药房托管和药管中心两种模式；2009 年实施新医改后，主要包括药管中心、药房托管和医院药房社会化等模式。[①]

---

① 杨悦、宗毛毛、尤晓敏等：《我国公立医院药房改革路径探讨》，《中国药房》2016 年第 13 期。

所谓药房托管，即在药房所有权不变的情况下，医院通过契约形式将药房委托给具有一定经营能力的企业实行有偿经营和管理，所有权仍属于医院，而经营管理权则属于企业①，以广西柳州、江苏南京最为典型。该模式的基本做法为：医院将现有药房、仓库及设备设施有偿提供给受托方，受托方承担聘用人员的工资、福利待遇及劳动保险；药品采购、配送、经营权交给受托方；企业承担药学咨询服务、继续教育培训等；药剂科（药学部）管理职能、药学人员身份和工资待遇不变；药品以不高于招标挂网价销售（即零差率），但一般中草药、中药饮片除外。药房托管模式的直接效果就是可降低药品价格。由于药品收入不计入医院收支，因此公立医院不再受"零差率"所带来的成本压力影响，也不再受控制药占比（即药品费用占医疗费用的比例）的困扰。

所谓药管中心，即医院将药房剥离，成立政府全额拨款事业单位②，名称为药品（医用耗材）管理中心、药事服务监管中心，药品收支两条线。该中心负责药品采购配送，药剂科（药学部）人员也划归到该中心，药品加成全部取消或只有基本药物加成取消，药品加成收入或非基本药物、医用耗材加价部分全部返还医院；以奖代补或先上交后财政按加成测算划拨额度。该模式需要以持续的政府投入维持中心的运行，利益分配方式为医院减少的药品收入通过以奖代补或按比例拨款的形式予以填补。

药品生产、经营组织的运行现状在本书第二章进行了详细描述，在此不赘述。

四 我国药事组织运行中值得探讨的问题及发展趋势

（一）完善药品监管体制顶层设计

伴随经济发展和社会进步，我国药品监管体制亟待加强，需要更缜

---

① 周茜：《中国药价放开后药房托管制度效用与改进路径》，《求索》2016 年第 1 期。
② 吴凤清：《药管中心转型记》，《中国医院院长》2012 年第 18 期。

密、更完善的顶层设计和不断完善。从顶层设计改革药品监管理念、体制和政策。第一，将安全监管与产业发展目标相结合，在加强基本药物质量监督管理的同时推动医药企业整合资源，在生产和经营环节减少药品质量隐患。逐步提高基本药物在各级医疗机构的使用比例，在使用环节提升药品质量水平。同时，在药品定价和医保报销等环节扶植基本药物生产企业。当安全监管、经济发展和提升结构等目标有机融合时，药监部门才能集中精力进行安全监管，自主地制定并执行政策。第二，统筹有关部门职权，设立药品管理工作的高层次议事协调机构。第三，在尊重医药市场经济规律的前提下，重视政府产业政策的作用。政府加强医药产业的管理，卫生、工信、商务部门分别在注册、生产、流通环节承担起基本药物的管理职能，宏观调控部门中设立医药产业政策处室，或赋予监管者以管理职权。第四，增强机构自主性，同时约束官员自由裁量权。监管者应做到"重审批，更重监管"，使审批认证与监督检查有机融合。提高企业市场准入和药品上市许可门槛，严格执行质量标准，贯彻"质量源于设计"的风险治理理念；在药品生产、经营环节加强日常监管，用信息披露、行业禁入、驻厂监督员和"飞行检查"等手段增加执法威慑，并引入药品电子监管网等全程监管手段；通过修订法律，明确药品使用环节的监管职权。第五，组建民族医药企业大型行业协会，使其与监管者形成政策创新同盟。发挥大型医药行业协会引导行业标准、规范企业自律的作用，把监管外压变成提高生产质量的自觉行动。[①]

（二）药品生产企业质量管理问题

药品作为预防、诊断和治疗疾病的特殊商品，其质量不仅关系到患者的生命安全，同时也是一个药品生产企业健康可持续发展的重要保证。保证药品的质量，加强药品质量管理监督，提高药品质量管理水平是药品生产企业在生产运营过程中必须坚持的重要原则和任务。每一种药品的生产过程都会涉及生产环节，需要各个环节的密切配合和严格把关，只要一个环节出现疏忽，就可能导致药品质量不合格，因此，药品

---

① 胡颖廉：《完善我国药品监管的顶层设计》，《中国党政干部论坛》2012 年第 2 期。

生产企业必须将质量管理真正落实到实际生产和检验的各个环节中，以保证药品质量。

质量管理部门是一个药品生产企业开展质量管理的核心部门，该部门主要是针对药品生产全过程进行质量监管和监督，是保证企业产品质量的重要环节。然而，令人担心的是，很多企业的质量管理部门在日常工作中没有做好自己的本职工作，履行质量监督和管理的重要职责。在物料供应方面，很多制药企业没有对物料供应商进行综合评估，只是简单做了资格审查，对接收到的原材料也没有进行严格的检验和把关。在生产过程中，很多企业对于供应商所提供的原料在投料之前并没有对物料平衡进行严格检查，对质量不稳定的中间产品和成品的质量稳定性评价工作没有有效开展，对生产现场、工艺卫生等情况没有检查和控制记录。很多企业中担任生产质量监督职责的质量检验人员在实际工作中没有切实对整个生产过程进行实时监督，只是在相应的生产记录上签字了事，生产管理部门与质量管理部门之间缺乏良好的沟通。①

（三）我国公立医院药房组织改革

从全国的情况来看，我国的公立医院改革还没有统一的模式，公立医院药房改革也没有统一的模式，目前的药房托管、不完全托管、药管中心模式等都是医院为规避药品"零差率"、补偿不到位问题而采取的过渡性措施。上述模式的探索均从公立医院可持续发展角度设计，有一定的合理性，但同时也存在一定的缺陷，特别是隐含在各种模式背后的利益分配关系更应引起政府部门的重视。

我国公立医院药房改革是一项系统工程，建议在分级转诊的基础上，改革医疗费用支付方式，消除医保支付地域限制，降低患者自付费用比例，建立针对医师处方的医保、医院、药师、行业等多重监督机制，提高医院药房自动化水平和药学服务水平，逐步实现公立医院门诊药房社会化改革。要解决"以药补医"，有效切断医与药之间的利益联系，关键是要改变医患之间的信息不对称、去除医师诱导需求的利益驱

---

① 张利君：《药品生产企业质量管理现状分析及改进策略探讨》，《求医问药》（下半月）2013 年第 6 期。

动因素，以及薪酬体系要合理体现医师、药师等医护人员和医院的医疗和药学服务价值。①

　　同时，对于医院药事管理及其组织机构设置，有学者提出在三级医院建立药事管理职能科室，发展药学二级学科，如临床药学科、药品供应科、药品调剂科、静脉营养配置中心等，一方面，可以作为医院职能科室参加办公会议和行政查房，检查临床科室执行药事法规，尤其是抗感染药品的合理使用情况；另一方面，建立药事职能科室，将"管事"与"管人"分开，有利于减少药学部门权力过度集中导致的职务违规或犯罪，同时有利于建立二级学科的考核制度，促使二级学科的快速健康发展。②

参考文献：

［1］凌沛学：《药事管理与法规》，中国轻工业出版社 2007 年版。

［2］刘自林：《药品监管体制的创新促进了医药事业的发展》，《安徽医药》2005 年第3 期。

［3］本刊：《关于印发〈国家基本药物目录管理办法（暂行）〉的通知》，《药物不良反应杂志》2009 年第 4 期。

［4］耿林：《山东省实施基本药物制度的策略研究》，硕士学位论文，山东大学，2012 年。

［5］陈永法：《中国药事管理与法规》，东南大学出版社 1992 年版。

［6］田菁、姚雪芳、韩凤等：《中国药学会主办期刊生态位现状与分析》，《中国科技期刊研究》2011 年第 4 期。

［7］赵佳：《我国行业协会的经济法研究》，硕士学位论文，中国海洋大学，2008 年。

［8］向小曦：《医疗机构用药透明机制及其效果研究——以浙江省省级医院为例》，博士学位论文，华中科技大学，2014 年。

（华中科技大学　陈江芸　石河子大学　李新辉）

---

　　①　张利君：《药品生产企业质量管理现状分析及改进策略探讨》，《求医问药》（下半月）2013 年第 6 期。

　　②　张红旭、郭辉：《医院药事管理及其组织机构设置的探讨》，《中国药事》2013 年第 7 期。

第二部分

专　题

第六章　我国药品监管模式评价与展望

——以透明监管机制为例

药品使用透明监管是政府主管部门基于公共利益或者其他目的依据既有的规则对医疗机构的用药活动进行限制的行为。本章从医疗机构用药透明监管概念和理论框架出发，分析我国医疗机构用药透明监管现状和问题，并对推进我国医疗机构用药透明监管提出策略建议和展望。

一　医疗机构用药透明监管概念和理论框架

（一）合理用药和透明监管

合理用药的理念产生于 1985 年在肯尼亚首都内罗毕（Nairobi）召开的国际合理用药专家会议，随后，1986 年世界卫生大会将合理用药明确定义为：患者接受的药物应"基于患者临床需要，剂量和用药时间适当，患者个体和社会承担的费用最低"，美国卫生管理科学中心也对合理用药的理念进行了阐述，并从生物医学的角度提出了合理用药的标准。在本章中，我们将合理用药界定为医疗机构基于当前医学理论和技术，安全、有效、经济、适当地使用药物。

监管的概念来自英文 regulation 一词，国内学术界也将其译为规制、管制。在经济学中，监管有着特定的内涵，是政府监管的简称，一般我们所称的监管也可以译为 Government Regulation。① 日本经济学家植草益认为通常意义上的监管，是指"依据一定的规则对构成特定社会的个人和构成特定经济主体的活动进行限制的行为"。美国著名经济学家 Spulber 认为，监管是由行政机构制定并执行的直接干预市场配置机制或间接改变企业和消费者供需决策的一般规则或特殊行为。② 在对监管含义的界定上，我国学者在引进西方学者基本观点的基础上提出了自己的独到见解。曾国安将监管的一般含义界定为"监管者基于公共利益或者其他目的依据既有的规则对被监管者的活动进行的限制"③。

尽管各学者对监管的概念界定角度不同、表述各异，但各学科和学者对监管概念以下几个本质特征的认识和把握却是一致的：（1）监管是政府或政府机构采取的行动；（2）监管是一类特殊的行政活动，其形式是调节、监督和干预，其手段包括准立法、准司法、执法；（3）监管是一类高度制度化的行政活动；（4）监管是具有高度目的性的行政活动——为追求经济效益和社会效益的帕累托最优及维护社会公平和正义；（5）监管是特定领域的行政活动；（6）监管是针对特定行政相对方或被监管者的行政活动。具体到合理用药领域，笔者将用药监管界定为政府主管部门基于公共利益或者其他目的依据既有的规则对医疗机构的用药活动进行限制的行为。

（二）信息和用药信息

信息论创始人香农（Shannon）认为信息是"用来减少随机不确定性的东西"④。控制论创始人维纳（Wiener）认为，信息是人与外部世界相互作用的过程中所交换的内容的名称。⑤ 诺贝尔经济学奖得主、美

---

① 孙杨、方鹏骞:《监管内涵辨析：我国医院监管体系现状与改革》,《医学与社会》2011年第 24 期。

② Spulber, D. F. , Regulation and Markets, *MIT*, 1989.

③ 曾国安:《政府管制与经济管制》,《经济评论》2004 年第 1 期。

④ Shannon, C. E. , "A Mathematical Theory of Communication", *ACM SIGMOBILE Mobile Computing and Communications Review*, 2001, pp. 3 – 55.

⑤ Wiener, N. , "The Human Use of Human Beings：Cybernetics and Society", *Da Capo*, 1988.

国经济学家肯尼斯·约瑟夫·阿罗（Kenneth J. Arrow）认为，"信息就是根据条件概率原则有效地改变概率的任何观察结果"。而我国学者钟义信则认为，信息是事物存在的方式或运动的状态，以及这种方式、状态的直接或间接的表述。

信息概念是十分复杂的，各个学科之间很难有一个通用的定义。在医疗卫生领域，随着政府信息公开、院务公开等各项工作不断深入和推进，人们对信息概念的界定也日益关注。2008 年，原卫生部在《关于做好贯彻实施〈中华人民共和国政府信息公开条例〉工作的通知》中提出，卫生信息是指各级卫生行政机关和医疗卫生机构在履行职责和提供社会公共服务过程中制作或获取的，以一定形式记录、保存的信息。2010 年，《医疗卫生服务单位信息公开管理办法（试行）》将信息界定为"医疗卫生服务单位在提供医疗卫生服务过程中产生的，以一定形式记录、保存的信息以及其他与医疗卫生服务有关的信息"。

医疗机构用药信息作为信息的一种特殊形式，反映了医疗机构的用药状况和经营成果，是信息在医疗卫生领域的体现。结合上述这些特点，笔者将用药信息界定为反映医疗机构用药活动特征及其发展变化情况的各种消息、数据、情报和资料等的统称。

（三）透明度和透明机制

1. 透明度的概念

对透明度概念界定的相关研究主要集中在财政金融领域，医药领域缺乏系统的研究。巴塞尔银行监管委员会在 1998 年 9 月发布的《增强银行透明度》的研究报告中，将透明度界定为"信息公开披露的可靠性和及时性"。国际货币基金组织在 1999 年 9 月通过的《货币和金融政策透明度良好行为准则》中对透明度的定义是：在通俗易懂、容易获取并及时的基础上，让公众了解政策的目标、政策的法律、机构和经济框架、政策决定过程及原理。

国内外学者也对透明度的概念进行了研究。布龙菲尔德（Bloom-field）和奥哈拉（O'Hara）（1999）提出，透明度是指市场参与者在交易过程中获取信息的能力，根据所能够获取到的信息，可以将透明度分为完全不透明、半透明、完全透明三种。① 博埃默（Boehmer）等在其研究中也采用了类似的定义。② 杰拉特兹（Geraats）认为，透明度是"消除政策制定者和其他经济主体之间的信息不对称，这意味着不确定性的减少"。③ 布什曼（Bushman）等将公司透明度定义为外部人士对上市公司特有信息的可获取性。④ 我国著名学者葛家澍则将透明度区分为狭义和广义两种，他认为"狭义的解释把透明度同充分披露视为同义词，而广义的透明度视同高质量的全部含义"。

由此可见，透明度是与信息紧密相连的，如果披露或发布的信息具有可靠性、充分性、及时性、易理解性等特点，并且很容易获取，我们就可以认为它具有较高的透明度。

2. 透明度范围

法律透明。为了实现公民知情权，提高行政公开和政务透明，许多国家都制定了行政程序法典和信息公开法典。美国 1946 年制定《联邦行政程序法》，意大利、瑞士、奥地利、西班牙、葡萄牙，日本、中国澳门、韩国等国家和地区继美国之后制定或修改了本国和地区的《行政程序法》。20 世纪下半叶以后，美国、英国、法国、澳大利亚、加拿大、韩国、日本等国相继制定了政府信息公开法。通过统一的程序法典防止权利的不规则运行而导致市场经济游戏规则的嬗变，促进市场经济健康有序的发展。通过信息公开制度对政府信息公开的活动加以规制，使公民有效了解、参与国家管理和监督，实现政府信息公开法治化。

货币透明。广义的货币政策透明度包括三个方面。一是货币政策的目标透明，即中央银行及时向公众发布货币政策目标，包括不同时间，

---

① Bloomfield, R., O'Hara, M., "Market Transparency: Who Wins and Who Loses?" *Review of Financial Studies*, 1999, pp. 5 – 35.

② Boehmer, E., Saar, Q., Yu, L., "Lifting the Veil: An Analysis of Pretrade Transparency at the NYSE", *The Journal of Finance*, 2005, pp. 783 – 815.

③ Bushman, R. M., Piotroski, J. D., Smith, A. J., "What Determines Corporate Transparency?" *Journal of Accounting Research*, 2004, pp. 207 – 252.

④ Geraats, P. M., "Central Bank Transparency", *The Economic Journal*, 2002, pp. F532 – F565.

不同工具和最终货币政策效果的目标等。二是货币政策实施过程透明。过程透明是指中央银行在实现目标时所使用的货币政策工具、操作方法、市场干预等都要及时向公众公布，接受公众的监督。三是中央银行的信息透明。中央银行保证及时发布经济数据，货币政策执行所依据的经济模型，在货币政策执行过程中相关的宏观经济数据等，保证公众与中央银行处于平等的信息地位。

会计透明。国内外专家将会计透明的范围界定的比较宽，包括会计准则的制定和执行、会计信息质量标准、信息披露与监管、会计环境等。会计准则和会计信息披露的各种监管制度应清晰、准确、正式、易理解、普遍认可，使各部门和机构严格遵循；对外提供的信息应准确、及时，使投资者、债权人、监管机构等相关利益群体能够便利地获得相关信息。财务报告透明，在财务报告形成过程中，将透明度作为衡量信息质量的标准，具有动态性，不单指报告的某一截面，而包括了财务报告的初始状态到理想状态的过渡过程。这一过程受当时的制度背景、市场环境及公司政策等影响。

世界贸易组织透明度。世界贸易组织透明度可以概括为以下三方面：一是规则制定的透明，即在立法、规则的制定方面对全体公民公开，动员和欢迎民众的参与，以获取广泛的民意基础。二是程序或过程的透明，主要指公共部门的重大决策过程应规范化和程序化，对全体公民开放，确保公民有效监督、规范以及制约政府的行为。三是结果的透明。对于任何重大的决策或对他人利益的裁决或评判，其结果均应对全体公民公开，使公民了解和认识该事件并对结果做出评判。①

3. 透明度原则

（1）世贸组织透明度原则

在世贸组织（World Trade Organization，WTO）体制下，透明度作为一项制度，要求成员国在不妨碍执法或违背公共利益的前提下，公开本国贸易、投资和与之相关的信息，提高贸易环境的透明度和可预期

---

① 李石光：《透明度原则的法律研究》，博士学位论文，西南交通大学，2009年。

性。要求各成员应以统一、公平、合理的方式实施有关贸易、法律法规、行政规章、司法判决等，保证在各国领土内中央、地方政府和各部门遵守规定的一致性。WTO透明度原则具有双向性和互惠性、普遍性和严格性、相对性的基本特征——长期以来，各缔约国在互惠和平等的基础上进行贸易往来，确保贸易能够在互惠的基础上进行。WTO要求，各缔约国要将所有贸易相关法律法规和规章措施集中、迅速地刊登在官方刊物上，不经公布不得实施。缔约国之间有获取相关资料的权利，也有提供资料的义务。

（2）信息公开的基本原则

联合国2000年的报告中，特别报告人具体阐明了作为一项人权的信息权的特定内容，并督促各国应修改其法律或制定新的法律，以保证公众获得信息的权利。同时规定了法律内容的基本原则，如公共机构有义务公开信息，每个公众都有权获得信息（不论信息储存的形式）；不得以保全政府的面子或者掩盖违法行为为目的的拒绝公开信息；应要求所有的公共机构设立公开、透明的内部机制，以保证公众行使获得信息的权利；获得政府信息的成本不能太高，以至于申请人不敢提出申请或者扭曲法律的目的等。美国《信息自由法》规定，政府信息公开是原则，不公开是例外。美国食品药品监督管理局的监督检查信息公开规定遵循了《信息自由法》的基本原则和主要内容。

总之，透明的定义从物质的一种物理属性，与日常工作结合起来，扩展了其概念和范围。透明度是指在相关领域中各方面责任制度的开放性，是一个含义广泛且要求很高的质量概念，成为相关利益者了解和评估的基础和依据。当前，透明已经作为一项重要原则渗透到各个领域，在货币、法律、会计、财务、经济领域应用得较多。透明范围从结果透明扩展到全过程透明，包括目标透明、制度透明、程序透明、执行过程透明、信息透明、环境透明、结果透明。透明度作为一项制度，要求统一和公开，但具体情况也要具体分析，透明度也存在一定的范围要求。透明度原则应包括系统性、过程性、双向性、动态性、相对性、普遍性。

4. 透明机制

机制一词最早源于希腊文，其原始的意思是指机器构造及其制动原理和运行规则。对于这一概念的理解可以分为两个部分：一是机器由哪些部分组成，为什么由这些部分组成，各部分之间的关系是什么；二是机器是怎样运转的，机器为什么会这样运转。

在社会学领域，Bunge 把机制定义为"一个具体系统里的过程"，它提供了一个清晰的因果链，是具体的、合规的、可理解的。[①] 迈因茨（Mayntz）认为，机制是指连接特定初始条件和结果的一个反复发生的过程，在现实中，如果具备特定条件，机制作用下的某些事件会反复发生。[②] 我国学者孙绵涛也认为，把机制的本意引申到社会领域，就形成了社会机制，它是指社会现象各部分之间的相互关系及其运行方式。在经济学领域，机制也通常被认为是促进事物健康发展的制度和相关规律。

把机制的概念引入到信息透明领域，透明使得各医疗机构的用药政策、信息被置于政府、社会、公众的监控之下，这种监控本身就形成了一种压力，制约了医疗机构的用药行为。所以，就目前的社会制度来说，透明机制其实质就是一种压力机制。具体来说，透明机制的本质在于建立多层次的信息共享体制，它一方面通过设定程序上的披露义务，使信息得以传播，在政府、医院、公众层面建立制度化的信息共享机制；另一方面，这一制度设计可视为一种信号机制，它使不遵守规则的医院能得到有效的、及时的甄别。

二　我国医疗机构用药透明监管现状

（一）药品使用透明性的政策规定

1. 法律层面

《中华人民共和国政府信息公开条例》明确将公共卫生、食品药品

---

① Bunge, M., "Mechanism and Explanation", *Philosophy of the Social Sciences*, 1997, pp. 410 – 465.

② Mayntz, R., "Mechanisms in the Analysis of Social Macro-phenomena", *Philosophy of the Social Sciences*, 2004, pp. 236 – 239.

列入政府公开信息范围。《药品管理法》第58条规定，医疗机构应当向患者提供所用药品的价格清单；医疗保险定点医疗机构还应当按照规定的办法如实公布其常用药品的价格。第66条规定，国务院和省、自治区、直辖市人民政府的药品监督管理部门应当定期公告药品质量抽查检验的结果；公告不当的，必须在原公告范围内予以更正。《药品管理条例》第50条规定，依法实行政府定价和政府指导价的药品价格制定后，由政府价格主管部门依照《价格法》第24条的规定，在指定的刊物上公布并明确该价格施行的日期。第59条规定，药品质量公告应当包括抽验药品的品名、检品来源、生产企业、生产批号、药品规格、检验机构、检验依据、检验结果、不合格项目等内容。《护士条例》第17条规定，护士发现医嘱违反法律、法规、规章或者诊疗技术规范规定的，应当及时向开具医嘱的医师提出；必要时，应当向该医师所在科室的负责人或者医疗卫生机构负责医疗服务管理的人员报告。

2. 部门规章

《医疗卫生服务单位信息公开管理办法（试行）》（卫生部令第75号）第7、8、9条规定了不同类别医疗卫生服务机构主动向社会公开内容，共21条。如需要社会公众广泛知晓或者参与的，反映医疗卫生服务单位设置、职能、工作规则、办事程序等情况，承担的服务项目、内容、价格、收费依据及实施情况等。第10条明确了基层医疗卫生机构应当公开的信息，包括第7、8、9条规定的内容，还另外补充了2条，分别是配备的国家基本药物名称、价格，配备血液的种类、规格、价格；与本机构建立双向转诊关系的医院名称，支援本单位的专家姓名、专长和服务时间。第14条对医疗卫生服务机构不得公开的内容做了规定，包括属于知识产权保护内容的；属于可用于识别个人身份的或者公开后可能导致对个人隐私造成不当侵害的；法律、法规、规章等不予公开的信息等。《管理办法》对公开方式和程序，以及监管和处罚也做了相应规定。

2006年10月印发的《卫生部关于全面推行医院院务公开的指导意见》，要求各医院将院务公开作为医疗机构管理的一项基本制度，提高医院工作透明度，切实保障人民群众、医院职工的知情权和监督权。公开内容包括三类：向社会公开、向患者公开、向内部职工公开。其中，药品价格属于向社会公开的信息；重点监控药品使用情况等属于向内部职工公开的信息。同时，还对院务公开形式做了规定，包括在门诊、病房以及对公众服务窗口等明显位置设立公开专栏、宣传橱窗、电子大屏幕公告栏，或者编印、发放各类资料，或者通过院内局域网、自有非商业性网站或政府官方网站公开，或者设立电子触摸查询装置、查询电话，设立院务公开投诉信箱等。

中共中央、国务院在《关于深化医药卫生体制改革的意见》中指出：要加强药品监管，强化政府监管责任，完善监管体系建设，建立信息公开、社会多方参与的监管制度，鼓励行业协会等社会组织和个人对政府部门、医药机构和相关体系的运行绩效进行独立评价和监督。

《处方管理办法》第 33 条规定，药师向患者交付药品时，按照药品说明书或者处方用法，进行用药交代与指导，包括每种药品的用法、用量、注意事项等。第 36 条规定，药师经处方审核后，认为存在用药不适宜时，应当告知处方医师，请其确认或者重新开具处方。药师发现严重不合理用药或者用药错误，应当拒绝调剂，及时告知处方医师，并应当记录，按照有关规定报告。第 41 条规定，医疗机构应当将本机构基本用药供应目录内同类药品相关信息告知患者。

2002 年发布的《医疗机构病历管理规定》，对门（急）诊病历和住院病历内容、编码、调阅流程、查阅或复印申请、保存等管理进行规定，以满足透明的真实性、双向性、正当性、方便性。还规定了病例的保密原则，体现了透明的相对性。

《抗菌药物临床应用管理办法》第 44 条规定，医疗机构抗菌药物管理机构应当定期组织相关专业技术人员对抗菌药物处方、医嘱实施点评，并将点评结果作为医师定期考核、临床科室和医务人员绩效考核的依据。第 41 条规定，县级卫生行政部门负责对辖区内乡镇卫生院、社区卫生服务中心（站）抗菌药物使用量、使用率等情况进行排名并予以公示。受县级卫生行政部门委托，乡镇卫生院负责对辖区内村卫生室抗菌药物使用量、使用率等情况进行排名并予以公示，并向县级卫生行政部门报告。

《医疗机构从业人员行为规范》，要求医师对患者实行人文关怀，真诚、耐心与患者沟通，依法履行医疗质量安全事件、药品不良反应等法定报告职责。严格遵守医疗技术临床应用管理规范和单位内部规定的医师执业等级权限，护士应严格执行医嘱，发现医嘱违反法律、法规、规章或者临床诊疗技术规范，应及时与医师沟通或按规定报告。药学技术人员要科学指导合理用药，保障用药安全、有效。

3. 相关政策对药品使用透明监管的意义

（1）明确了药品信息透明的政策依据

依据《中华人民共和国政府信息公开条例》，药品信息属于法定公开信息。依据《药品管理法》和《药品管理条例》，医疗机构和医保机构、价格主管部门都有责任对药品价格进行公布。政府部门对药品质量有公布责任，对药品价格、广告、药品质量等进行公布。《医疗机构病历管理规定》中对门（急）诊病历和住院病历的查阅和管理规定，体现了医疗信息透明的真实性、双向性、正当性、方便性。病例的保密原则，体现了透明的相对性。《卫生部关于全面推行医院院务公开的指导意见》要求各医院将院务公开作为医疗机构管理的一项基本制度，切实保障人民群众、医院职工的知情权和监督权。

（2）明确了药品使用环节的监管措施

一是规定了医护人员权限。《抗菌药物临床应用管理办法》第 20 条规定，基层医疗卫生机构只能选用基本药物（包括各省区市增补品种）中的抗菌药物品种。第 29 条规定，医疗机构应当制定并严格控制门诊患者静脉输注使用抗菌药物的比例。村卫生室、诊所和社区卫生服务站使用抗菌药物开展静脉输注活动，应当经县级卫生行政部门核准。二是提出考核和处罚要求。《抗菌药物临床应用管理办法》第 43 条规定，卫生行政部门应当将医疗机构抗菌药物临床应用情况纳入医疗机构考核指标体系；将抗菌药物临床应用情况作为医疗机构定级、评审、评价的重要指标，考核不合格的，视情况对医疗机构做出降级、降等、评价不合格处理。第49条规定，对未按照本办法规定执行抗菌药物分级管理、医师抗菌药物处方权限管理、药师抗菌药物调剂资格管理或者未配备相关专业技术人员的，依情况采取限期改正、通报批评并给予警告、对负有责任的主管人员和其他直接责任人员给予处分等处罚。三是纳入督导检查内容。《卫生部关于全面推行医院院务公开的指导意见》，要求把院务公开列为对医院考核评优和日常党风廉政建设监督检查的重要内容。2010年以来开展了医疗机构"三好一满意"活动（服务好、质量好、医德好、群众满意），将院务公开列入重要督导内容。四是纳入宣传教育重点。2012年原卫生部印发《医疗人员从业行为规范》，将对患者实行人文关怀、执行医师执业等级权限、科学指导合理用药等列入规范内容，号召、宣传，并予以教育。

（3）形成了医护人员之间的制约机制

《护士条例》对护士与医生之间的相关监督职责做了明确规定，护士对医嘱不但有执行的义务，还有监督和及时报告的义务。《处方管理办法》规定了药师和医师之间的监督职责，药师审核医师开具的处方，也可以拒绝调剂并告知医师。

（4）体现了对患者负责的精神

《处方管理办法》要求药师向患者进行用药交代与指导。医疗机构应当将本机构基本用药供应目录内同类药品相关信息告知患者。药品使用信息随诊疗过程记录在病历中，《医疗机构病历管理规定》对门（急）诊病历和住院病历的管理既体现了透明原则，又体现了保密原则。《卫生部关于全面推行医院院务公开的指导意见》对医疗机构诊疗过程中产生的费用、药品使用等信息的公开范围做了规定，既提高了医院工作透明度，也符合透明的相对性要求。

（二）药物使用透明性的实践

1. 落实院务公开

卫计委从2006年起，启动医院院务公开工作，深化医药卫生体制改革后，全面推行院务公开，特别提出要做好基本药物采购、使用和基层医疗机构改革措施的公开。经过近十年的尝试，各地对院务公开的认识程度有了较大提高，将院务公开工作作为深化医药卫生体制改革的重要工作内容，作为解决群众就医热点难点问题的一项重要措施。以院务公开工作推动医疗服务能力和医疗质量水平的提高，促进医院科学管理。但是院务公开在各地、各医疗机构之间的落实差距较大，存在几个薄弱环节：一是院务公开的组织领导不健全，主管部门、监管部门不明确。部分医院，特别是基层医院没有明确院务公开主管部门，更没有相应的监管部门。二是医院对院务公开的重视程度不够。医院管理人员只是将院务公开简单的看成是制度上墙、通知上网、告诉患者用药剂量及方法等，并没有意识到院务公开是提高医院管理水平及维护患者权益的有效反馈。三是院务公开不规范，在公开内容、公开方式、流程以及监管等方面都存在缺陷，没有明确的归口部门，缺乏相应的管理。

2. 信息系统建设

作为保障医药卫生体系有效规范运转的八项措施之一，建设信息系统有利于优化医疗卫生工作流程，促进医疗机构信息透明，方便居民获得优质、高效、便捷的医疗卫生服务。卫生系统从 20 世纪末开始加强卫生信息化建设。2016 年，中共中央办公厅，国务院办公厅发布了《国家信息化发展战略纲要 2016—2020》。但是十几年的发展，卫生信息平台更多地推动了电子政务为代表的政务公开，医疗机构的信息公开仅在医院层面有所进展。为了加快卫生系统信息化建设步伐，2016 年末，国务院印发了"十三五"国家信息化规划通过实施大数据、物联网、"互联网＋"战略来建立统一开放的信息化系统。2017 年 2 月国家卫计委发布了"十三五"全国人口健康信息化发展规划，其中提出要政府推进"五论一体"及协调推进"四个全面"战略布局，大力加强，人口健康信息化和健康医疗大数据服务体系建设，推动政府健康医疗信息系统，提升人口健康信息化治理。但是目前信息系统的建设仍然存在几个难点：一是信息孤岛仍然存在，尚未实现区域信息互联互通，制约了医疗机构信息整合，加重了基层医疗卫生机构负担；二是信息系统设计与基层需求不能有机融合，信息系统没有发挥出医护人员的协助作用，仍然只是录入打印的机器，服务提醒、服务指导功能尚未开发。

3. 药品信息公开实践

中国社会科学院法学研究所、社会科学文献出版社联合发布了2013 年《法治蓝皮书》，其中的《中国政府透明度排行报告》对政府透明度再次打分。北京、天津等 26 个省级政府中，政府透明度及格的仅有 10 个，占受调查省市数的 38.5%，其余六成的省市均不及格。海南以 70.65 分夺得第一，而河南省以 59.5 分排名第 11 位，离及格仅差0.5 分。在推进政府透明度的大环境下，海南省和河南省在促进药品使用信息公开方面也都开展了一些工作，进行了一定的探索。

海南省制定《基层医疗卫生机构基本药物制度绩效考核办法》，规定在公共场所向社会及时公开药品价格；海南省人民政府办公厅印发《城市社区卫生服务机构绩效考核评估办法（试行）》，将信息公开单列一项，规定信息公开的内容，包括：机构科室、人员等基本信息，服务流程、服务内容、服务时间等；诊疗项目、各种检查、药品等服务价格；免费服务项目，以及向职工公开相关信息等。河南省从 2011 年起，连续两年在 4 月开展基本药物制度宣传月活动，提高医护人员和群众对国家基本药物的认知度。创办了《河南基本药物工作通讯》，促进信息沟通与交流。建立二级以上医疗机构药品收入占业务收入比例、基本药物使用比例等"十大指标"运行季报制度，进行排序并全省通报，定期在媒体公示，接受全省医疗系统和社会监督。

上海市要求定点医疗机构和定点零售药店应当根据本市基本医疗保险联网结算的要求，配备必要的联网设备，遵守基本医疗保险信息技术规范和信息安全相关规定，及时、准确上传基本医疗保险费用结算等相关信息，从技术层面确保药品信息获得的及时性、方便性、准确性。根据实时监测结果，对参保人员门急诊就医次数及其发生的基本医疗保险费用超出规定范围的，可以临时改变其门急诊基本医疗保险费用记账结算方式。这种情况，市医疗保险监督检查所将通知参保人员，并对其就医情况及时进行审核，提高了监管结果的透明度。

浙江省卫生计生委会同省政府纠风办 2012 年发布了《医疗服务阳

光用药工程实施方案》，正式在全省范围内启动了"阳光用药工程"。方案规定，各级卫生行政部门和各级各类医院要进一步完善政府信息公开和院务公开制度，按一季度、半年和一年汇总医疗服务和"阳光用药"相关信息，确定了必须向社会公示的信息至少包括以下 9 项：医院药品收入占医疗收入的比例、国家基本药物目录品种使用金额比例、抗菌药物占药品使用比例、抗菌药物在门诊处方的比例、每门诊人次费用和药品费、每出院病人次均费用和药品费、门诊处方平均金额、不合格处方占全部处方比例、平均住院日。并要求通过门户网站和依托微博、报纸等多种媒介向社会公示，接受群众和社会的监督。省卫生厅在浙江卫生网、《生活与健康报》等载体上公示省级医院"阳光用药"相关信息。2013 年 6 月，浙江省卫生计生委对阳光用药指标体系做了进一步优化，增加了门诊预约诊疗普通和专家号源开放比例、门诊病人预约就诊率等公示指标，使指标总数达到了 16 个；并对公示制度做了进一步规范，要求每季度公示数据在下一季度第一个月 20 日前完成汇总，30 日前进行公示。[①]

三　我国医疗机构用药透明监管存在的问题

（一）政策执行层面存在不足

我国现行卫生监督的组织体系由卫生行政部门、卫生监督机构、疾病预防控制机构、职业病防治院（所）以及公立医疗卫生机构等几部分共同构成，从中央到省、市、县，并逐渐延伸到乡镇。从药品的不同环节看，卫生监管机构主要承担药品供应企业和药品质量的监督管理。药品使用环节的监管主要由卫生行政部和医疗卫生机构分级负责，但是卫生行政部门没有更多的精力监管到每家机构和医护人员。现阶段，我国卫生监督力量仍然很薄弱。卫生监督人员数量不足，全国已建立起一支 8 万余人的卫生监督执法队伍，缺口 34%，计划到 2020 年再培养一

---

① 周巍：《基层医疗卫生机构用药监管的透明策略研究》，博士学位论文，华中科技大学，2013 年。

万名卫生监督紧缺人才和五万名基层复合型卫生监督人才等。而现有人员素质普遍偏低，以中专（高中/技校）和专科学历为主，分别占27%和38%。人员素质不高影响执法能力的快速提高，且人员流动性大，队伍不稳定。但由于监督能力不足，导致政策要求与执行层面之间存在一定的差距。

（二）关键人物在药品使用环节存在问题

1. 供方意识问题

主要表现为四个方面：一是工作责任心不强，不能很好地履行工作职责，不能结合当时特定情况进行灵活的综合性判断，导致用药执行中遗漏或者忽略关键信息。二是医德医风需要改良，少数医生受个人利益引诱，开方收受回扣，未执行合理用药要求。三是缺乏对透明医学的认识；20世纪的医学生要学习"接诊学"，作为医学生向临床医生过渡的必修课，内容主要涉及透明医学；但是，现在的高等医学教育必修和选修内容中都没有"接诊学"，对医学透明内容也没有得到重视；因此，医护人员公开透明观念淡薄。四是缺乏沟通意识；在医疗机构内部，医、护、药师还不能形成良好的相关沟通协作链，或者合作有限；在医患之间，对医疗行为的沟通严重缺乏，直接影响诊疗效果。

2. 供方技术问题

技术问题是直接影响用药的最重要原因。医疗卫生机构的整体技术水平是由医生、药师和护士三个关键人物的技术水平综合起来反映出来的（见图6-1）。

医生方面问题主要表现为三个方面：一是医疗技术水平不高，体现为诊断不准确或错误诊断，或单凭经验盲目用药，开处方时书写错误，或遗漏、忽视患者的个体因素和用药禁忌等；二是缺乏药物和治疗学知识，对药物组成部分、药物动力学性质、不良反应、药物相互作用等方面的知识了解不够；三是知识信息更新不及时，对药品新的研究报告及不良反应等不能及时掌握。

药师是整个临床用药过程中药品的提供者和合理用药的监督者，存在的问题表现为：一是处方审查不严，对处方中的配伍禁忌，特殊药品

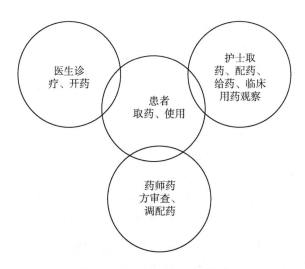

图 6-1　药物使用四方关系

的用量、用法等未能审查出，对有疑问的处方未能提醒医生修改。二是处方调配错误，未能按处方所示药物、剂量、剂型、浓度等正确调配发药，其责任心不强或药学技术水平不高均可造成差错。三是药学服务不到位，未能指导患者用药。四是科室交流不够，未能积极主动地介绍合理用药知识，提供药品信息不及时。这些均严重影响了其在临床的地位及临床药学服务前期的开展。

　　护理人员是临床用药的操作者和患者监护者，存在的问题有：一是未能正确执行医嘱，给患者发错药品或剂量，未按要求的途径、时间和间隔给药。二是使用不合格药品，病区药品保管不善导致药品失效或变质。三是临床观察、监测报告不力，未发现或未及时报告用药后的不良反应。四是给药操作不当，忽视配伍禁忌，或不按操作规程配药，导致药品失效或降效。

　　3. 需方意识问题

　　患者作为药品的使用和直接受益者，也没有追求透明行医、透明用药的意识，往往在医生处方的基础上进行主观判断，接受或者不接受医嘱，并不能主动与医生进行深入交流。同时由于信息不对称，公众缺乏选择的依据，很难真正参与到药品使用中去，关心药品信息公开的患者少而又少，反应冷淡。① 根据郭蕊的调查结果，社区门诊患者对基本药物政策的知晓率只有 40%，对基本药物报销比例的知晓率仅为 35%。被调查患者中，对实施基本药物政策非常支持的占 33.33%，比较支持的占 50%，无所谓占 16.67%，没有人选择不支持。②

4. 需方行为问题

公众行为影响药物使用的结果和效果。疾病的治疗离不开患者及其家属各方面的配合，按医嘱正确服药是保证合理用药和治疗效果的重要因素。郭蕊等对某城市 120 名社区门诊患者的调查结果显示，遵守医嘱更换基本药物的患者只占 52.38%，还有一半的患者没有遵从医嘱。③

（三）我国医疗机构用药透明监管实践仍处于初级阶段

一项对基层医疗机构用药监管透明的研究结果显示，现阶段，我国基层医疗卫生机构基本药物使用信息透明程度较差。测量用药监管透明的 33 个指标中，有 21 个指标透明度没有得分。反映透明度较好的指标仅占 36%。而透明度得分的指标总体得分不高，相比之下，与药事服务直接相关的服务流程和与居民利益直接相关药品报销费用公示情况较好，但反映药品使用质量的结果性指标几乎没有进行公示。公示的指标也还存在公示内容不全面、不完整、不易理解、及时性差等问题。与国际上相比，我国的基本药物使用信息公开还处于初期阶段，公开内容和形式都有待进一步完善。但是，只有部分地区（如河南、海南、吉林、宁夏等）和部分机构（如宁波姜山镇卫生院）在增进药品信息透明性方面进行了深入探索，取得了初步成效，为全面加强基层医疗卫生机构药品使用透明度起到了很好的示范作用。④

另一项对浙江省省级医院用药信息透明机制的研究结果显示，浙江

---

① 周巍：《基层医疗卫生机构用药监管的透明策略研究》，博士学位论文，华中科技大学，2013 年。

② 郭蕊、李颖、常文虎等：《对社区门诊患者基本药物认知及用药行为的调查研究》，《中华医院管理》2011 年第 27 期。

③ 周巍：《基层医疗卫生机构用药监管的透明策略研究》，博士学位论文，华中科技大学，2013 年。

④ 同上。

省省级医院用药透明机制还有很多地方需要完善：在用药信息披露方面，与公众的需求和相关规定还有一定的差距。除了阳光用药的指标信息外，各家医院用药信息的披露基本上是各行其是，在应该披露什么用药信息、披露多少、以什么形式呈现等问题上，没有统一的规范；在用药信息分析方面，政府主管部门的分析结果只是对数据的简单汇总处理，公众及患者并不能明确地从结果中综合判断出各医院的优劣，用药信息基本还是处于零散状态，其对公众的实用性和可借鉴度不高；在用药信息发布方面，主要有三个方面值得商榷。一是发布的时间比较滞后，还有缩短的空间，信息的及时性在很大程度上直接决定了信息的有用性。二是发布的频率过低，导致公众和患者并不能及时了解医疗机构的用药动态，同时这样对医疗机构起到的监管作用也十分有限，这也提示政府主管部门今后要增加用药信息发布的频率。三是发布渠道问题，公众关注度并不高；在实施惩罚方面，还没有发现相关考核结果和惩罚信息的报道。另外，透明机制运行的社会基础虽然在一定程度上得到了改善，但总的看来还是缺乏公众参与，社会影响力不足。①

四　我国医疗机构用药透明监管策略与展望

（一）将提升药品信息透明化作为加强药品监管的重要内容

中国社会科学院法学所每年例行发布《法治蓝皮书》，将政府透明度列入报告内容。2012 年首次将 26 个省级政府透明度进行排名。随着知情权意识逐步提高和社会管理作用的逐步增强，政府和各行业的透明化将作为重要内容日益得到重视。从我国卫生监督体系的发展建设来看，虽然近年来卫生监管工作有长足发展，但卫生监督力量还需加强。现有卫生监督能力实现不了每个医疗机构和每名医护人员的监管。美国药监局及时公布信息的做法得到各国的普遍的认可。因此，笔者建议我国将提升药品信息透明化作为加强药品监管的重要手段。建立信息透明

---

① 向小曦：《医疗机构用药透明机制及其效果研究——以浙江省省级医院为例》，博士学位论文，华中科技大学，2014 年。

程度的监督评价机制，将机构内部监督和外部监督评价结果作为衡量一个地区监管水平的重要内容。在监管能力有限的情况下，可以通过增进用药透明促进多方监管，包括供方自身、需方、社会、政府的监管，从而加大监管力度。因此透明化可以作为提高药品监管能力的重要手段，将监督信息透明度结果作为衡量一个地区监管水平的重要内容。虽然部分地区进行了探索，但仍处初级阶段，应当依托当前开展的院务公开工作大力推进用药信息透明。

（二）对医疗机构用药环节的关键人物加强透明监管

首先，应通过完善法律、制度和教育、激励约束机制等措施，提高监管主体和监管对象的透明意识，监管主体应主动发布监管信息，监管对象要随着监管信息的发布而完善工作，并关注监管信息。

其次，要明确信息透明的内容。使关键人物对自身的医疗用药行为进行自我约束。信息透明的内容应随着公众透明意识的提高而逐步扩展透明范围。监管的医疗行为应包括：医生开处方；药师依据处方配发药品；护士依据处方使用药品；患者的遵医嘱情况和管理者制定的政策和执行等情况。随着社会文明的进步和人口素质的提高，将有越来越多的热心居民不但关注自身健康，还为医院的发展建设献言献策，参与机构的外部监督。

监管的方式包括定期考核和日常监管。监管的信息透明形式包括内部发布和外部发布，内部发布包括小范围通报、全体通报，还包括口头通报、书面通报、上墙排队、内部网站公布等。外部发布包括对外张贴公布、发放宣传单、电子屏滚动公布、对外网站公布、机构或区域报纸消息发布等。

（三）提供医疗机构用药透明监管条件保障

1. 完善信息支持系统

笔者认为，在促进药物使用信息公开过程中要充分利用信息化平台加强药品使用关键环节的信息监测、统计和发布，并针对关键人物预设提醒告知等辅助服务。如在诊疗环节建立处方数据库，对医护人员提供用药禁忌、配伍不合理等提醒服务；在分发药品环节，及时传输信息，协助药师核查药品信息；在管理环节，对医疗机构提供费用超标、用药比例不合理等预警信息，对医护人员发布考核指标、考核结果等，促进公开、公正、公平的考核；在信息发布环节，对患者提供用药信息查询、用药常识等宣传教育服务，从而促进合理用药。总之，在使用药品的医疗行为全过程中，使信息系统能够支持药物使用的关键人物较为容易地获得相关信息，指导和促进药物合理使用。

2. 明确药品使用关键任务的职责，加强教育，增强意识

明确医生、护士，尤其是药师的临床药事服务职责。加强教育，提高透明行医意识。一是开展大量的、广泛的、多环节的宣传教育对促进药物使用是必要的。对患者进行大量的、广泛的、多环节的宣传，能够明显扭转患者的用药习惯。二是加强医护人员的沟通能力和透明行医意识，强化接诊技巧，建立医患信任感，提高医嘱依从性。三是倡导、宣传患者自我管理。健康的维护需要医护人员的指导，更需要个人的自我管理。自我管理理论提示我们，患者应对自身健康进行管理的责任和自我管理的能力有正确认识，只要患者建立起自我健康管理的责任意识，就能够产生如合理用药等知识需求和与医护人员沟通交流的意愿，从而有利于诊疗过程中顺畅医患沟通，提高药物信息的宣传，提高患者使用基本药物、合理用药的自觉性和主动性。

参考文献：

［1］向佐群：《政府信息公开法律制度的宪政基础》，《云南行政学院学报》2010 年第
12 期。

［2］任琦青：《政府信息公开法律制度实施若干问题研究——以〈上海市政府信息公
开规定〉实施为例》，硕士学位论文，复旦大学，2005 年。

［3］陈丽琴：《论我国政府信息公开法制化建设》，硕士学位论文，华中师范大学，
2004 年。

［4］孟庆玲：《院务公开在医院人事管理工作中必要性的探讨》，《人力资源管理》
2010 年第 10 期。

［5］孟锐、邹萍、张师瑞：《完善基本药物制度促进临床合理用药》，《中国药业》2010
年第 4 期。

［6］张新平、曾丽、刘云云：《国外药品监管透明度研究综述》,《医学与社会》2011

年第 6 期。

［7］魏胜华、何益军、许恒峰等：《执行"处方管理办法"中存在的问题与思考》,

《医药导报》2008 年第 12 期

［8］尚涛、李锋、施兵奇等：《新医改政策下临床药学发展趋势和临床药师职责转

变》,《2011 年中国药学大会暨第 11 届中国药师周论文集》,2011 年。

［9］中华人民共和国卫生部：《抗菌药物临床应用管理办法》,《中华临床感染病杂志》

2012 年第 4 期。

［10］李锦：《全国抗菌药物临床应用专项整治活动开展以来上海市社区医院使用情况

调查》,《中国卫生标准管理》2016 年第 5 期。

［11］孙文芳、陈世才：《北京等六地区二级医院门诊抗菌药物应用分析》,《中国药物

应用与监测》2016 年第 3 期。

［12］郭琳、胡红濮：《新医改模式下国外卫生信息化发展状况及对我国的启示》,《中

国数字医学》2015 年第 4 期。

［13］李庆志、常战军：《中国卫生监督体系建设与发展对策研究》,《医药前沿》2013

年第 14 期。

［14］孙梅：《卫生监督体系系统评价与配置标准研究》,博士学位论文,复旦大学,

2008 年。

［15］王丽颖：《我国推行临床药剂师制度动力阻力分析》,硕士学位论文,华中科技

大学,2008 年。

［16］肖金芳、王卫兵：《教育经费内部监管的存在问题与改进途径》,《南通纺织职业

技术学院学报》2014 年第 2 期。

（华中科技大学　张新平　熊玉琦　国家卫生健康委员会基层司

周　巍　武汉市中心医院　向小曦）

第七章　我国药品准入管理制度设计与评价

药品直接关系到社会公众的身体健康和生命安全。世界各国政府对药品研制、生产、流通和使用等环节都制定了严格的管理与监督制度。要从源头上控制药品的安全与质量，必须建立科学合理的药品市场准入制度。

与药品管理法律制度相对清晰集中的制度体系不同的是，我国药品准入法律制度不存在以药品市场准入命名的基本法，是一个分散庞杂的体系，有关药品市场准入的规定，散见于包括法律、法规、规章，甚至大量的规范性文件中。

一　我国药品准入制度的发展沿革

对药品实施市场准入是我国药品监督管理的一项重要制度，药品市场准入制度的建立经历了一个漫长的过程。我国药品管理方面的立法源远流长，早在西周初期就建立了有关药品生产管理的法律制度。《秦律》、《唐律》、《元典章》、《大明会典》、《大清律》中都有药品管理方面的规定。[①] 新中国成立后，党和政府十分重视药品管理工作，制定了大量药事法规，药品管理的各项法律制度不断完善。我国药品市场准入

---

① 田侃：《中国药事法》，东南大学出版社 2004 年版，第 10—11 页。

法律制度的立法沿革大致经历了以下三个阶段。

（一）初始阶段（1949 年后到 20 世纪 70 年代）

1962 年，卫生部和原化工部联合颁布《有关药品新产品管理暂行办法》，首次以法规形式对药品新产品进行审批管理。其后国务院批转试行的《药政管理条例》对新药的研制、临床实验、生产等作了详尽的规定。1979 年，在总结全国新药管理经验的基础上，卫生部与原国家药品管理总局共同制定了《新药管理办法》，对新药的定义、分类、审批的有关资料及临床手续等都作了详尽规定。为了严格新药管理，《新药管理办法》还规定，凡是新药一律由卫生部审批。初始阶段药品市场准入立法的最明显特征是只有药品本身准入方面的立法，而无药品市场主体准入方面的立法。这与当时我国计划经济体制下，实行政企不分的药品生产经营计划管理有关。[①]

（二）形成阶段（20 世纪 70 年代到 20 世纪 90 年代）

1984 年《药品管理法》及其实施办法的颁行，标志着现代药品市场准入法律制度在我国正式确立。首先，《药品管理法》及其实施办法正式确立了药品生产企业和经营企业的许可证制度，规定了开办药品生产经营企业必须具备的条件及程序以及实施药品生产企业的 GMP 制度；其次，该法对药品实行严格的监督管理，申请报批药品必须严格按规定报送所有资料和样品，经省、直辖市、自治区以上卫生行政部门审核批准后，方可进行临床实验与验证。取得结果后，经专家审评委员会审评并经国务院卫生行政部门批准，发给批准文号，方可生产、使用。

1984 年 4 月，原国家药品管理局颁布了《医药商品质量管理规范（试行）》，确立了我国药品经营企业的 GSP 制度。1988 年，原卫生部根据药品管理法的规定，正式颁布了我国第一个 GMP 条例及《药品生产质量管理规范》。在药品注册审批、进口方面还陆续制定颁布了《新药审批办法》、《新生物制品审批办法》、《仿制药品审批办法》、《新药保

---

① 田侃：《中国药事法》，东南大学出版社 2004 年版，第 148—149 页。

护和技术转让规定》、《进口药品管理办法》等。这一系列法律文件的相继出台使我国药品市场准入法律制度得以形成。

（三）完善阶段（20 世纪 90 年代至今）

1992 年 3 月 18 日，原国家中医药管理局发布修订后的《医药商品质量管理规范》，进一步完善了我国药品经营企业的 GSP 制度。1998 年原国家药品管理局成立后，重新修订并颁布《药品生产质量管理规范》。同时，还全面梳理了有关药品注册的法规和规章，并于 1999 年 5 月 1 日起，实施新的《新药审批办法》等规章。2000 年 11 月 16 日，为了推动监督实施 GSP 工作的顺利开展，积极实施 GSP 的认证工作，加强对 GSP 检查员的管理和规范 GSP 检查员的行为，原国家药品管理局又制定并发布了《药品经营质量管理规范（GSP）认证管理办法（试行）》、《药品经营质量管理规范实施细则》以及《GSP 检查员管理办法》，分别对药品经营企业 GSP 认证的申请与受理、审批与发证做了全面系统的规定。《药品经营质量管理规范》于 2012 年和 2016 年先后进行了 2 次修订。2016 年，国家食品药品监督管理总局颁布《国家食品药品监督管理总局关于修改〈药品经营管理规范的决定〉》，自 2016 年 6 月 30 日正式施行。

2001 年《药品管理法》修正案及其实施条例的正式颁布，进一步完善了药品生产经营企业设立审批及药品注册审批等规定，使我国药品市场准入法律制度趋于完善，更符合社会主义市场经济体制的要求和 WTO 规则，标志着我国药品市场准入的法律制度进入了崭新阶段。《中华人民共和国药品管理法实施条例》等 9 部行政法规以及 200 多个配套行政规章与规范性文件，有效保障了药品的依法有序监管。2013 年、2015 年《药品管理法》的相继修订，减少了《药品生产许可证》和《药品经营许可证》在工商行政管理部门的注册、变更和注销环节，确立了药品价格管理改革方向。

二　我国药品准入管理制度的主要内容

药品准入法律制度，是指政府或国家为了保障药品行业的安全、稳定、有序和社会公众的用药安全，依照法定职权和程序制定，规定国内外的相关生产者、经营者及进入药品行业的条件和程序的一系列法律规范的总称。[①] 经过多年的探索和发展，我国已经建立起一套既符合中国国情，又与国际接轨的药品市场准入法律制度体系，包括：药品市场主体准入方面的审批许可制度、GMP 认证制度、GSP 认证制度和药品市场交易客体准入药品注册制度等。在我国新开办的药品企业必须通过药品监督管理部门的审批，新药上市必须经过注册批准。

（一）审批许可制度

审批许可制度是指由国家有关部门对社会成员或设立企业和其他类型的经济组织进行特定的生产经营活动进行审查，在符合法律规定的情况下，准许其进入某种市场、从事生产经营的一种市场准入制度。市场准入的审批许可，是实施市场准入制度最基本的方法，也是各国目前适用最为广泛的市场准入方法。[②] 主要适用于特定范围的生产经营活动。

药品是关系到社会公众身体健康和人身安全的特殊商品，为确保进入药品市场中从事药品生产经营企业具备保障药品质量的能力和条件，我国《药品管理法》规定了药品市场准入的审批许可制度。根据《药品管理法》的规定，开办生产企业和经营企业，必须向企业所在地省、自治区、直辖市人民政府药品监督管理部门提出开办申请，企业所在地省、自治区、直辖市人民政府药品监督管理部门依法定的条件和程序对开办企业的申请进行审查，经审查确认符合法律规定的开办药品生产和经营企业的各项条件的，批准并发给《药品生产许可证》、《药品经营许可证》，授予其从事药品生产和经营的资格。无《药品生产许可证》、《药品经营许可证》的，不得从事药品生产、经营活动。

（二）药品 GMP 认证制度

GMP（Good Manufacturing Practice for Drugs）即药品生产质量管理规范，是世界各国政府和国际组织公认的一项行之有效、科学的管理药

---

　　① 杨菲、邵蓉：《我国药品行业准入制度的经济学研究》，《上海食品药品监管情报研究》2013 年第 6 期。

　　② 蒋慧：《药品市场准入制度研究》，硕士学位论文，重庆大学，2010 年。

品生产质量的措施和方法，是通过控制药品生产全过程中影响药品质量的各种因素来保障药品的安全有效。药品的 GMP 认证，是政府部门对制药企业实施 GMP 的情况进行检查、评价并决定是否发给认证证书的过程，是一种强制性的企业质量体系的政府认证。实行 GMP 认证，可逐步淘汰不符合技术、经济要求的药品生产企业，进而有效地调整药品生产企业总体结构，有利于保证药品质量、保证社会公众的用药安全和国民的身体健康，并与国际惯例接轨。

2001 年修订的《药品管理法》及其实施条例正式以立法的形式明确了 GMP 认证的法律性质是国家药品监督管理部门依法对药品生产企业实施 GMP 监督检查并取得认可的制度，属于行政检查范畴，是每个药品生产企业都必须接受的强制性认证。2016 年，《国家食品药品监督管理总局关于切实做好实施药品生产质量管理规范有关工作的通知》的颁布，进一步规范了 GMP 认证工作。

2016 年 1 月 1 日前，我国一直实行国家、省两级 GMP 认证。国家食品药品监督管理总局主管全国 GMP 认证工作，负责药品 GMP 认证检查标准的制定、修订，负责设立国家药品 GMP 认证检查员库和管理工作，负责注射剂、放射性药品、生物制品生产企业的 GMP 认证，负责进口药品 GMP 认证和国际药品 GMP 认证的互认工作。省、自治区、直辖市食品药品监督管理总局负责本辖区内除注射剂、放射性药品、国家食品药品监督管理总局规定的生物制品以外药品生产企业的 GMP 认证工作。

2016 年 1 月《国家食品药品监督管理总局关于切实做好实施药品生产质量管理规范有关工作的通知》颁布后，国家食品药品监督管理总局不再受理药品 GMP 认证申请，改由各省（市、区）食品药品监督管理总局负责所有药品 GMP 认证工作。

（三）药品 GSP 认证制度

GSP（Good Supply Practice for pharmaceutical products，良好的药品供应规范）是一个国际通用概念，在我国称为药品经营质量管理规范。GSP 是指在药品流通全过程中，用以保证药品符合质量标准而制定的针对药品计划采购、购进验收、储存养护、销售及售后服务等环节的管理制度。其核心是通过严格的管理制度来约束企业的行为，对药品经营全过程进行质量控制，保证向用户提供优质药品的准则。

药品 GSP 认证，指政府部门对制药企业实施 GSP 的情况进行检查、评价并决定是否发给 GSP 认证证书的过程，是一种强制性的、企业质量体系的政府认证。药品 GSP 认证的实施，提高了药品经营质量，强化了药品经营领域的结构调整和市场行为规范，有利于达到整顿和规范市场经济秩序、提高企业进入药品市场的技术壁垒、保证社会公众用药安全有效等目的。同时，也极大地提高了医药经营企业的整体素质和业务能力，为医药行业的有序发展铺平了道路。

我国从 20 世纪 80 年代起推行药品认证，2000 年国家药品监督管理局颁布并施行《药品经营质量管理规范》，2001 年 11 月国家药品监督管理局发布了《药品经营质量管理规范实施细则》和《药品经营质量管理规范认证管理办法》。2012 年、2015 年《药品经营质量管理规范》先后进行两次修订。2016 年，国家食品药品监督管理总局关于修改《药品经营质量管理规范的决定》，自 2016 年 6 月 30 日正式实施。这些法规的制定施行，标志着我国药品 GSP 认证工作开始步入正轨。[①]

我国实行国家和省两级药品 GSP 认证管理。国家食品药品监督管理总局负责全国 GSP 认证的统一领导和监督管理，负责与国家 GSP 认证监督管理部门在 GSP 认证方面的协调，负责国际药品经营质量管理领域的 GSP 互认工作；根据 GSP 认证工作的需要制定相关认证规范。国家食品药品监督管理总局认证中心负责有关认证的监督检查，对省、自治区、直辖市认证机构进行技术指导。省、自治区、直辖市食品药品监督管理部门负责组织实施本辖区内药品经营企业的认证工作，按规定建立 GSP 认证检查员库，并制定适合本地区的规章制度和工作程序，在本地区设置 GSP 认证机构，承担认证实施工作。[②]

---

① 凌沛学：《药事管理与法规》，中国轻工业出版社 2007 年版，第 108 页。
② 同上书，第 115—117 页。

（四）药品注册制度

药品注册制度是药品注册管理机关依照法定程序，对拟上市销售药品的安全性、有效性、质量可控制性等进行系统评价，并做出是否同意进行药物临床研究、药品生产或者药品进口的审批过程，包括对申请变更药品批准证明文件及其附件中载明内容的审批。是目前世界各国通行的药品市场交易客体准入制度。①从 1962 年《有关药品新产品管理暂行办法》的初步建立，到 2007 年《药品注册管理法》的颁布，我国形成了以新药注册、仿制药的注册和进口药品注册为主的药品注册制度体系。我国在药品注册审批中采用分类审批管理的办法。在进行分类的基础上，对每一类药品注册申请需要提交的研究资料的种类和内容作相应规定，依据《药品注册管理办法》的注册分类，进行分类注册。

三 我国药品市场准入制度的管理体系

早在新中国成立初期就已经有较为完善的药品管理机构体系。现行的药品管理机构体系是在经过两轮大规模的机构改革之后形成的：第一轮是 1998 年国务院将原国家中医药管理局行使的中药流通监管职能、卫生部行使的药政管理和药检职能、国家中医药管理局行使的中药流通监管职能集中交由新组建的国家药品监督管理局行使；第二轮是 2003 年将食品、化妆品、保健品的综合监管职能与药品监管合并，成立国家食品药品监督管理总局。目前，以各级食品药品监督管理部门和各级药品检验机构为主体，我国已形成了比较规范和完善的药品市场准入管理机构。

（一）行政机构

1. 国家食品药品监督管理总局

国家食品药品监督管理总局是国务院综合监督食品、保健食品、化妆品安全管理和主管药品监管的直属行政执法机构。设有食品安全监管

---

① 张新平、陈连剑：《药事法学》，科学出版社 2004 年版，第 251 页。

司、药品化妆品注册管理司、药品化妆品监督管理司、法制司等机构。职能涵盖对药品研究、生产、流通、使用的行政监督和技术监督，对食品、保健品、化妆品安全管理的综合监管，对组织协调和重大事故的查处，以及保健食品的审批等。

国家食品药品监督管理总局中负责药品市场准入的是药品化妆品注册管理司。

药品化妆品注册管理司的主要职责包括：组织拟订药品化妆品注册管理制度并监督实施；组织拟订药品化妆品相关标准并监督实施；办理药品注册、优化注册和行政许可管理流程；组织拟订药品化妆品注册相关技术指导原则；承担疫苗监管质量管理体系评估、药品行政保护相关工作；承担处方药与非处方药的转换和注册，监督实施药物非临床研究质量管理规范和药物临床试验质量管理规范，组织拟订中药饮片炮制规范；指导督促药品化妆品注册工作中受理、审评、检验、检查、备案等工作；承担麻醉药品、精神药品、医疗用毒性药品、放射性药品和药品类易制毒化学品等相关行政许可工作。

药品化妆品监管司的主要职责：组织拟订药品化妆品生产、经营、使用管理制度并监督实施；组织开展对药品化妆品生产、经营企业的监督检查，组织开展药品不良反应监测和再评价，及时采取处理措施。拟订境外药品生产企业检查等管理制度并监督实施。参与拟订国家基本药物目录。监督实施药品分类管理。承担麻醉药品、精神药品、医疗用毒性药品、放射性药品及药品类易制毒化学品等监督管理工作。拟订问题药品化妆品召回和处置制度，指导地方相关工作。拟订药品化妆品监督管理工作规范及技术支撑能力建设要求，督促下级行政机关严格依法实施行政许可、履行监督管理责任，及时发现、纠正违法和不当行为。

2. 地方各级食品药品监督管理机构

省级以下食品药品监督管理部门负责所在省级行政区内的食品及药品监督管理工作，并对省级以下食品药品监督管理系统实行垂直管理。其机构设置与国家食品药品监督管理总局相似。在药品市场准入方面，省级食品药品监督管理部门享有一定的职能，主要包括：负责新药、保健品和已有国家标准的药品、中药保护品种、医药包装材料的初审、备案；负责医疗机构配制制剂及医药包装材料、制剂标签和说明书的备案；制定地方性中药饮片炮制规范和医院制剂标准；审查药品包装、标签说明书；依法核发药品生产企业、医疗机构制剂许可证；组织实施处方药与非处方药的分类管理和基本药物目录管理制度；负责药品再评价和淘汰药品的初审工作；监督实施中药材生产、药品生产、医疗机构制剂、药物非临床研究、药物临床试验等质量管理规范；审核药物临床试验机构；依法组织和监督药品生产质量管理规范认证工作；依法监管放射性药品、麻醉药品、毒性药品、精神药品。

（二）专业技术机构

药品市场准入具有很强的专业性，药品的安全性、有效性等问题必须依靠专业技术人员和机构，依据法定的标准，运用科学的方法，做出判断。我国与药品市场准入有关的专业技术机构包括中国食品检定研究院，国家药典委员会，国家食品药品监督管理总局药品评审中心，总局食品药品审核查验中心、总局药品评价中心。

1. 中国食品药品检定研究院

中国食品药品检定研究院又称总局医疗器械标准管理中心，主要承担：

（1）药品、药品相关材料的注册审批检验及其技术复核工作和进口药品注册检验及其质量标准复核工作。

（2）药品以及相关产品的监督检验、委托检验、抽查检验以及安全性评价检验检测工作，负责药品进口口岸检验工作。

（3）药品标准、技术规范及要求、检测方法修订的技术复核与验证工作。

（4）药品、医疗器械国家标准物质的研究、制备、标定、分发和管理工作。

（5）有关药品、医疗器械以及互联网药品信息服务的技术监督工作。

（6）组织开展全国食品药品监管系统检验检测机构的业务指导、规划和统计等相关工作。

（7）严重药品不良反应或事件以及医疗器械不良事件原因的实验研究。

2. 国家药典委员会

国家药典委员会是组织制定和修订国家药品标准的专业技术委员会。根据《药品管理法》的规定，国家药典委员会负责组织编纂《中国药典》及制定、修订国家药品标准，是法定的国家药品标准工作专业技术机构。其在药品市场准入方面的职能体现在制定、修订国家药品标准上。①

3. 国家食品药品监督管理总局药品审评中心

国家食品药品监督管理总局药品审评中心是国家食品药品监督管理总局药品注册技术审评机构，为药品注册提供技术支持。按照国家食品药品监督管理总局颁布的药品注册管理有关规章，负责组织对药品注册申请进行技术审评。②

4. 国家食品药品监督管理总局药品审核查验中心

国家食品药品监督管理总局药品审核查验中心是国家食品药品监督管理总局药品认证的专业技术审评机构。其在药品市场准入方面的职能包括：参与制定、修订《药物非临床研究质量管理规范》、《药物临床试验质量管理规范》、《药品生产质量管理规范》、《中药材生产质量管理规范》、《药品经营质量管理规范》及相应的实施办法；对依法向国家食品药品监督管理总局申请 GMP 认证的药品、GAP 认证的企业（单位）和 GCP 认定的医疗机构实施现场检查等相关工作。受国家食品药品监督管理总局委托，对药品研究机构组织实施 GLP 现场检查等相关工作；受国家食品药品监督管理总局委托，对有关取得认证证书的单位实施跟踪检查和监督抽查；负责药品 GMP 认证检查员库，及其检查员的日常管理工作，承担对药品认证检查员的培训、考核和聘任的具体工作，组织有关企业（单位）的技术及管理人员开展 GLP、GCP、GMP、

---

① 中国食品药品监督管理总局网站，网址：http：//www.sda.gov.cn/WS01/CL0046/23350.html。

② 中国食品药品监督管理总局网站，网址：http：//www.sda.gov.cn/WS01/CL0046/23361.html。

GAP、GSP 等规范的培训工作；承担进口药品 GMP 认证及国际药品认证互认的具体工作。[①]

5. 国家食品药品监督管理总局药品评价中心

国家食品药品监督管理总局药品评价中心是国家食品药品监督管理总局的药品评价专业技术机构。其在药品市场准入方面的职能主要有：承担非处方药目录制定、调整的技术工作及其相关业务组织工作；承担药品再评价和淘汰药品的技术工作及其相关业务组织工作；承担全国药品不良反应监测的技术工作及其相关业务组织工作，对省、自治区、直辖市药品不良反应监测中心进行技术指导。[②]

四　对我国药品市场准入制度的评价

（一）我国药品准入制度的成就

药品作为一种特殊商品，对药品的有效监管，能够保障消费者的用药安全和公众的生命健康权益。我国一贯高度重视药品安全监管，不断加强制度建设和法律体系建设，在强化药品安全监管、保障公众用药安全方面作出巨大努力，并取得举世瞩目的成就。特别是自 1998 年以来，我国在借鉴国外成熟的药品市场准入制度并结合我国基本国情的基础上，在立法、药品监督机构设置、药品上市前后的基本环节设置等方面不断进行实践和探索，药品准入制度建设取得了显著的成绩。

1. 立法方面取得的成就

《药品管理法》的颁布实施，对保证药品质量，保障人民用药安全等发挥了重要作用。2001 年 2 月 28 日，我国对《药品管理法》进行了修订。2002 年 9 月《药品管理法实施条例》实施，2007 年 7 月《药品注册管理办法》颁布，进一步完善了我国的药品监督管理的法律体系。

各类新的药品管理法律法规及规范性文件的颁布实施，标志着我国

---

① 中国食品药品监督管理总局网站，网址：http：//www. sda. gov. cn/WS01/CL0046/23353. html。

② 中国食品药品监督管理总局网站，网址：http：//www. sda. gov. cn/WS01/CL0046/23355. html。

药品准入法律体系已基本建成并逐步完善，不仅使各部门在药品管理中的职能和职责得到进一步明确，同时还促进了我国药品监管体制的深入改革，加大了执法机关的执法力度，为保障人身用药安全，保障人民的生命健康权，作出了突出的贡献。

2. 机构设置方面取得的成就

1998 年，为了改变我国药品市场多头管理造成的混乱格局，国务院成立了新的药品监管机构——国家药品监督管理局，作为国务院实施药品监督的执法部门，并于 2002 年 6 月开始建立了省级以下垂直管理的新监管体制。而后又通过了《关于国务院机构改革方案的决定》，决定由卫生部来对国家药监局进行管理。至此，标志着全国集中统一、省级以下实行垂直管理的新的药品监管体制已初步建立并开始有效运转。

这一管理体制在一定程度上改变了我国药品监管政出多门、多头执法的局面。它不仅符合了我国市场经济体制的发展要求，反映了我国药品监管的客观现实，还借鉴了发达国家和地区的一些成功经验，为今后我国药品监管的深化改革和长远发展奠定了坚实的基础。[①]

3. 改善行政独立性方面的成就

1998 年的药品监管体制改革极大地增强了监管机构的行政独立性。在横向独立性方面，新体制将药品的行政监管权由地方收归国家，并将其从原卫生部的下属机构提升为国务院直属部门，使药品监管部门在横向权力配置上的独立性有了很大提高，使国家药品监管权力获得横向上的统一；在纵向独立性方面，省级以下垂直管理的新体制将省以下药监机构的财政、人事等权力统一收归省级药监部门行使，在一定程度上缓解了由平行管理体制所导致的地方保护主义问题，增强了药品监管部门在纵向上的独立性。此外，药品审批权力收归中央、药品标准由"地标"转为"国标"等一系列集权改革，也较成功地将分散于地方药品审批监管权统一收归到中央，强化了中央政府在药品监管上的权力和地

---

① 游述华：《我国药品监督管理体制研究》，硕士学位论文，沈阳医科大学，2003 年。

位，也极大地改善和提高了其纵向上的行政独立性。

4. 药品市场准入各个环节上取得的成就

我国不断在药品研发、生产、流通及使用各环节加大行政监督、技术监督和药品上市后再评价工作力度，保障药品安全，社会公众的生命健康得到了保障。

（1）建立了科学严谨的药品上市前的审核制度

①药品注册实行严格的技术审评和行政审批

在药品注册方面，国家对于上市的新药、仿制药及进口药等药品，实行严格的技术审评和行政审批制度。在药品进入市场前对其进行科学、专业的技术评定。同时，还对生物制品实行审批签发管理，即对规定范围内的生物制品进行出厂上市前或者进口时的强制性检验或审核，检验不合格或者审核未获得批准的不得上市或者进口。

②药品管理行政许可的清理与调整

对行政许可事项进行全面清理和调整，进一步推行行政许可程序标准，让许可程序更为规范、责任更为清晰，大大提高了行政许可的工作质量和效率。药品监督中行政许可的监督体系得以建立并不断完善，比如，各省市的药监局纷纷建立起行政许可的电子监察系统，实现许可相关环节与监察局网络监察系统对接，接受网上监督；开展跟踪督查回访，能更及时地发现问题并组织核查，许可程序更加透明。

（2）药品上市后质量监管信息获取的力度不断加强

为了有效获取药品质量管控信息，国家在药品监督体制改革中对监管信息进行了强化，主要措施有以下几种。

①提高信息获取能力

目前我国已经建立起了统一的药品不良反应监测网，并通过各种方式鼓励和引导药品生产企业、药品经营企业、医疗机构等部门及时准确地将药品使用中的不良反应上报有关部门。监管部门及时获取药品不良反应报告，报告的质量也有了很大提高。我国药品不良反应监测的网络平台的建立，监管部门获取有关药品不良反应信息的能力有了显著提高，能更加准确地对药品使用流通环节进行监督。

②强化信息鉴别能力

我国在推行药品分类管理制度的同时，还在药品生产、经营企业中强制推行 GMP 和 GSP 认证，强制地将整套的药品质量管理规范追加给医药企业，通过设置这种高门槛来减少市场上的医药企业数量、提高整个医药行业运行的质量。这一制度的推行确实淘汰了一批落后的中小医药企业，实现了医药市场的优胜劣汰，也规范了医药市场经营主体的竞争行为，在一定程度上降低了将来中国药品质量监管的难度。同时，我国推行了多年的药品分类管理体制也将品种繁多的上市药品分为处方药和非处方药两个大类，根据各自在药品安全性和有效性方面的特点分而治之，这有效降低了药品监管的难度，节约了监管成本。

通过上述系统性的基础制度建设，我国药监体制改革用十年的时间摸索出一条以"监"、"帮"、"促"为改革指导方针、产业发展和质量监管平衡发展的中间道路，基本完成了"建立监管基础性制度"的药监改革初级阶段的任务，包括双"G"认证制度、药品不良反应报告及药品抽样经费财政拨款等在内的一系列药品监管的基础制度得以初步建立和有效运行，药品质量状况有了很大提高。2008 年，我国公布的《中国药品安全监管状况》白皮书显示，国家对中成药、化学药品、生物制品等开展了评价性抽验，共抽验 13595 批次，总体合格率98.0%。其中，化学药品合格率达到98.0%，抗生素合格率为98.1%，中成药合格率为97.6%，流感疫苗的抽验合格率连续两年为100%。[①]上述数据显示中国药品质量的稳步提高，而来自国家药监局的消息表明，目前我国的药品质量总体稳定，药品合格率始终保持在一个较高的水平。

(二) 存在的问题

尽管药品市场准入制度的实施取得了一定的成就，但是我们在看到显著成绩的同时，也要居安思危，意识到我国现行药品市场准入制度依然存在诸多不足，亟须改进。

---

① 王春梅：《春风吹绿健康路——我国城乡居民用药安全保障工作综述》，见 http://www.yzfda.gov.cn/Newslnfo.asp? id = 5195。

1. 法律体系的混乱

1994 年《药品管理法》颁布，初步形成了我国现代意义上的药品市场准入法律制度。经过 20 余年的发展，我国在药品市场准入领域颁布了大量法律、法规以及一系列规范性文件，形成了一个较为庞杂的药品市场准入法律体系：综合性法律如《药品管理法》，行政法规有《药品市场管理法实施条例》等，同时还有《医疗机构制剂质量管理规范》、《药品生产质量管理规范》、《药品生产监督管理办法》等大量专门性部门规章，以及《国务院关于进一步加强药品管理工作的紧急通知》、《开办药品生产企业暂行规定》等大量综合性或专门性的规范性文件。这些由不同主体制定的具有不同效力的法律文件不仅内容分散、大量重叠，还存在许多疏漏，严重缺乏系统性，不利于药品市场经济主体的守法，导致了执法主体在监督与管理时在法律适用上的困难。此外，药品市场准入法律体系存在大量过时、失效的法律未及时清理等问题，导致立法和实践的严重脱节，也造成了执法主体在法律适用上的困难。

2. 监管方式与手段的不足

在药品市场准入的监管方式上，药监部门注重准入的事前审批，规定了一系列严格的准入条件和复杂的审批程序，但对审批通过后的监管却不再注重，形成了"重审批，轻监管"的局面。而在监管手段方面，监管部门注重对申报材料的形式核查，而审批后采取的是以抽查为主的监管手段。这样的监管方式和监管手段导致监管部门对药品市场准入缺乏持续监管，审批通过后的企业违规生产现象严重。

政府监管的目的本来是纠正市场失灵，但目前的政府监管不但未能有效治理"市场失灵"，反而因监管权力的滥用和虚设导致了更严重的"市场失灵"。监管普遍失效，不仅抑制了市场和社会自律治理的有效性，甚至导致了市场秩序恶化，被监管企业、消费者和社会因而承担了过多的成本。近年来我国发生的一连串药品安全事故就折射出我国在市场力量不断扩张、市场经济不断发育的同时存在政府监管"失灵"的现象，政府未能有效履行"经济调节、市场监管、社会管理、公共服务"四大职能中的"市场监管"职能。

3. GSP 认证问题

GSP 认证是针对医药企业进行的企业质量体系的强制性认证,《药品管理法实施条例》规定药监部门必须对企业进行 GSP 认证以确认企业是否达到法定的经营标准。然而,《药品管理法》作为唯一的一部专门性药品法律,对 GSP 认证制度却存在立法语言上的缺陷,语义表述含糊不清,没有显示出这一制度强制性的特性。

《药品管理法》第 16 条第 1 款规定,药品经营企业必须按照国务院药监部门制定的《药品经营质量管理规范》的规定经营药品。由药监部门按照规定对其进行认证;对经认证合格的,颁发认证证书。这一规定表明企业负有遵守 GSP 认证制度的法定义务,即强制要求企业执行 GSP 认证制度,但是,强制要求企业执行 GSP 并不等于强制企业必须通过 GSP 认证,《药品管理法》并没有明确表述医药企业必须申请或通过 GSP 认证或必须取得 GSP 证书的义务的内容。而且在法律责任这一章中,既没有明确规定企业如果不通过 GSP 认证应承担何种法律责任,也没有药监部门不按规定进行 GSP 认证的行政不作为行为的制裁条款,由此,我们似乎可以这样认为:《药品管理法》并没有做出对 GSP 认证的明确的强制性规定。尽管《药品管理法实施条例》第 13 条第 2 款规定:"新开办药品批发企业和药品零售企业,应当自取得《药品经营许可证》之日起 30 日内,向发给其《药品经营许可证》的药品监督管理部门或者药品监督管理机构申请《药品经营质量管理规范》认证。"此条规定明确了医药企业 GSP 认证的强制性,弥补了我国 GSP 认证立法的缺陷,但《药品管理法实施条例》是位阶低于法律的行政法规,企业 GSP 认证的强制性并未以法律的形式予以明确,致使药监部门强制要求企业通过 GSP 认证的行政行为缺乏足够的法律依据。

4. GMP 认证问题

GMP 作为我国实行的第一个药品质量管理规范,对药品生产全过程的各个环节,即从物料购入、产品生产、质量检验以及产品销售等环节均有严格规定。实际上 GMP 认证体系的门槛并不低,如果药品监督部门和药品生产企业都能够严格按照 GMP 的规定进行监督和生产，是不会出现药品质量问题的。"齐二药"、"欣弗"等事件，是在 GMP 执行中出了问题，而这些问题在监管方和被监管方都存在：一些监督部门不按 GMP 的规定组织认证，或认证后不按规定进行日常监督和现场监督；一些药品生产企业无视 GMP 的规定，违规组织生产；有些企业仅仅把获得 GMP 认证作为占领市场的筹码，在实际执行这一规范时却大打折扣，如仍使用落后设备等，影响了产品质量。这些混乱现象背后的原因主要是企业为了节约成本，如果严格按照 GMP 认证标准进行生产，企业的成本将大幅上升。面对国内药品生产企业间的激烈竞争，有的企业就通过各种"变通"来降低成本，比如导致 11 人死亡的"齐药事件"，就是该药厂以价格较低的假原料替代真原料，造出了假药。这些执行层面的问题，不论出现在监督方还是被监督方，都是严重的违规违法行为。

5. 监管权限设置问题

（1）主管分权与部门协调性问题

巴学伟对我国目前的药品监管体制作了一个本质性概括：目前我国药品监督管理总体上实行的是"一体、两级"，并带有"多部门"性质的体制。"多部门"是指该体制涉及药品监管部门与卫生部、发改委、工商局、商务部等多个部门的协调与合作。而在实践中，由于主管部门众多，各部门各自为政，卫生部管医院的用药，药监局管厂家生产药，发改委管药价，人力资源和社会保障部管医保，药品经营的主管部门四分江山，缺乏统一有效的管理。这种"九龙治水"的分权架构不仅不能起到制衡的作用，反而容易导致工作中相互掣肘、工作出现疏漏、加大规制成本、降低规制效率，同时还会在一定程度上导致争功诿过、执法责任不明等法律后果。在各部门分权而治的情况下，部门之间缺乏协调性，导致不法分子有可乘之机，比如掌握药品准入权的国家药监局和拥有价格管理权的物价部门间缺乏协调，就让一些低水平发展的企业钻了制度的空子。国家药监局通过新药分类对药品创新的技术含量、新颖性做出界定，对鼓励药品研发创新具有积极意义。但是，这些新药分类界定的信息技术性过强，不能很好地反映到物价部门，加之物价部门的价格政策缺乏足够的前瞻性，导致一些创新性不强的"新药"屡屡得到较高定价。于是，很多企业玩起了闯关游戏——先争取新药身份，再谋求"单独定价"①。

（2）监督管理者的制度缺失

"绝对的权力导致绝对的腐败。"权力天生具有扩张性，不加制约的权力必然导致腐败，因此，必须要对权力的享有者加以监督制约。而我国的药品市场准入管理机构，在经过1998年和2003年的两轮机构改革后，一方面，形成了"中央集权，地方无权"的局面；另一方面，在权力集中的同时，对监管部门和监管人员却缺乏有效的监督制约机制。在内部监督制约方面，因为缺少分权和制衡机制，导致内部职能机构和领导人独揽大权而肆意妄为②；而在外部监督方面，药品市场准入审批的规则、程序和决策的不透明性，导致外界无从对国家食品药品监管部门进行监督。另外，虽然药品市场准入监管部门和监管人失职、渎职现象严重，但责任追究机制却依然没有完善。最为明显的便是药品注册审批方面，自2001年开始，国家食品药品监督管理总局大力推进地方药品标准转国家标准或国际标准工作，将药品注册审批权大幅收归中央，而导致地方药品监管机构在药品注册审批方面几乎无权，挫伤了地方药品监督管理部门在药品准入市场监管方面的积极性。另外，药品注册审批权力过分集中于国家食品药品监督管理总局，也导致国家食品药品监督管理总局内部大量滋生权力寻租行为。

五　完善建议

我国药品市场准入制度存在问题的多样性、根源的复杂性，完善我国药品市场准入制度应当是一个系统的工程。在宏观层次方面，需要对现行法规体系进行清理，以及对国外立法经验加以借鉴吸收；而在具体

---

① 张冉燃：《新药审批玄机一千新药的真假一万申请的多少时间》，见 http：//news. sohu. com/20060418/n242865443htm，2006－4－18。

② 赵为敏：《我国药品市场准入法律制度研究》，硕士学位论文，西南政法大学，2008年。

制度构建方面，需要完善对监管者监督的制度，以及构建持续动态准入监管制度。

1. 对现有法规体系的梳理

应及时清理严重过时、不符合实践的法律文件，对现有的药品监管法规进行修改和统一，对尚未成熟的药品监管法规进行完善，对尚不存在的药品监管法规进行填补，最终在形式上形成一套系统、规范的新药生产市场准入法律体系。[①]

2. 借鉴国外先进的立法经验

美国、日本、英国等发达国家经过长期发展已经建立起相当成熟有效的药品市场准入法律制度，虽然各国在经济、政治、文化背景等方面存在差异，但随着全球化的不断推进，医药市场对外开放程度的不断加大，我国在今后的药品准入立法工作中应当坚持与国际惯例接轨，大胆吸收和借鉴发达国家在药品市场准入制度立法上的模式和发展趋势。

第一，注重对先进立法思想及理念的借鉴吸收。事实上，我国现行药品市场准入监管制度就是在借鉴美国FDA的模式上构建起来的，但在制度构建时并没有借鉴吸收FDA在监管机构设置上的独立性、专业性，以及分权制衡的先进立法思想和理念，导致我国的药品市场准入监管机构徒具其表而无其实。实践中，我国与药品市场准入管理方面，与美国相似的机构设置，执法效果却差距甚远，正是缘于我国过去对国外立法经验的借鉴吸收时，限于对具体制度的借鉴吸收而忽视了对立法思想和理念的借鉴吸收。因此，今后对国外药品市场准入立法经验的借鉴和吸收，不仅要包括对具体法律制度的借鉴吸收，更应当借鉴吸收制度背后的先进立法思想及理念。[②]

第二，在对国外药品市场准入先进立法经验借鉴吸收的同时，还应当立足我国的国情，有选择性的借鉴吸收。

3. 完善监管者监督制度

一方面，内部分权制衡。避免权力的过度集中，适当分权，建立内

---

① 蒋慧：《论我国新药生产市场准入准度的完善》，《学术论坛》2013年第2期。

② 张涛：《食品安全法律规制研究》，博士学位论文，西南政法大学，2005年。

部相互职业的决策机制。另一方面，加强外部监督，包括立法机构、司法机关和审计部门等机关，以及社会舆论监督，开展对监督部门的权力监督。保障药品准入决策程序的透明和公开。

4. 构建动态持续的监管制度

药品的市场准入是一个持续动态的过程，不仅包括进入市场前的审批和注册，而且还应当包括进入市场后的持续评价。在药品市场主体或者交易客体通过审批或者注册进入市场后，还应当进行持续的监管，一旦出现药品生产或者经营主体不再具备注册审批时的条件，就应当取消其准入资格，责令退出市场。同样，对于已经通过注册审批上市销售的药品，要进行持续的上市后再评价，一旦发现药品存在不良反应或者其他不利于患者的情况，应当召回退市。

我国在药品市场准入制度的构建上，应当建立一个以许可制度为核心的、持续动态的全过程监管制度，不仅要注重准入前的监管，更应当注重于准入后的持续监管，包括日常监管制度和跟踪检查制度，以及药品召回制度。

参考文献：

[1] 王文军：《从监管及政策角度减少药害事件》，硕士学位论文，东南大学，2011 年。

[2] 陈连剑、张新平：《药事法学》，科学出版社 2004 年版。

[3] 寇勇：《我国药品基层监管存在的问题及对策研究》，《大家健康》（中旬版）2016 年第 4 期。

[4] 房晓梅：《市场经济与政府监管的关系》，硕士学位论文，苏州大学，2011 年。

[5] 杨艺文：《服务先导管理创新效能为本——北京市工商局参与社会管理创新的思考与实践》，《中国工商管理研究》2012 年第 10 期。

[6] 李歆：《对现行药品经营市场准入法律制度的思考》，《国际医药卫生导报》2008 年第 7 期。

[7] 廖华：《从假药事件看我国药品质量监管的存在问题及对策研究》，2004 年。

[8] 杨华：《我国食品安全法律规制的完善思考》，《重庆科技学院学报》（社会科学版）2011 年第 1 期。

[9] 发改委：《研究将部分高值耗材打包纳入医疗服务项目》，http://m.sohu.com/a/

200069918_ 464397。

[10] 发改委：《6 月 1 日起取消绝大部分药品政府定价》，http：//politics. people. com. cn/n/2015/0505/c1001 - 26951134. html。

[11] 发改委：《药品定价放开后　将在 4 方面加强价格监管》，http：//finance. people. com. cn/n/2015/0505/c1004 - 26951111. html。

（重庆医科大学　蒲　川　川北医学院　罗　秀）

第八章　我国药品价格政策分析与展望

　　药品是商品，具有商品的一般属性，但它又和一般商品不同，有其自身的特殊性。药品具有生命关联性和需要的迫切性，药品的功能主要是疾病的预防、治疗、康复及保健，是保障百姓的身体健康和生命安危的生活必需品①；药品具有高度的专业技术性和低选择性；药品具有较强的可替代性；药品具有需求刚性，而价格弹性小②，有必要时即使药物再贵也得用；药品消费还具有社会外延性，个人消费药品时可能会对整个社会的医疗资源配置和他人福利产生影响，所以，政府会动用国家权利对药品市场的运行进行干预。为了保障人民群众的基本医药保健需求，大多数国家都通过保险形式对群众的医药费用进行一定比例的支付。

　　正是由于药品具有这些特殊性，其价格的变化与百姓息息相关，是社会关注的热点。随着经济的发展和物质文化生活的改善，人们健康保健意识增强，对医疗卫生服务的需求释放，对医疗水平的要求也越来越高，再加上人口的急剧增长和疾病谱的改变，医疗卫生总费用大幅上涨。20世纪90年代中期，我国医疗市场逐步改革放开，医疗卫生总费用及人均卫生总费用的增长速度远快于国民经济增长速度及居民收入的增长幅度，卫生费用逐渐成为居民生活支出的重要组成部分，且这种趋势在短期内还将延续下去。卫生费用过快增长，一部分原因是药品价格

---

① 吴方建：《药事管理学》，湖北科学技术出版社2007年版，第39—40页。
② 梁建桥：《从我国药品市场的需求曲线特性看医改政策》，《商场现代化》2011年第2期。

虚高、药品价格及流通秩序混乱、药品不合理使用等导致了药品费用不合理增长，给国家和个人都带来了沉重负担，且对于药品生产、经营企业的公平竞争和合理发展带来不利影响。从新中国成立至今，我国政府制定了一系列药价规制政策，从政府对药品统一定价，到引入竞争机制、逐步放开部分药品价格，再到限制一些药品的出厂价格及零售价格，这些规制政策取得了一定的效果，但药品费用占医疗支出的比例及人均药品支出占人均收入的比例仍然处于上升趋势，"看病贵、看病难"现象依然存在。医疗费用的持续增长是世界各国医疗服务体系中面临的共同难题，因此，有必要完善政府对药品价格的规制职能，在发挥市场基础性调节的同时加强政府的宏观调控能力，使药品价格能够准确反映出药品的市场供求关系、价值及合理成本，逐步提高药品的公平性、可及性和可获得性，为解决群众"看病贵、看病难"问题发挥有利作用。

一　我国药品价格政策发展历程

（一）计划经济体制时期：药品政府定价（1949—1978）

新中国成立后，我国很快全面实行了以供给短缺为特点的计划经济体制。在这个时期里，所有商品价格都接受国家严格的管控，药品行业更是如此。在强力的管控下，我国的药品定价权利完全掌握在政府手中，并由政府统筹药品的供需平衡。政府在制定药品价格时，基本采用了成本定价办法，几乎不考虑市场的因素。政府对药品出厂、批发、零售价格和各环节都进行严格管控。这些政策在当时具有一定的积极意义。战后的中国物资匮乏，医药资源紧张，政府对药品价格的全面管制可防止药品价格飙升，维持药品价格和市场稳定，并在一定程度上保证了药品的质量和百姓的用药需求，促进了国民经济的快速恢复。

然而，与当时其他行业的管控政策一样，随着国民经济的进一步发展，政府对药品市场完全的价格管制政策暴露出了弊端。首先，政府对药品的完全定价政策使药品行业缺乏改良生产过程、研发和使用新技术的资本与激励，长此以往，整个药品行业发展停滞，生产力无法得到提升；其次，在高度集中的政府计划下，企业生产出的药品种类单一，缺少可以使消费者替代和选择的其他药物；最后，药品价格严格由国家控制，切断了价格与供需情况之间的内在联系，再加上政府收集的信息的滞后、供求双方信息的不对称等因素，往往造成药品供给不足，全国药品短缺状况普遍存在。[①]

（二）转折时期：药品市场定价（1978—1996）

1978 年以后，我国的经济体制由完全的计划经济过渡到有一定计划的商品经济，最终成为市场经济。这期间，国家慢慢放松了对一般商品市场的管控，将价格交还给市场自行决定。在此情况下，部分药品的价格管制也得以放松，政府基本不干预药品价格形成。市场机制给整个医药产业注入了新的活力，至 1996 年，绝大部分药品价格全部放开。

这一时期，药品行业焕发了生机，我国制药工业、医药商业快速发展。医药行业投资变得多元化，外资、民营资本、私人资本等非国有资本纷纷流入，为医药行业的发展铺开了道路；国外新技术的引进以及竞争的日趋激烈，促使我国药品行业进行技术革新，药品的产量和品种的多样性均得到了提升。另外，流通领域三级批发一级零售模式被打破，市场竞争加剧，医药购销领域出现了新模式和新手段。

然而，在药品市场繁荣的同时，完全放开的药品价格和政府的管制缺失使药品市场陷入市场失灵的混乱当中，不正当、不规范的竞争行为愈演愈烈，药品价格出现快速上涨：第一，制药行业盲目扩张，各地新建药厂的数目激增，导致部分药品生产过剩，供过于求，这在造成资源浪费的同时，还促使制药企业使用不正当的竞争手段，增加药品成本，提高药品价格；第二，同一时期的医疗体制改革形成了医疗机构"以药养医"的制度，国家逐年减少对医疗机构的财政支出，将其推入市场竞争中，而医疗机构作为公共福利事业，为了维持自身运转，最简单的方式就是通过对药品进行加价销售而从中获利；第三，药品流通领域

---

①　任婷：《我国药品价格形成的制度变迁及其利益集团影响研究》，硕士学位论文，西北大学，2016 年。

层级多，使得药品价格因为流通成本叠加而不断攀升，难以降低，同时，从药品出厂到出售至消费者手中，不正当竞争普遍存在，这不仅额外产生了与药品自身生产研发无关的成本，升高了药品价格，也破坏了药品市场秩序和竞争氛围。

为了消除"看不见的手"造成的混乱，政府伸出了那只"看得见的手"，对药品价格进行重新规制势在必行。

（三）发展期：政府重新加强药品价格管制（1996—2015）

我国于20世纪90年代末起对药品价格重新加强了规制，此后的近20年里，相关部门对药价的管理进行了艰难的摸索和试错。针对药品市场混乱，价格上涨过快过猛等问题，国务院要求价格主管部门对药品价格秩序进行治理整顿，深化药品价格改革。1996年，原国家计委《药品价格管理暂行办法》，提出药品定价将采取分类定价的方式，即专利药、原研药、国内仿制药等都将有不同的定价原则；决定对临床用量大的少数国产药品和进口药品（约200种）加强价格管理，定价方式沿用计划经济时期的管理模式，价格主管部门制定出厂、批发、零售价格。1999年，国家决定不再公布药品出厂价，只公布药品零售价，同时规定，纳入定价范围的药品与医保目录大体衔接。2000年，国家计委下发了《药品政府定价办法》，对药品实行3种定价形式：纳入基本医疗保险报销目录的药品及少数生产经营具有垄断性的药品，实行政府定价或政府指导价；政府定价和政府指导价以外的药品，实行市场调节，由企业自主定价。2002年修订的《药品管理法》和《药品管理法实施条例》，明确了药品价格管理的范围和形式等内容，纳入政府管理药品的范围为国家医保目录内及少数具有垄断性的特殊药品（品种近3000种，市场份额约70%）。大多数药品实行政府指导价，具体为制定最高零售限价。这个阶段，价格主管部门共进行了三轮价格集中调整，制定和调整药品最高零售价格，有效限制了定价目录内药品价格过快上涨，但并没有从根本上解决药品费用持续上涨问题。

2001年以后，出于打击药品商业贿赂的目的，卫生部门开始牵头实行药品招标采购制度，2007年以后，各地开始全省统一集中采购。

目前，药品集中采购分成了基本药物和非基本药物、低价药品和非低价药品等多个招标目录和采购方式，政府办医疗机构必须参与省级药品集中采购，执行统一的招标采购价格，药品招标采购实际上已演变为一类行政管理职责。

这个时期我国药价管理大致经历了以下几种方式：首先，价格管理部门企图通过限制药品的购销差率和折扣率来控制药品价格，然而这一方式却并不易于操作和管理，购销双方可能会通过虚报价格，暗中收受回扣的方式来规避管制，因此并未得到好的实施效果。随后，政府统一制定《医保目录》收录药品的零售价格，并对一些常用药进行多次降价，但是结果却不尽如人意：一方面，一些药品通过更改包装和剂量规格等方式规避了降价；另一方面，一些性价比高的优质药却由于定价偏低，面临无人生产而退出市场的尴尬局面。在前面两种方式均未取得预期成效后，政府放松了对药品价格的管制，只规定药品最高零售价，在此价格之下，充分发挥市场的作用，将竞争机制引入药品价格管理。但由于最高零售价格的定价过程中信息的不对称化及定价方法存在一定弊端，这种方式虽然在一定程度上限制了药品价格，但改变药价虚高的状况依旧没有实质性的改变。

这一阶段政府对于药品价格的管理方式进行了各种尝试，然而并未达到预期的效果，这些企图通过直接对药品价格进行管理从而解决药价虚高的政策大多并未取得成功，反而使我国药品市场呈现市场失灵与政府失灵同时存在的现象，各种利益相互交错的复杂局面极大地抵冲了这一轮药价改革的正面效应。

（四）现阶段：新一轮药品价格市场化改革（2015年至今）

2015年年初，新一轮药品价格改革启动。2015年2月28日，国务院办公厅通过《关于完善公立医院药品集中采购工作的指导意见》，对药品的招标、配送、结算、监管进行了规制；3月17日，由国家卫生计生委负责起草的《建立药品价格谈判机制试点工作方案》正式结束了意见征集，计划成立国家药品价格谈判指导委员会；5月4日，国家发展改革委出台了《关于加强药品市场价格行为监管的通知》；5月5

日，国家发展改革委、国家卫生计生委等七部委制定公布了《推进药品价格改革意见的通知》（发改价格〔2015〕904号）文件，决定自2015年6月1日起取消绝大部分药品政府定价，同步完善药品采购机制，强化医保控费作用，强化医疗行为和价格行为监管，建立以市场为主导的药品价格形成机制，最大限度减少政府对药品价格的直接干预。同时废止了此前制定和调整药品价格的166个文件，至此药品价格改革的方案正式敲定。

二　我国药品价格改革政策及现状

（一）药品价格改革政策的主要内容

推进医药价格改革，建立科学合理的医药价格形成机制是价格改革的重要内容，是医药卫生体制改革的重要任务。党的十八大以来，国家发展改革委按照党中央、国务院的决策部署，适应医药卫生体制改革以来的体制机制变化，转变政府职能，充分发挥市场机制作用，先后推出了药品价格改革方案和医疗服务价格改革方案，新型医药价格形成机制正在形成之中。

2015年，国家发展改革委、国家卫生计生委、人力资源和社会保障部、工业和信息化部、财政部、商务部、食品药品监管总局制定了《推进药品价格改革的意见》（以下简称《意见》）。首先，《意见》要求改革药品价格形成机制。除极少数药品外，取消药品政府定价，完善药品采购机制，发挥医保控费作用，药品实际交易价格主要由市场竞争形成。其中所有药品分成五类，采取不同的价格管理方式：一是医保基金支付的药品，通过制定医保支付标准探索引导药品价格合理形成的机制；二是专利药品、独家生产药品，通过建立公开透明、多方参与的谈判机制形成价格；三是医保目录外的血液制品、国家统一采购的预防免疫药品、国家免费艾滋病抗病毒治疗药品和避孕药具，通过招标采购或谈判形成价格；四是麻醉药品和第一类精神药品，仍暂时实行最高出厂价格和最高零售价格管理（政府指导价格管理）；五是其他药品，由生产经营者依据生产经营成本和市场供求情况，自主制定价格。

其次，《意见》要求在取消药品政府定价后，要充分借鉴国际经验，做好与药品采购、医保支付等改革政策的衔接，强化医药费用和价格行为综合监管。按照"统筹考虑、稳步推进"的要求，重点从四个方面加强监管：一是完善药品采购机制。卫生计生部门要按照规范公立医院和基层医疗卫生机构药品采购的相关要求和措施，坚持药品集中采购方向，根据药品特性和市场竞争情况，实行分类采购，促进市场竞争，合理确定药品采购价格。二是强化医保控费作用。医保部门要会同有关部门，在调查药品实际市场交易价格的基础上，综合考虑医保基金和患者承受能力等因素制定医保药品支付标准。在新的医保药品支付标准制定公布前，医保基金暂按现行政策支付。做好医保、招标采购政策的衔接配合，促进医疗机构和零售药店主动降低采购价格。人力资源和社会保障部、国家卫生计生委要会同有关部门出台医保药品支付标准制定规则。三是强化医疗行为监管。卫生计生部门要建立科学合理的考核奖惩制度，加强医疗机构诊疗行为管理，控制不合理使用药品医疗器械以及过度检查和诊疗，强化医药费用控制。四是强化价格行为监管。价格主管部门要通过制定药品价格行为规则，指导生产经营者遵循公平、合法和诚实信用的原则合理制定价格，规范药品市场价格行为，保护患者合法权益。

最后，《意见》强调了评估机制和宣传引导。药品价格改革与群众切身利益密切相关，政策性强、涉及面广，要建立药品价格改革评估机制，密切关注改革后药品价格和医药费用变化情况，对改革中出现的新问题要及时研究提出解决的政策措施。要做好宣传解释工作，向广大群众解释清楚药品价格改革的意义、内容和预期目标，及时回应社会关注的热点问题，争取社会各界的理解支持。

（二）药品价格改革促进政府职能大转变

《意见》明确了推进药品价格改革必须充分发挥市场和政府"两只手"的作用，建立科学合理的价格形成机制。要充分发挥市场配置资源的决定性作用，同时要更好地发挥政府的作用，有关部门都要切实履行职责，加强事中事后监管。取消药品政府定价后，要做好与药品采购、医保支付等改革政策的衔接，强化医药费用和价格行为监管。

取消药品政府定价后，各有关部门将采取一系列的措施，规范药品市场价格行为，确保市场基本平稳。① 价格主管部门将重点做好以下四方面工作：一是研究制定药品价格行为规则，指导生产经营者遵循公平、合法和诚实信用的原则合理制定价格，规范药品市场价格行为，保护患者合法权益。二是建立健全药品价格监测体系，促进药品市场价格信息透明。重点做好竞争不充分药品出厂（口岸）价格、实际购销价格的监测和信息发布工作，引导药商和群众预期。对价格变动频繁、变动幅度较大，或者与国际价格、同类品种价格以及不同地区间价格存在较大差异的，要及时研究分析，必要时开展成本价格专项调查。三是加大价格监督检查和反垄断执法力度，依法严肃查处不正当价格行为和价格垄断行为，维护药品市场正常竞争秩序。各级价格主管部门将在近期组织开展为期半年的药品价格专项检查。检查对象是药品生产经营企业、医疗机构、疾病预防控制中心、血站、药品集中采购平台等单位，检查重点是竞争不充分药品和特殊患者的特殊用药价格，检查内容是上述单位是否存在借药品价格改革之机实施扰乱市场价格秩序的违法行为。四是强化社会监督，充分发挥 12358 全国价格举报管理信息系统的作用，建立全方位、多层次的价格监督机制，正面引导市场价格秩序。价格主管部门将依据《价格法》、《反垄断法》等法律法规，严肃查处不正当价格行为和价格垄断行为。

（三）药品价格改革实施情况

为适应医药卫生体制改革以来的体制机制变化，转变政府职能，充分发挥市场机制作用，国家发展改革委先后推出了药品价格改革方案和医疗服务价格改革方案，在改革方案中，坚持放调结合，坚决放开绝大多数药品和非基本医疗服务价格，同步建立价格动态调整机制，理顺医

---

① 赵广武、何海明：《透析"推进药品价格改革的意见"》，《市场经济与价格》2016 年第 5 期。

疗服务比价关系。① 药品价格改革方面:

1. 取消绝大部分药品政府定价

报经国务院同意,从 2015 年 6 月 1 日起,取消除麻醉和第一类精神药品外的 2000 多种药品政府定价,今后通过完善药品采购机制、制定医保支付标准、强化价格行为监管等综合措施,引导药品价格主要由市场竞争形成,逐步建立以市场为主导的药品价格形成机制。目前仅剩40 多种麻醉和第一类精神药品实行政府指导价管理,主要考虑这部分药品目前实行严格的生产流通管制,临床使用规范,继续由政府控制价格,有利于价格和市场稳定。

2. 全部取消药品加成

采取分步推进的模式,从基层医疗卫生机构起步,逐步延伸到县级公立医院、城市公立医院,渐进式取消了药品加成。截至 2017 年 9 月 9日,已全部取消公立医疗机构药品加成,同步调整医疗服务价格,将原来医疗机构运行由药品加成、服务收入和财政补助三个补偿渠道,改为只由服务收入和财政补助两个渠道,一举结束了 60 多年"以药补医"的历史,初步建立了公立医院科学补偿新机制。

3. 改革低价药价格管理

为鼓励低价药品生产供应,缓解部分低价药品短缺矛盾,满足临床用药需求,根据低价药品生产成本和市场供求变化特点,对低价药品实行日均使用费用上限标准控制,具体交易价格通过市场竞争形成,建立更加灵敏反映市场供求的定价机制。同时,对于低价药实行直接挂网采购,不再竞价招标,避免价格恶性竞争。目前实行低价药管理的有 800种左右。该项政策的实施,在促进低价药品恢复生产供应的同时,又抑制了低价药品价格的过快上涨,减轻了社会医药费用负担。

医药价格改革的根本目的是保障人民群众的健康,必须遵循医疗卫生事业发展规律,要充分考虑建立基本医疗卫生制度、医药产业发展等

---

① 中华人民共和国国家发展和改革委员会:《攻坚克难 奋力前行 全面实施医药价格改革——党的十八大以来医药价格改革纪实》,见 http://www.ndrc.gov.cn/fzgggz/jggl/zhdt/201711/t20171103_ 866240. html。

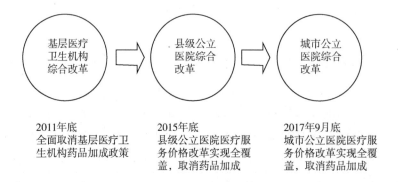

图 8-1　分步推进取消药品加成情况

各方面因素，注重强化价格与医疗、医保、医药等相关政策联动，才能确保改革的稳步顺利实施，确保人民群众负担不增加。药品价格改革和医疗服务价格改革同步进行、协同联动，因此这里介绍医药价格改革管理亮点。①

（1）放管结合。调放结合是多年来价格改革积累的一条基本经验，在推进医药价格改革中一以贯之。能放给市场的，坚决放给市场；继续实行政府定价管理的，坚决"管细管好管到位"。药品与医疗服务在市场属性、竞争程度上存在比较大的差异，因此改革模式也应不同。就药品价格而言，考虑到药品生产流通环节市场竞争比较充分、采购机制对药价控制作用越来越明显、市场监督力度进一步强化等情况，采取了"以放为主"的改革模式。就医疗服务价格而言，考虑到目前我国医疗服务市场依然是公立医院为主的局面，医疗服务具有比较强的公益性特点，采取了"以调为主"的改革模式。这两种不同方式的运用，充分考虑了市场的实际情况，区分不同特点。

（2）政策联动。医药价格改革涉及患者、医疗机构、医保、医药企业、医生等各方利益的深刻调整，属于深层次的体制机制问题，仅靠单项改革难以取得成效，需要综合推动。在推进改革过程中必须政府投

---

① 中华人民共和国国家发展和改革委员会：《攻坚克难　奋力前行　全面实施医药价格改革——党的十八大以来医药价格改革纪实》，见 http://www.ndrc.gov.cn/fzgggz/jggl/zhdt/201711/t20171103_866240.html。

入、价格调整、医保控费、招标采购、医疗行为等各项措施联动，各部门要各司其职，形成政策合力，增强改革系统性、整体性和协同性，共同推动医改各项目标的实现。从全世界范围来看，医药价格都非常敏感，群众感受直接且深刻，在一定程度上是很多改革的支点。在推进医药价格改革时，特别强调了政策之间的联动，如取消药品加成并同步调整医疗服务价格时，要求财政投入和医保支付必须同步跟进，确保患者支出负担不增加，确保改革平稳有序。

（3）分类管理。药品价格改革过程中，将所有药品分成五类，采取不同的价格管理方式（具体内容见前文）。对于医疗服务价格，则适应医疗服务主体逐步多元，部分领域形成竞争，群众更加注重身体健康，个性化需求增加等形势变化，区分基本和非基本，将医疗服务价格分为三类进行管理：一是公立医疗机构提供的基本医疗服务，实行政府指导价，进行严格监管。二是公立医疗机构提供的特需医疗服务及其他市场竞争比较充分、个性化需求比较强的医疗服务，实行市场调节价。根据本地区医疗市场发展状况、医疗保障水平等因素来确定，严格控制特需医疗服务规模。三是非公立医疗机构提供的医疗服务，实行市场调节价政策。

（4）分步推进。面对艰巨复杂的医药价格改革任务，必须立足全局，加强整体谋划，把握好时机、节奏和力度，稳步有序推进。看准的，抓住时机，加快推进；暂时不具备条件的，先行试点，积极探索，条件成熟后逐步推开。如，理顺医疗服务比价关系是医疗服务价格改革的重中之重。首先，统筹考虑取消药品加成及当地政府补偿政策，同步调整医疗服务价格。其次，通过规范诊疗行为，降低药品、耗材等费用，腾出空间，动态调整医疗服务价格。调整医疗服务价格时，强调坚持"控总量、腾空间、调结构、保衔接"的路径，有升有降调整，优化服务价格内部结构，体现技术劳务价值，确保群众基本医疗费用支出总体不增加。控总量，即合理确定本地区医药费用总量。腾空间，即通过取消药品加成以及规范诊疗行为来降低药品、耗材等费用，为医疗服务腾出调价空间。调结构，即既要提高体现医护人员技术劳务价值的服务项目价格，也要降低偏高的大型医用设备检查治疗和检验价格。保衔接，即在调整医疗服务价格时，要与改革医保支付方式、提高医保支付水平、强化医疗机构控费同步。

（5）费用监管。推进医药价格改革，一方面要理顺医药价格，另一方面则是促进医药费用得到有效控制。改革中，特别强调要加强医药费用控制，强化价格行为监管。一是通过合理确定费用控制标准。将门诊均次费用、床日费用、工作效率、服务质量和群众满意度等指标纳入医疗机构目标管理责任制和绩效考核目标，建立科学合理的考核奖惩制度。二是改革定价方式控制费用。针对按项目收费管理偏多偏细、难以有效抑制医生诱导就医需求的情况，扩大了按病种、服务单元收费范围，实行打包收费，同时加强了付费方式改革的衔接，充分发挥医疗收付费的协同作用，对规范诊疗行为、抑制不合理的费用增长起到了积极作用。三是积极推进信息公开。建立公立医院医药费用通报制度，将公立医院收入、费用、增长率、自费比例等指标情况，以公立医院为单位定期向社会公开，并指导医疗机构做好医药价格公示，充分发挥社会监督作用。

地方层面上，福建省三明市、安徽省等许多地方都积极响应中央政策的号召，积极探索——三明市进行公立医院改革，破除"以药补医"，试行院长、医生年薪制，单病种付费等模式，药品方面推行药品零差率销售和药品限价采购政策，以及"两票制"的药品流通模式，均取得了良好效果[1]；安徽省作为省级综合医改试点也试行了医药分开、药品销售零差率、二次议价等政策[2]；全国各地的革新者越来越多，2015 年 4 月已有 30 个省份建成了升级药品集中采购平台，完成了以省（区、市）为单位的网上集中采购。法律层面也有了新的动作，2015 年 3 月，国家正式把药价谈判机制纳入立法程序；修订了《中华人民共和国药品管理法》，删除了原法第 55 条关于政府制定药品价格的

---

[1]　项裕兴、陈亮：《三明医改：让公立回归公益》，《福建日报》2015 年 4 月 28 日。

[2]　陈昊：《药价治理：福利优先兼顾效率》，《健康报》2015 年 3 月 30 日。

规定，从法律上对药价改革的推行给予了肯定。[①]

三　我国药品价格改革政策评价

价格主管部门从监管价格水平向监管价格行为转变。废止了从1996年以来制定和调整药品价格的文件，职能转变为加强医药费用和价格行为综合监管。建立药品价格监测体系，促进市场价格信息透明，加大价格监督检查和反垄断执法力度，依法查处不正当价格行为和价格垄断行为，维护市场正常竞争秩序，强化社会监督，规范市场价格行为。卫生计生部门贯彻落实公立医院招标采购的要求，完善药品集中采购制度。根据药品特性和市场竞争情况，实行分类采购，促进市场竞争，合理确定药品采购价格。

强化医保控费作用。随着全民医保制度的建立，医保机构在药品价格管理中角色和定位也发生了变化。由原来仅根据价格主管部门确定的药品最高零售价格和药品集中采购形成的医院实际采购价格，按照固定比例报销药品费用，控制医保资金使用，转变为发挥全民基本医疗保险的基础性作用，通过医保支付价格改革，加强控制医药费用过快增长的责任，建立医疗机构合理用药、合理诊疗的内在激励机制，减轻患者费用负担。

本次药品价格改革具有重要意义：药价改革是简政放权，让市场决定资源配置的重要体现；药价改革促进深化医疗体制改革，市场"无形的手"和政府"有形的手"将共同促进整个医疗体制健康发展；药价改革促使医保发挥更大作用，利于理顺医药价格机制；药价改革有助于激励药企发展和药品创新；药价改革既奠定了药价市场化的坚实基础，也体现了"三医联动"的改革思想。

与之前的一系列改革相比，这次改革具有更加深刻的影响，使药品价格的形成方式发生了根本改变。一般类别药品的价格限制被废除了，

---

① 周小琨：《药改能挤出多少水分？》，《经济信息时报》2015年4月8日。

市场机制重新成为药价高低的仲裁者。与之前的市场化改革相比，虽然同为将药品定价推向市场，此次药价改革却不同于以往。

首先，改革的主要目的不同。前一次改革是以激活药品市场，促进医药产业繁荣为目的，因此改革产生的红利更加向药品的供给方倾斜；而本次改革力图使用市场的手段解决药价虚高顽疾，减轻人民群众用药负担，这势必会使整个改革在保证效率的同时更加注重公平。

其次，改革的背景不同。我国的医药改革虽然经历曲折，但是仍旧在向前发展，这使相隔 30 年的两次改革必定处在不同的发展阶段背景下。30 年前，我国医药产业处于发展的初级阶段，生产能力低下，企业发展更多靠地方政府的保护，而在经历了这些年的发展后，我国的医药产业完全具备了独自面对市场竞争的能力；另外，医保等相关制度的不断发展也为新一轮的药价市场化奠定了基础。

最后，改革的条件不同。在前一次药价市场化改革中，政府由于缺乏改革经验，在市场化进程中找不准自身定位，放任市场自身发展，导致改革出现一系列负面效果。而随着改革经验的不断积累，我国政府对于药品价格管理过程中自身定位及管理方式等问题的认识与 30 年前不可同日而语。经过理论和实践的反复论证，我国的药品价格管理过程更为科学、规范，为下一步的药品价格市场化改革的有效施行提供了保障。

此轮药品价格改革绝不是以往药品价格市场化的简单复制。但放开药价仅仅是一个开始，在药价改革的同时，不断推动医保标准、公立医院的联动改革，完善药品集中采购政策，建立和规范市场体制，才能实现医疗卫生事业和医药产业的健康发展、满足人民群众的医疗卫生需求。

四　我国药品价格改革面临的问题

实施新医改后，药品价格管制被认为是治理"看病贵"的重点。物价、卫生、社保多部门出台政策直接干预药品价格，使得药品价格逐渐偏离了市场经济中商品价值与价格变动规律，出现"药价虚高"与"药价虚低"并存的价格扭曲现象，引发了医药行业、医疗行业、医保机构、患者等相关利益群体之间的一系列问题与矛盾。主要表现为[①]：

1. 最高零售价政策失灵，导致部分药品价格"虚高"

一段时间以来，政府制定药品最高零售价主要采取的是成本加成定价法，但由于某些企业的实际成本难以掌控，使得部分药品最高零售价远远高于企业成本价和市场的实际交易价格，受到公众质疑，因而丧失了政策的公信力。

2. 政府主导药品集中采购，导致部分药品价格"虚低"

全国大多数省（市、区）曾实行药品集中招标采购；有 26 个省（区、市）还实行"双信封"评标办法，即分别编制经济技术标和商务标，其中有 24 个省（市、区）在商务标评审时实行最低价中标。[②] 因此，导致一些低价中标企业缩减生产规模，以至于传统的廉价药供不应求，某些低价药甚至在市场上几乎消失。

3. 药品加成率管制存在漏洞，导致医院采购高价药

2007 年，政府在推行药品集中招标采购后，为了降低医院销售药品的价格，在最高零售价政策的基础之上出台了对医院药品加成率的管制政策，规定医院药品销售价格在不超过国家最高零售价的范围内只能在进价的基础上加成 15%，以限制医院销售药品的获利空间。但漏洞在于：医院采购价格低的药品获得的加成额低，采购价格高的药品获得的加成额高，导致医院失去了药品采购议价的积极性，放任高价药进入医院，给"以药养医"留下了空间。

4. 政府对药品价格过度干预，影响了医药行业的公平竞争与健康发展

政府的最高零售价政策与药品集中招标采购政策，使得部分药品出

---

① 吴渝：《我国药品价格改革实施途径探讨》，《中国药房》2015 年第 25 期。

② 洪兰、贡庆、叶桦：《我国各省基本药物招标采购制度中药品价格控制策略的比较》，《中国药房》2013 年第 44 期。

现了价格"虚高"或"虚低",影响了药品生产与流通行业的经营与发展。生产低价药的企业,被迫降低生产成本,甚至停止生产,使低价药出现"有价无市"的状况;生产高价药的厂家,为了推销药品、将高额的利润空间留给销售环节,商业贿赂屡禁不止,而药品生产企业缺乏研发资金、发展迟缓。

新的药品价格改革政策《推进药品价格改革的意见》出台后,虽然从整体上来看全国及各地在药价改革的进行上都取得了可喜的成绩,但是距离全面推行药价改革、实现药品价格的直接控制与间接管控政策的平稳过渡,还有一些路要走,一些问题也需尽快解决。[①]

1. "以药养医"需真正破除

长期以来,医疗机构采用"医药不分,以药补医"的补偿机制营利,一方面,成为高价药横行背后的动力,严重阻碍药价改革目标的实现;另一方面,直接影响了从技术方面缩短中间成本和差异化采购等措施的效果。届时,一旦配套措施迈步过大,对医院牟利形成阻碍,甚至可能导致医药腐败与回扣以另一种更隐秘的形式进行,从而更加难以治理。因此,破除"以药补医"机制,不仅是进行药价改革的先行条件,还是减轻患者医疗负担的重要保障,必须同步落实。

2. 医保控费作用需强化

根据《意见》,政府放开药价管制后,医保基金支付的药品,将由医保部门会同有关部门拟定支付规则,是接盘政府定价的重要手段之一;而目前的医保制度不够完善,没有核定医疗费用、遴选药品与治疗方案的能力,更不必谈与招标采购制度形成良好配合了。与此同时,医保目录本身的产品结构、修订期限都不尽合理。医保目录中的大病用药和创新药数量稀少,无法满足重病患者的用药需求;再加上众多药品生产商为了进入医保目录拼尽手段去寻租,这些成本终将转嫁到患者的身上,再次加重患者的经济负担。医保制度的不圆满状态将产生严重影响,药价改革的制度衔接,已然迫在眉睫。

---

①　邓勇、王舒、邢瀚林:《药价改革现状及完善对策》,《中国医药科学》2015 年第 24 期。

3. 招标采购制度需完善

药价放开后实行招标采购的药品数量庞大，除了《意见》中标明适用招标采购的药品外，还包含大量的临床常用药、廉价药。集中招标采购定价实行的是社会平均成本加成定价，定价合理的关键是获取企业真实的生产成本信息，而我国对成本信息的获取主要以发改委和当地物价部门组织药品成本调查和药品生产企业申报的方式进行，药品成本调查不能完全避免成本虚构或夸大，导致定价过高。[①] 在探索过程中，部分省份采用了"唯低价是取"的药品招标采购方式，利润稀薄，药企为了中标只能压价，用压缩药品成本的方式保证利润，引发了新的药品质量危机。此前，我国由卫生计生委系统主导的药品集中采购，不是真正意义上的招标，与充分发挥市场作用的药价改革无法契合，影响了药价改革的效果。因此，完善招标采购制度也成为药价改革必须重点完善的配套政策。

4. 科学谈判机制需建立

在中国高价销售药品的情况非常普遍。中国用药量这么大，药价反而比其他国家贵，这种现象很不正常，而且严重损害了患者的利益。[②] 而根据《意见》，药价放开后这些专利药品、独家生产的药品等"贵族药"，将建立多方参与的谈判机制来加以规制。但是，由于医疗谈判机制在我国还属于试点探索阶段，在理论与实践中都还存在很多问题。由于经验不足，会出现谈判过程中交易成本过高和代理费用不合理等情况。为了全面推进药价改革，药品价格谈判机制也应尽快完善，为堵住制度缺口贡献力量。

五　我国药品价格改革展望

药品价格改革是医改的重要突破口，涉及多方利益调整，牵一发而

[①] 刘多元、杨郁华：《现行药品价格改革存在的问题与对策》，《中国总会计师》2017年第3期。

[②] 肖玮：《贵族药价格谈判年内开启专家建议政府不应直接参与价格谈判》，《北京商报》2015年4月14日。

动全身，必须坚持医保、医疗、医药"三医联动"，使各项改革相互促进、良性互动、协同配合，才能形成推进改革的强大合力。因此，需要各主体支持，要联合政府、医院、药企以及负责具体工作的部门，实现协同共赢。

（一）政府：把握节奏，找准定位

在药价改革的推进过程中，各地政府应全盘统筹，把握改革整体节奏，平衡各主体改革前后利益，不能急功近利。如面对药品市场价格波动，应保持冷静，控制节奏。政府还应处理好"放"与"管"的定位，作为引路人，明确改革方向，应将改革视为一种间接的管理方式、一种价格形成机制的转变；经过改革后也不必然带来降低药价的效果，而是有升有降，最终达到"管而不死、放而有度、乱而有序"的目的。政府的工作重心应从以往的定价、审价转至研究制定药品价格的行为规则，建立健全药品价格监测体系，加大价格监督检查和反垄断执法力度，以及强化社会监督等方面。[①]

健全药品价格监测和发布体系，一方面可探索建立跨部门统一的药品价格和市场交易信息平台，加快与医疗卫生、医疗保障、药品监管等部门的信息共享，完善药品价格和交易数据采集报告制度，掌握药品真实交易价格数据，形成监测监管合力；另一方面推行药品"价比三家"，可通过网络平台、报纸等媒体公布常用同规格药品在不同药店、医院的销售价格，让药品价格"晒"在阳光下，价格孰高孰低，老百姓一目了然，方便选择。完善提醒告诫制度，提醒和指导经营者自主定价依法合规，自觉维护价格秩序；还可发挥行业组织作用，引导行业经营者加强价格行为自律；同时落实网格化监管制度，实现巡查常态化。加大价格监督检查和反垄断执法方面，除严厉查处违法违规行为外，可通过新闻媒体曝光有效震慑，还可建立信用奖惩机制。[②]

---

① 王东进：《理性应对药品价格改革，科学制定医保支付标准》，《中国医疗保险》2015 年第 7 期。

② 向进武、张天春：《关于药品价格放开后的现状及对策建议》，《中国价格监管与反垄断》2015 年第 10 期。

"放""管"结合，充分发挥市场在资源配置中的决定性作用，利用对药品定价的影响，间接引导药品价格，尽快适应改革新角色。①

（二）医疗机构：积极配合，引领改革

医疗机构是我国最大的药品销售者，能将政府、药企、患者等参与改革的主体联结到一起。破除"以药补医"和完善招标采购都需要医院的积极配合。

从医院内部的改革着手，建立新的医疗绩效评价机制以及人事薪酬制度，用提高医疗服务报酬调动医生的工作积极性。同时，还要注意不合理用药的问题，药费高除了药价本身原因外，很大一部分原因还在于不合理用药。②另外，将当前按诊疗项目收费模式转变为"按病种收费"模式，控制总费用，解决医院降价"动力"问题；但是，要注意不要矫枉过正，让"以药补医"变成"以检查费补医"。最后，还可辅以转变药品销售模式，从政策上扶持和鼓励零售药店的发展，同时加强对零售药店的监管；利用电商的兴起，放开网络处方药的销售，实施处方网络化管理，使医院、医保定点药店实现处方信息共享，促进医药分流，打破医院对药品销售的垄断。

完善招标采购制度应该提高医院的参与度，允许"二次议价"。让医院和药企直接议价，通过议价使医生的收入"阳光化"，改善药价虚高、医生回扣、药物滥用、医患矛盾、药品生产经营企业行为扭曲等一系列严重问题。

（三）相关部门：借鉴经验，真正执行

负责建立、完善、运行医保、招标采购、谈判机制等接盘手段的相关部门，是药价改革的真正执行者，实施效果决定了改革的成败，此阶段"阳光化"非常重要，程序透明、价格透明，防止暗箱操作，促进药品市场有序、公平竞争。在完善配套政策的过程中，吸取国内各省试点经验和借鉴国外先进模式都很有必要。

---

① 中华人民共和国国家卫生和计划生育委员会：《国家发展改革委有关负责人就推进药品价格改革答记者问》，《中国经贸导刊》2015年5月25日。

② 赵静：《药品价格改革问题研究》，《卫生经济研究》2016年第7期。

1. 医保机构

在强化医保控费作用方面，医保是市场中的重要力量，能与供方形成价格博弈。医保部门在对药品进行分类时应以药品属性和市场竞争状况为依据，综合考虑医保基金和患者承受能力等因素，设计合理的药品支付标准制定方法和完善的医保支付标准体系。同时，还需要进一步明确医保和医院、患者的费用结算问题，均衡医保、医院、患者之间的利益分配，合理制约三方的行为。此外，还要重点解决经药店销售药品的医保支付标准制定的问题。

构建以医保机构为主导的多方利益主体参与的药品价格协调机制。建立健全药品价格改革听证制度，明确纳入听证程序的药品范围，并确保听证代表具有广泛性和代表性，可以吸纳医药专家、经济学家、临床医生、具有一定医药知识的消费者等参与其中，并建立药品价格听证的信息反馈机制，利用网络媒体公布药品价格听证内容、过程及联系方式。

同时，改革现有的药品成本信息收集办法，用科学有效的药品成本制约机制，较好地解决药品价格中存在的信息不对称的问题。掌握药品真实成本后，选择科学的药品定价方法，建立以价值为基础的药品定价机制[1]，各环节利润合理化，实现药品价格的真实回归。[2]

2. 招标采购

新形势下，不仅依赖政府为主导的药品集中招标采购政策，还可探索和依循药品市场经济的规律及特点，着眼于第三方药品交易组织与交易平台的建设，加强社会组织及机构对药品价格的监督，从而更好地维护和保持药品的流通秩序。可借鉴国外发达国家的模式，灵活选择整合医疗网络或自由集团采购组织的方式，由医疗机构自由选择第三方代理机构，更好地发挥药品市场的杠杆作用。

---

[1]　许军、夏聪、向前等：《基于药品价值的定价机制研究进展》，《中国卫生经济》2016 年第 10 期。

[2]　刘多元、杨郁华：《现行药品价格改革存在的问题与对策》，《中国总会计师》2017 年第 3 期。

3. 谈判机制

完善多方利益主体的药品价格协商谈判机制。要建立以医保部门为主导、其他多方利益主体参与的药品价格协商谈判机制。药品价格谈判参与方可包括政府主管部门（价格部门、食药部门、社保部门），药品需求方代表（政府医保、医院行业协会、药房行业协会、商业保险公司或药品采购独立第三方），药品厂商，制药行业协会，药物经济学专家和药物疗效评价专家等。[1] 考虑到医保支付政策及支付水平等因素，围绕药品的疗效与质量、市场实际交易价格等，合理确定药品的基准价格，并最终确定药品的报销价格。

完善以药品价值评估为依据的药品价格谈判机制。在药品价格多方利益主体参与的价格谈判机制之中，不仅要考虑药品价格、费用因素，还要考虑到药品的价值，要引入权威性、独立性的药品价值及价格评估机构，为药品价格的最终确定提供权威性的参考和建议。

（四）制药企业：把握机遇，做好转型

由于医保支付价将代替政府定价直接左右药企的定价行为，将对药品生产的动向产生至关重要的影响。大量低水平仿制药的支付价极低，利润稀薄，将遭受较大冲击；仿制不多的原研、首仿药，也将遭受一定冲击，这些都会直接影响企业的生产热情。而专利药、创新药、独家中成药，将与政府谈判获得理想的价格。因此，品牌药和高质量药的生产利润就会得到保障，生产积极性也会大大提高。[2] 届时，或将淘汰一部分缺乏竞争力的仿制药企业，而优质药、创新药企业则能从中受益；这也能够促使药企向自主研发型企业转型，向生产高质药的品牌企业发展，进而优化药品的生产结构。[3]

---

① 李金良、朱海林：《从国际经验视角看我国谈判机制形成药品价格》，《中国卫生经济》2015 年第 12 期。

② 常峰：《药品价格改革：细化＋落实》，《经济日报》2015 年 5 月 7 日。

③ 戴小河：《药价改革方案露出真容医保支付价成中流砥柱》，《中国证券报》2014 年 11 月 27 日。

参考文献：

［1］袁大峰：《解决我国药品价格虚高问题的对策研究》，硕士学位论文，西北大学，2008 年。

［2］江颖萍：《中国药品价格规制策略研究》，硕士学位论文，南昌大学，2012 年。

［3］凌沛学：《医药商品学》，中国轻工业出版社 2008 年版。

［4］魏莉：《药品价格管理中的政府职能履行情况研究》，硕士学位论文，云南财经大学，2016 年。

［5］王繁可、申俊龙：《加拿大的药品价格管理体系及其对我国的启示》，《中国药业》2009 年第 8 期。

［6］李亚明：《安徽省药品集中招标采购制度政策参与者行为策略研究》，北京协和医学院中国医学科学院、北京协和医学院、中国医学科学院、清华大学医学部，2016 年。

［7］陈文：《从政府控制转向市场主导：药品价格形成机制的新转变》，《中国卫生资源》2015 年第 4 期。

［8］搜狐健康：《发改委：研究将部分高值耗材打包纳入医疗服务项目》，2017 年。

［9］《透析"推进药品价格改革的意见"》，《市场经济与价格》2016 年第 5 期。

［10］《国家发展改革委有关负责人就推进药品价格改革答记者问》，《中国经贸导刊》2015 年第 15 期。

［11］雷奕鸣：《基于政府职能转变视角下药价改革的政策分析》，《鸡西大学学报》2016 年第 5 期。

［12］韩盼、叶先宝：《我国社会医疗保险谈判：机制与改进》，《发展研究》2005 年第 2 期。

（广州医科大学　罗桢妮）

第九章 我国药品招标采购模式评价

为了缓解药价虚高、以药养医带来的巨大社会民生问题，同时加强对医疗机构药品采购的管理，确保人民群众用药安全、合理、有效，在1993年探索实施以来，我国政府便针对医疗机构药品采购进行了招标制度改革。自此，集中招标采购（或集中招采）模式在我国公立医院药品采购中逐步建立并沿用至今，不仅改变了我国药品生产、流通的传统渠道、方法和行为模式，而且对药品价格形成、医保补偿方式，甚至临床用药都产生了广泛影响，更进一步，在一定程度上减轻了患者的经济负担、维护了市场秩序。[1] 但仍暴露出诸多问题，譬如部分地区重招标轻采购，招标不规范、主体错位、网外购等问题被曝光，成为社会热点。[2][3] 随着2009年《国务院关于深化医药卫生体制改革的意见》中明确提出"推进医药分开，逐步改革以药补医机制，逐步改革或取消药品加成政策"，开启了推进医药分开，破除"以药养医"的改革大幕，药品采购制度改革与公立医院改革一体化推进。文件印发后，降低药占比、药品零差率销售、药品集中招标采购、"两票制"等配套政策逐步在各地试点推进。其中，药品招标采购制度改革作为推进医药分开的重要举措，必须与医保支付方式改革、调整医疗服务价格、加强临床合理

---

① 张大为、辛欣、梁旭：《我国药品集中招标制度的新制度经济学分析》，中国药学会药事管理专业委员会年会暨"医药安全与科学发展"学术论坛，2013年。

② 禹思安：《我国药品集中招标采购现状调查与绩效评价体系研究》，博士毕业论文，中南大学，2014年。

③ 刘付有兰：《我国药品集中招标采购的经济学分析》，《科技经济导刊》2016年第13期。

用药等同步推进，才能达到"降低药品费用支出，促进临床合理用药"的目标。党的十八大以来，中央及各级政府进一步加大改革力度，2017年9月，"全面取水药品加成"，药品招标采购制度也随之持续推进。

一　我国医疗机构药品招标采购制度

（一）药品招标采购制度的基本概念

药品采购制度，或者被称为药品集中招标采购制度（药品集中招采制度）的核心是采购。采购是"以合同方式有偿取得货物、工程和服务的行为，包括购买、租赁、委托、雇佣等"①，其目的是保证货物、工程和服务在规定时间内正确送给购买方。药品招标采购是与市场经济体制相适应的医疗机构药品采购管理模式，突出了信息时代信息网络技术在药品采购管理过程中的应用，强制规范药品采购、销售、配送的分开管理，体现了买方市场主导下买卖双方利益的均衡化，体现了医疗机构药品采购管理社会化的趋势。

根据药品销售渠道不同，可以将其划分为"医疗机构采购"和"社会药房采购"两种形式，由于公立医院药品销售的比重占全国药品零售业的八成以上，因此本章节所描述的药品招标采购制度主要针对医疗机构的药品招标采购，即以省为单位的公立医院集中招标采购制度。

"双信封"招标是国际上常用的采购方式②③④，"双信封"目前已成为我国基本药物集中采购的主流模式，对保障我国基本药物的可及性发挥了重要作用。⑤基本药物"双信封"招标采购模式是指在编制标书时分别编制经济技术标书和商务标书，企业同时投两份标书。经济技术

---

① 此处所定义采购，来源于《中华人民共和国政府采购法》，中华人民共和国中央人民政府，www.gov.cn/gongbao/content/2002content_ 61590. htm。

② 尹明芳、徐爱军、梁红云：《医疗机构药品集中采购质量层次划分研究》，《药学与临床研究》2014 年第 1 期。

③ 常峰、周颖、熊莎莉：《基本药物质量监管问题研究》，《中国处方药》2014 年第 2 期。

④ 刘皓、武志昂、杨舒杰：《印度基本药物模式评价及借鉴》，《中国药事》2013 年第 6 期。

⑤ 此处所定义采购，来源于《中华人民共和国政府采购法》，中华人民共和国中央人民政府，www.gov.cn/gongbao/content/2002content_ 61590. htm。

标书主要对企业生产规模、配送能力、销售额、行业排名、市场信誉，以及药品生产质量规范（GMP）、药品经营质量规范（GSP）资质认证等指标进行评审；经济技术标书评审合格的企业进入商务标书评审，商务标书评审由价格最低者中标。

（二）我国医疗机构药品招标采购制度的发展历程

1. 试点起步阶段（1993—1999）

最初我国药品采购模式是以医疗机构为主要单元进行的分散采购。我国医疗机构于 1993 年试行药品招标采购工作，希望通过集中招采制度引入竞争机制，降低药品虚高价格，切实减轻患者和社会的不合理医药费。最初的探索是各省自发进行的探索，没有国家层面的政策作指导。

2. 整体探索初期（2000—2005）

2001 年国务院六部门印发了《医疗机构药品集中招标采购工作规范（试行）》（卫规财发〔2001〕308 号），将临床使用药品的集中采购和招标进行挂钩，同时也标志着我国药品招标采购制度正式施行。在随后的 5 年时间内，国家针对各地推行和实施的药品集中招采探索和改革进行适时的政策调整。

3. 创新改革期（2006 年至今）

2006 年，国务院办公厅发文要求在全国推行探索以政府为主导，以省为单位的药品集中采购模式，该模式旨在通过实行限价、竞价与评议标相结合，在保障药品质量的前提下，减少中间环节，以期缓解"药价虚高"带来的诸多社会民生问题。[①] 经过 12 年的发展，形成了"由政府主导，以省为单位"的药品集中采购模式。

2009 年，《国务院关于深化医药卫生体制改革的意见》中明确提出"推进医药分开，逐步改革以药补医机制，逐步改革或取消药品加成政策"，要求建立国家基本药物制度，基药实行省级集中招标采购，开启了推进医药分开，破除"以药养医"的改革大幕。2010 年，国务院办公厅出台《医疗卫生机构基本药物采购机制指导意见》（国办发〔2010〕

---

① 黎军、邱峰：《合理把握药品招标中药品质量与价格的均衡》，《中国药房》2013 年第 4 期。

56 号，以下简称 56 号文），要求在坚持省级药品集中采购的基础上，开展基本药物采购工作，同时鼓励各地采用"双信封"招标制度。同年，由原卫生部、国务院纠风办、原国家食品药品监督管理局等 7 部委联合签发了《医疗机构药品集中采购工作规范》（卫规财发〔2010〕64 号）、《药品集中采购监督管理办法》，将医疗机构集中采购政策进一步细化，明确了医疗机构药品集中采购应以政府为主导，以省为单位，坚持质量优先，价格合理。

2015 年 3 月，国务院办公厅下发《国务院办公厅关于完善公立医院药品集中采购工作的指导意见》（国办发〔2015〕7 号，以下简称 7 号文），同年 6 月，国家卫计委下发《国家卫生计生委关于落实完善公立医院药品集中采购工作指导意见的通知》（国卫药政发〔2015〕70 号，以下简称 70 号文）对 7 号文进行了细化，为公立医院完善药品招标采购政策的落地执行再添指挥棒。根据 7 号文和 70 号文的指导要求，2015 年底各省开始启动新一轮药品集中采购工作。新一轮药品集采改革，明确了分类采购、"双信封"招标、划分招采竞价组、推行带量采购、引入谈判机制、招采清单全网公开、全国统一开标时间、30 天回款和建立临床用药综合评价体系等十大关键点，为建立新时代药品招标采购机制，进一步深化医药卫生体制改革，促进公立医院公益性运营新机制，实现合理用药提供了政策性指导意见。2016 年 27 个省市发布了新一轮药品集中采购实施方案，开标 23 个省，执行新采购方案的包括福建、广西、上海、海南、广东等 9 个省。

2017 年 2 月国务院办公厅发布《关于进一步改革完善药品生产流通使用政策的若干意见》（国办发〔2017〕13 号文），针对药品全流程的管控和顶层设计进行布局，明确要求：落实分类采购，提高医疗机构在药品集中采购中的参与度，鼓励跨区域和专科医院联合采购，允许联合带量、带预算采购，完善国家药品价格谈判机制，完善药品采购数据共享机制。2017 年，31 个省份均已开展新一轮药品集中分类采购，并公布采购实施方案，截止到目前，31 个省（区、市）均已启动新一轮药品集中分类采购，强化了省级药品集中采购平台的规范化建设，实现

了妇儿专科、急（抢）救、低价药品的直接挂网采购；大部分省份已
开展招标采购药品的"双信封"招标工作。其中，截至 2017 年 7 月中
旬，浙江、安徽、湖南、福建、广西、天津、河北、内蒙古、黑龙江、
四川、北京 11 省市自治区已率先完成新一轮的省级药品集中招标采购。
包括江西、宁夏、甘肃等在内的 11 省市处于即将完成或者部分完成的
状态，贵州、江苏等 7 省市则尚在推进之中。① 从目前各省药品招采实
施方案看，招采模式正向着分散化、联合化的趋势发展。省级集中招采
平台更相当于一个准入平台，各地以市为单位或以医联体形式在省级平
台上议价采购成为招采新方向。另外，医保逐渐嵌入药品招采中，更多
城市提出将探索 GPO 采购，也有越来越多的省市加入跨区域联盟采购中。

二　药品招标采购制度的评价

自药品招标制度实施以来，特别是 7 号文和 70 号文的实施至今，
"以省为单位、挂网采购、质量与价格双评价"等成熟的政策措施在降
低药品价格这一目的上取得了良好的成绩。

笔者对全国 31 个省市新一轮药物集中招标采购实施方案、细则、
办法等进行横向比较，同时与同期上一轮进行纵向对比。对全国各省药
品集中采购平台官方网站进行检索，总结新一轮药品集中招标采购方案
的主要特点。截止到 2016 年，共检索到省级药品集中采购实施方案或
指导意见 28 条（湖南、广东、重庆除外），其中指导意见 12 条，实施
方案 19 条，并已按照实施方案要求完成 2016 年和 2017 年基本招标采
购工作（见表 9 - 1）。

表 9 - 1　　　全国不同省市药品集中招标采购相关政策文件汇总

文件类型	省份数量	省份
集中采购实施意见	11	天津、云南、河南、上海、浙江、福建、陕西、宁夏、山东、湖北、甘肃

① 齐欣：《采购主体多样化药价下行压力将继续加大》，《医药经济报》2017 年 8 月 7 日。

续表

文件类型	省份数量	省份
带量采购指导意见	1	安徽
集中采购实施方案	20	北京、青海、云南、福建、海南、辽宁、河北、四川、内蒙古、山西、宁夏、江西、广西、贵州、江苏、黑龙江、湖北、陕西、新疆、西藏
集中采购实施细则	2	内蒙古、山西
招标采购实施方案	3	青海、天津、吉林
双信封评审规则	2	江西、新疆
药品耗材设备集中招标采购办法	1	安徽
其他	4	重庆（《重庆市人民政府办公厅关于完善公立医院药品集中采购工作的通知》；《重庆市关于医保短缺药品集中带量采购试点工作方案》）
		湖南省（实施办法为 2013 年颁布，指导意见为 2014 年颁布）
		甘肃（《2016 年度甘肃省公立医院中成药集中采购实施方案》）
		广东（内部修订实施方案，并于 2016 年出台《广东省医疗机构药品采购与配送暂行办法》）

（一）实行药品集中招标采购的主要成绩

1. 规范流通秩序，理顺交易模式

药品集中招采大多采用同一药品由一家企业多点配送，一个医院多企业配送的模式，配送企业由主管部门按要求遴选，规范和打断了药品流通领域的灰色中间环节和不合法销售回扣，减少了各供货商的法律风险，确保了药品供应的及时和安全，从一定程度上切断了医生收受"回扣"的市场行为。

2. 控制药品费用和价格，为药品价格监管创造条件

药品集中招采制度作为我国目前医疗卫生体制改革的重要环节，其目的是"降低药品费用支出"。自 2010 年实施药品集中招标采购以来，各省采取以省为单位、挂网采购、双信封、阳光采购等政策措施积极推进药品招标制度改革，有效挤压药品定价"水分"，据统计分析，制度运行后各省市的药品价格平均降幅达 30%。[1] 同时，随着药品集中招标

---

① 丁锦希：《药品采购与价格、医保、流通等政策关联性研究》，《药物政策与基本药物制度研究报告汇编（2015 年）》，非公开发表物。

采购核心作用机制的完善，药品价格市场化趋势日渐明了，药品集中招采对药品的控价作用日趋显著，为促成国家发改委放开药品价格管制提供了必要条件。

3. 保障交易信息公开透明，维护市场秩序

在药品集中招采制度下，全国各省纷纷建立起以省为单位的药品集中招标采购平台，并按照文件要求将药品供应链的主要环节与平台对接。采购平台的实施，是信息时代信息共享、信息公开透明的必然要求，采集药品购销全过程所产生的数据，有利于保障购销双方的信息通畅，减少因信息不对称带来的寻租问题；同时，有利于监管机构及时有效掌握药品生产流通全过程的数据，规范药品招采行为，减少灰色环节，规避法律风险。

（二）我国现行药品招标采购制度的主要特点

1. 体现地方特色的招标方案设计

根据分析，不同地区在针对 7 号文和 70 号文的理解基础上，根据各省实际情况纷纷提出了满足地方需求的招标设计方案。70 号文明确将金额占比排序累计不低于 80% 且有 3 家及以上企业生产的基本药物和非专利药品纳入招标采购范围。研究发现，天津、福建等 18 个省份按照金额占比排序累计不低于 80% 的原则确定招标采购品种。江苏和贵州分别将网采总金额数不低于 500 万和 50 万的品规纳入招标采购范围。河南、浙江等 5 个省份未明确具体要求。

表 9-2　　　　　　29 个省份招标采购药品范围确定原则

药品范围确定原则	省份数量	省份
不低于 80%，≥3 家企业生产的基本药物和非专利药品	8	天津、福建、云南、广西、内蒙古、山西、吉林、新疆
不低于 80% 的药品	10	陕西（非专利药品）、山东、湖北、江西、黑龙江、青海、辽宁、四川、河北（医保药品）、上海
网采总金额	2	江苏（≥500 万的品规）、贵州（≥50 万的品规）
临床用量大、采购金额高、多家企业生产	5	河南、浙江、甘肃、贵州、北京
基本药物	1	海南

续表

药品范围确定原则	省份数量	省份
医保药品	2	广东、安徽
其他	1	重庆（对临床用量大、采购金额高的药品，确定医保支付标准或限额后，由医院自主竞价、议价采购）

"双信封"目前已成为我国基本药物集中采购的主流模式，各省市的药品招标采购都有自己遴选方法，质量分层是各省招标采购中较普遍的做法，其初衷是体现与通用名药品的内在质量差异，防止市场出现"劣币驱逐良币"，满足临床用药需求的多样性[1]，据统计，目前已有 27 个省份划分了质量层次，其中 17 个省份采用 3 个质量层次，重庆和安徽采用综合评审方法（见表 9-3）。在质量指标设置上，各省的质量指标数量也不一样，最高的是 18 个，最低的是 6 个，大多数省份处于12—14 个。在所有指标中，有 80% 的省份选择了 GMP 药品、质量一致性检验和国家一类新药的考核指标。前六位的指标分别是：普通 GMP药品、国家一类新药、获得国家级奖项、国家重要保密处方、通过质量一致性评价的仿制药品和原研药品。[2]

表 9-3　　　　　　　　29 个省份招标采购质量层次划分情况

分层数量	省份数量	省份
2	7	天津、福建、陕西、湖北、河南、西藏、宁夏
3	17	云南、四川、海南、贵州、宁夏、辽宁、黑龙江、内蒙古、吉林、山东、山西、江西、青海、新疆、甘肃、河北、浙江
4	3	江苏、广西、广东
评审分组	1	北京
综合评审	2	重庆、安徽
其他	1	上海（未检索到）

---

① 邵蓉、谢金平、耿晓雅：《六省市非基本药物招标及药品质量评审的对比研究》，《中国卫生经济》2014 年第 9 期。

② 满春霞、管晓东、邹武捷等：《我国各省药品集中招标采购政策分析和思考》，《中国卫生政策研究》2016 年第 7 期。

2. 对创新能力的要求明显突出

与上一轮方案相比，各省对于创新和研发能力的重视程度有所提高。已有 9 个省市对创新研发能力进行单项赋分，分值为 10—50 分不等。同时，从被提及的频率来看，通过仿制药质量一致性评价药品、超过专利保护期的化合物结构专利药品、首次仿制国外药品的地位明显上升（见表 9 - 4）。

表 9 - 4　　　　　　部分省份招标采购经济技术标客观指标情况

客观指标	省份数量	最高分	最低分
质量抽验	20	25	3
行业排名	18	30	5
原料来源和保障	17	10	2
销售额	16	16.7	3
新版 GMP 和制剂国际认证	16	22	5
电子监管码	12	8	1
社会信誉（不良记录）	11	11	2
质量控制和创新研发（质量奖、创新医药企业等）	10	12	4
有效期及储存适应性	10	6	3
配送率	9	20	3
研发能力（质量分组指标）	9	50	10
企业信誉	8	8	2
竞价分组	5	40	16
产品产量	4	15	6
同品规网采数量排名	4	15	5
本省医疗机构临床使用情况	4	15	5
公益捐赠	4	3	3
往年中标供货情况	3	20	5
质量标准	2	6	5
自主配送能力	2	4	2
覆盖省份数	2	5	5
仿制药一致性评价	2	5	2
配送不良记录	2	10	5
剂型特点	2	8	1.5

续表

客观指标	省份数量	最高分	最低分
国家定点生产药品中标企业	2	5	5
行业评比	1	15	15
实验、检验室获得国家级认可证书	1	2	2
往年企业品种覆盖	1	8	8
包装多样化	1	4.2	4.2
申报品规齐全	1	3	3
中国医药统计年报费用排序	1	5	5
新药证书	1	6	6
其他国家上市销售	1	5	5
首次仿制国外专利药品	1	10	10
专利情况（发明专利、实用新型等）	1	5	5
交易违规不良记录	1	8	8
投资建厂	1	5	5
中央储备任务、军队战备药材代储	1	2	2
增加适应症或多种给药途径	1	2.5	2.5
应急保障能力	1	5	5
往年中标产品	1	5	5
品牌知名度	1	5	5

3. 评审体系的可操作性增强

在 7 号文和 70 号文的指导下，"双信封"招标制度在新一轮药品招标采购中已得到广泛采用，且各有各的特点，相较于上一轮招标政策，可操作性增强。[1] 各省主观评分比例均低于 20%，大部分的评价指标均可以量化，结果受人为因素影响较小，保证了经济技术标评审系统的公正性，同时也大大减轻技术标评价本身的工作量。

4. 企业的社会责任得到重视

对比 2010 年 56 号文出台后各省公布的药品招采方案，不难发现本次招标过程中对企业的社会责任所占比重有所提高，而且赋分依据主要

---

[1] 洪兰、贡庆、叶桦：《对三十个省份基本药物招标采购实施方案的分析》，《中国卫生经济》2014 年第 7 期。

来源于日常监督管理工作的数据,比如企业的社会贡献(公益捐赠、投资建厂和应急储备)和不良记录等,将鼓励药品生产企业取之于社会,造之于社会。有助于规制有序的市场竞争环境,从源头上减少商业贿赂、假冒伪劣等违规行为,保障用药安全。[①]

5. 倡导推行两票制

自实行省级集中招采和统一配送制度后,药品配送成本成为药品流通成本中重要的构成部分,为减少流通环节,降低成本,加大力度规范药品价格虚高、医药商业贿赂等问题,国务院在发布的《2016医改重点工作安排》给"两票制"下了定义,即生产企业到流通企业开一次发票,流通企业到医疗机构开一次发票,并明确指出2016年内"两票制"在国家医改试点省份必须落地。2017年1月,国务院医改办会同国家卫生计生委等8部门联合印发了《关于在公立医疗机构药品采购中推行"两票制"的实施意见(试行)的通知》(以下简称《通知》)。《通知》要求,公立医疗机构药品采购中逐步推行"两票制",鼓励其他医疗机构药品采购中推行"两票制"。截止到2017年12月,全国各省均出台了"两票制"方案、征求意见稿或者明确实施计划,已有福建、安徽、重庆、青海、陕西、山西、宁夏、辽宁、天津、黑龙江、四川、广西(试点城市)、吉林、湖南、甘肃(三级医院)、云南(省级医院及试点城市三级医院)、海南、河北、浙江、内蒙古、山东等22个省市自治区进入正式实施阶段。其中,湖南从4月开始经历了6个月的过渡期,部分偏远县及乡镇可以在两票的基础上增加一票;海南是全国对生产企业界定最为宽松的省份,浙江的界定则是最为精细的;河北、内蒙古、山东的实施范围由小变大逐渐拓展到全省。河南、江西和西藏将在2017年底推进试点城市"两票制"实施。

(三)现行药品招标采购制度存在的主要问题

在实施药品集中招标采购的过程中,仍然面临诸多困难与挑战,如"药品采购主管机构存在争议、药品中标价格不合理、无法有效控制药

---

① 邵蓉、谢金平、耿晓雅:《六省市非基本药物招标及药品质量评审的对比研究》,《中国卫生经济》2014年第9期。

品费用"等现象依然严峻，对药品集中招采的实施力度和效果产生了重大影响。

1. 政府监管不到位，寻租行为时有发生

寻租理论认为，作为国有资产的管理部门，政府对财政拨款的药品招标采购项目具有一定的监督权利。同时，在市场环境中，政府不能对招投标的活动进行直接干预，否则会对药品招投标的公正性和公平性产生影响，甚至会出现腐败的现象。在机构设置上，药品招标办往往是由有关部门的工作人员组成，而政府采购人、医药公司、医疗机构具有"理性经济人"特征，存在自我利益最大化的行为目标函数，从而产生设租、寻租、收租、创租冲动。由于医疗机构和患者等招标主体在招标中没有发言权，仅由政府来行使招标权利，这导致集中招标制度存在缺陷，难以兼顾统筹全局。往往会因为过度干预导致寻租行为。

2. 招标门槛不合理，多数企业受限

目前该招标制度多数省份针对上一年度用量大（即采购金额占比排序累计不低于80%），且充分竞争（即有3家及以上企业生产）的基本药物和非专利药品进行设置。然而，一方面，有的主管部门明确表示先考虑销售量排名靠前的品种，暂且搁置其他占市场产品品规总数80%的未进入品规，以后再循序跟进，但没有明确方案。另一方面，有些品规受疾病发病率影响，本身需求量不大，但临床必需且不可替代，也可能因受采购金额限制而失去招标机会，不利于临床疾病的控制。鉴于此，课题组认为对未进入招标采购范围的产品品规不可厚此薄彼，建议借鉴四川省的做法——将其直接挂网，备案采购，同时对双信封招标采购、谈判（议价）采购未中标的产品纳入挂网限量采购，从而提供更广阔的市场竞争空间，为剩下的80%的品种提供机会。

3. 质量审核指标设置不合理

第一，2010年新版GMP施行至今，已理应作为企业投标的评标资质审核项（即最低要求），但新一轮方案的经济技术标评分体系中仍有多个省份将其作为加分项，甚至有个别省份将国内认证和国际认证重复累加分值。笔者建议对未通过新版 GMP 认证的产品进行扣分或取消投标资格处理，通过国际认证才予加分。第二，部分指标项的赋分存在层级过少和层级过多的问题，没有产生实际意义且欠缺合理性。可见分值的大小并不能完全体现出指标设计者对产品质量的重视程度，因此，建议对层级的范围设立一定的范围限制，提高指标评分的规范性。第三，虽然评审体系中主观部分的占比明显减少，部分省市将"药品剂型"、"包装"和"品牌认同度"重新划定为客观评分项。但这三项的赋分依据不足以客观全面地反映指标要求，建议对指标进行综合考虑，设置合理的评分要求。第四，药品质量划分存在缺陷，通过文献检索和访谈可以发现，目前各省的质量层次划分标准从质量可靠性、生产企业信誉、生产企业规模、生产质量管理等方面着手，而非依据药品质量标准，难免有失其本质。药品质量标准是国家对药品质量、规格及检验方法所做的技术规定；是药品生产、供应、使用、检验和药政管理部门共同遵循的法定依据。依据《药品管理法》第 32 条，药品必须符合国家药品标准，国务院药品监督管理部门颁布的《中华人民共和国药典》和药品标准为国家药品标准。

4. 质量抽检结果惩罚力度轻

统计结果显示，各省在经济标审评中对有过质量抽检不合格、生产假（或劣）药、行业违规行为和不守信记录的企业均采取了相应惩罚措施。然而，在这一关系消费者生命的头等重要的要素上，5 个省市直接取消该类药企的投标资格，其余省市则仅赋 0 分处理，未免力度过轻，其所占比例更是无法对总的综合评分起决定性作用，与该项指标的重要性不成正比，建议将其作为投标必备资质指标进行审核。

5. 缺乏有效的联动机制

新一轮医药卫生体制改革的顶层设计是促进医疗卫生服务能力实现"三医联动"，因此应建立联动机制，有机衔接医疗机构、医保制度和药品价格与流通制度改革。但现阶段的情况是，药品采购制度与药品定价制度相互独立，采购工作中医保机构的参与感较低、医疗机构在实际采购中。只有目录上报和中标变品两种的选择权，生产企业除了生产药品外还要耗费大量时间进行投标和维护与医疗机构的关系。

三　完善我国药品招标采购制度的建议及展望

（一）完善药品招标采购制度的建议

药品采购制度作为医疗卫生体制中十分重要的环节，其采购、评价、议价模式和方法对医疗机构药品准入、临床使用、药品价格形成、医保费用支出以及公立医院改革均具有重大影响。经过 16 年的不断发展，特别是 2015 年新一轮药品招标采购改革至今，在不断推进药品招标采购制度的过程中，出现了一系列的新矛盾和挑战，究其原因是目前的药品集中招采制度仍不够完善，缺乏制度保障。因此，为了应对改革的要求，满足人民需要，必须进一步加大改革力度，完善药品招标采购制度。

1. 转变政府职能，完善医疗监督制度

药品作为准公共产品[①]，由于它的价值、效用等信息具有很强的专业性，非医药专业人员很难准确地理解与辨别，患者与医生之间存在严重的信息不对称，医生作为患者的代理人，最终药物的消费大部分由医生决定，因此药品招标采购要真正实现三医联动，建立医保、医院和药企的谈判机制。而政府在药品的流通与消费环节中，应担负起做好组织、协调以及监管工作，制定相关政策以及规范制度，搭建交易监管平台并监管药品采购交易，营造公平公正的采购交易环境。特别是加强事后监管，对药品招标采购全流程的监管有助于保障契约双方严格按照合同进行招采。

2. 完善药品招采保障体系

一是加强立法保障。在进一步的药品招采制度中，应完善药品集中招标采购《招投标法》和《医疗机构药品集中采购工作规范》等政府采购法及相应的配套法规，营造公平竞争的药品集中招标采购环境，以

---

① 陈文玲：《解决我国药品价格问题的政策建议——对药品价格问题的调查研究与思考》，《价格理论与实践》2005 年第 3 期。

实现药品集中招标采购的公平、公正、公开。确保"质量优先，价格合理"。

二是突出医保管理地位。医保作为支付方，在现行的集采制度中并没有发挥出应有的作用，随着医保支付制度的改革和医保支付压力的不断增大，医保在集中采购过程中的地位应日益凸显。合理制定医保药品目录，以疗效准确、竞争合理、价格低廉为报销标准，引导医患双方建立一个合理用药的环境。

3. 进一步完善集中招采方式，实现精细化招采

（1）差别采购仿制药和原研药，并根据销售额的具体情况对《药物名册》中的产品进行分类采购，这种分类采购的方式具有极大的灵活性，并且可以最大限度地利用现有的资源。针对仿制药品全面执行质量和疗效一致性评价，对于通过一致性评价的药品给予"优先采购"等政策支持。

（2）对原研药、专利药、新特药及独家品种等投标企业数量少的药物品种可以实行全国范围内统一议价或进行统一定价采购的方式；由于不同类型医疗机构的实际需要，适当给予医疗机构一定的自行采购权。

（3）建立专业的招标采购部门来负责招标采购，实行一体化管理。

（4）完善药物经济学在药品招采中的评价作用。药物经济学是保障和评价医疗机构是否合理用药的基础，改进经济技术标中的指标，完善其"门槛"作用，对专注于某一领域产品的生产企业提供公平的竞争平台。

4. 落实带量采购，避免药品量价齐跌

图9-1所示，是药品集中采购的发展趋势以及影响药品集中招采成败的关键环节。随着医保介入药品招采过程，药品的流通可以分为三个环节，第一步是最重要的准入环节也就是中标，第二步是医疗机构采购，第三步才是企业销售营销策略。不可否认，成功中标是企业实现药品上市的重要环节，但只有将三个环节联合起来，才能构成药品流通的供应闭环。在新的药品采购方式下，原本割裂的药品市场准入及招标采

购与销售三个环节几乎合为一体。根据药品集中招采的变化趋势，最值得密切关注的是带量采购趋势。没有量的保证就不会有价的降低，这是经济学中最基本的常识，并且通过带量采购尤其是金额较高的药品，将价格压缩至合理范围。在新的药品采购方式中将药品的市场准入、招采和销售三个独立的环节融合成"准入＋采购＋销售"的采购方式。应处理好政府和市场的关系，充分发挥市场在资源配置中的作用，真正按市场规律落实药品招标采购工作，带量采购，有序竞争，促进产业健康发展。但同时要谨防"唯低价论"的招标模式，避免"药价虚低"。由于部分企业为了中标过分挤压药品价格，部分中小型药品生产企业破产倒闭，即使是中标企业往往也因为售价低于成本价而不愿意生产和配送，进而导致市场销售受阻，引发量价齐跌。

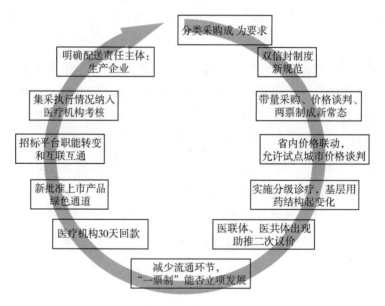

图 9-1　药品集中采购的发展趋势和关键环节

5. 提高第三方组织的参与度

目前，各个国家或地区的药品采购模式都不是单一模式，而是多种模式的组合，我国也不例外。从全球范围来看，集中采购作为主流药品招标采购方式，根据采购主体的不同又可分为 3 种：政府部门主导、医疗机构主导、第三方主导。政府部门主导的采购的优点是采购过程较规范，议价能力较强。缺点是若监管不足，易发生寻租行为；采购成本高；采购不当可能会引发临床用药的可获得性问题。医疗机构主导的采购（即医疗机构自主采购）的优点是以需求为导向，能保障药品的可获得性。缺点是单个医院采购时，由于采购量的原因，议价能力不足；而医疗机构联合体虽然可以汇总采购数量，但是交易成本相对较高；药品的可负担性可能会出现问题。第三方主导的采购的优点是第三方机构或组织可以汇总采购量，以增强议价能力，而且有较稳定的组织机构，交易成本适中，医院可以根据不同组织的议价能力和服务自主选择第三方机构。缺点是不实际发生采购交易，作为不提供采购保证的中介机构，议价能力提高有限；会员中大的医疗机构通常会进行二次议价，制药企业在与该组织议价时会有所保留。

2015 年以来，各省市在药品招标采购方案中显示出了"两标合一、价格联动、带量采购"的新趋势。一些地市也大胆创新，如上海、深圳执行 GPO 采购，多地市开展二次议价，并出现了省市间的联盟采购。[①]

（二）各地开展的新探索

1. 推进 GPO 采购

GPO（Group Purchasing Organizations），简称 GPO 或者 GPOs，药品集中采购（组织采购）是在药品集中招标的基础上，再利用"量价挂钩"挤走虚高药价的水分。通过 GPO 合并目录、联合遴选，提升集中度，从而降低药价，降低医疗成本，控制医疗费用上涨。GPO 采购起源于美国，目前国内实施 GPO 的地区为上海市和深圳市。

2016 年，上海市华山医院、仁济医院、市一医院、岳阳医院、东方医院和徐汇区、普陀区、杨浦区、闵行区、金山区、崇明区所属公立医疗机构共同组建了上海公立医疗机构药品集团采购联盟，采购联盟委托上海市医药卫生发展基金会下属的上海医健卫生事务服务中心，作为

---

① 齐欣：《2017 药品招采六大猜想》，《医药经济报》2017 年 1 月。

公益性（非营利性）的社会第三方组织，开展药品集团采购（以下简称 GPO）相关的事务性技术支持和服务工作，并建立全市统一招标采购平台（上海阳光医药采购网和上海药品集团采购服务网）。根据采购联盟会员单位临床用药需求，利用"量价挂钩、款价挂钩"的市场机制，通过订单合并，以挤压药品回扣为导向，提高药品品种和企业的集中度，形成 GPO"团购价"。

GPO 始发于上海，2015 年初上海市以"再造供应链"的思路，借鉴国外集团采购组织的通行做法，改变以往药品通过商业渠道进入医院后仍存在"药房—医生—患者"内部供应链的状况，选择医保目录中部分未实施集中招标的品种和自费药品，推进药品集团采购模式和医药分开改革，实现内外一体化整合，并按照市场规则，探索通过社会第三方药品 GPO，发挥市场优势，建立联合谈判机制，优化药品供应链，压缩药品采购价格虚高空间，降低药品供应总成本。

另一执行 GPO 采购的深圳市则完全脱离广东省药品电子交易平台。深圳方案的撒手锏则是将全市公立医院药品目录合并为"一品二规格三剂型"，目录剂型整合将减少竞价分组，厂家竞争更加激烈。进口原研专利药降价幅度不会大，国内多家生产、采购金额大、质量层次不高的药品或面临大幅度降价。

2. 跨区域联盟采购

自国家鼓励跨区域联合采购以来，全国已涌现多个药品耗材跨省联合采购联盟，覆盖范围越来越广。跨区域联盟多以某个省份或城市为中心，如三明联盟的三明市，西部联盟的陕西省，形成一地牵头、多地跟进的模式。省市之间形成联盟，以及采购数据的互联互通将进一步降低产品价格。继 2016 年区域联盟兴起后，探索跨区域联盟集中采购的模式正逐渐成为发展大势，各联盟也在不断吸收新成员。"三明联盟"不断吸纳成员，目前共涵盖 19 个地级市、30 个示范创建县及青海互助县，涉及广东、福建、浙江、河北、内蒙古、云南、山西、青海及河南省。"西部联盟"由最初的陕西、四川、内蒙古、宁夏 4 个省区扩展到甘肃、青海、新疆、湖南、黑龙江和辽宁，覆盖全国中西部共 10 个省份。沪、苏、浙、皖、闽"四省一市"共同签署协议，明确将在药品耗材采购、医保支付、医疗服务价格改革、人事薪酬、健康产业发展等方面开展政策协同。京津冀三地亦签署公立医院医用耗材联合采购框架协议。2017 年 12 月，广东省和湖北省签署合作协议，建立药品交易战略合作关系，实现"互联、互通、共享、共生、共赢"。随着医保基金压力越来越大，跨区域联合采购的优势日益凸显，势必将在药品招标采购中占据重要地位。可以预判，未来将出现更多地区的联合采购。

3. 成立药品交易所

药交所模式最先于 2010 年在重庆市启动。随后，2013 年广东药交所诞生。2016 年年底，华中药交所在武汉上线。药交所模式相比一般的招标采购平台主打"信息透明公开"，竞争药品同台竞价，数字说话，公平合理，作为目前业内药品招标的成功模式之一，可能会成为以后药品招标的发展趋势和走向。

重庆药交所自 2010 年 3 月上线挂牌运营以来，让药品像股票、期货一样在交易所里成交，但不同于期货交易采取的"一手交钱一手交货"的现场交易，而是将医疗机构和药品生产企业放在一个由政府主导和市场相结合的第三方电子交易平台上，实现直接交易。另外，药交所全面实行会员制，交易的主体是所有进场交易的药企、医院和药品运营商，他们都必须申请成为会员后，通过药交所的资质审查，获取相关的证书和交易账号，才能进场交易，实现阳光交易。

广东药交所（广东省药品交易中心）于 2013 年年底上线，截至 2017 年 10 月底，广东省药品交易平台总成交金额达到 2600 亿元，交易规模稳居全国第一，与原来的招标模式相比，平均降价率为 9.31%。广东药交所于 2017 年 1 月正式执行《广东省医疗机构药品交易暂行办法》，这是自 2013 年该药交所运行以来的首次调整。作为一个风向标，新规明确，基药不再划分质量层次，非基药则分为 4 个质量层次。最值得关注的是，在医保目录药品第三层次药品交易规则中首创性地提出运用比价系数来确定过期专利药是否可以中标。运用比价交易规则既可使过期专利药在国内仿制药品质尚未普遍提升的过渡期内，依然享有相对较高的中标价，不至于直接拼价格无优势而落标，但又因其中标价格受到比价系数的制约，必须在原中标价格上让利，才不至于高出国产优质仿制药价格过多。通过比价交易，预计将促使过期专利药在广东的降价幅度达到 15%—30%。广东药交所的做法，无疑会产生一种示范效应。

此外，2016 年 11 月底，华中药交所在武汉正式上线，将提供包括产品展示、缔结合同、交易、结算、金融、物流、大数据等在内的"互联网＋医药供应链"的多维度服务，贯穿医药流通环节，实现全程在线电子化交易。目前服务范围主要包括民营医院、社会零售药房。与重庆药交所由政府主导和广东药交所由医保部门主导的第三方模式不同的是，华中药交所主导主体为企业式独立运营，以提供增值服务的方式吸引企业入驻，走的是流量概念，而非医改中的以降价为目的。作为在市场主导、政府监督、互联网助力的创新机制下诞生的华中药交所模式，更倾向于通过供应链金融服务、第三方物流服务等增值方式实现运营支持，为企业提供完善的互联网增值服务。

4. 改变配送流通方式

减少流通环节是大势所趋，"两票制"正在改变过去"多票制"带来的药价虚高、药品回扣等不良问题。在此基础上，为了减少流通环节，降低流通成本，部分省市在"两票制"基础上提出了"一票制"配送方式，直接由生产企业对医疗机构进行配送。一票制的优势在于直接由生产企业和医院进行药品配送，省去了中间的配送流通企业，有利于更直接地降低流通成本，控制灰色环节，彻底改变"级级代理、层层加价"的流通方式。但是，不可否认药品配送流通企业作为物流、资金流和信息流的集成者，在药品购销环节占有重要的枢纽地位，"一票制"对生产企业的规模和资金链要求高，考虑到我国药品生产企业多为中小型企业，不具备强大的物流能力，在鼓励"一票制"发展的过程中，应谨慎选择。有经验地向"两票制"、"一票制"过渡，有能力的省份可以形成以"一票制"为主的配送方式。以浙江省为例，浙江省作为药品采购制度改革的典型省份，推行"一票制"，借助浙江省药械采购平台，逐步实现信息流、商流、资金流"三流合一"，鼓励变更药品采购订单发送方式，由医疗机构直接向生产企业发送订单，减少了流通环节。同时，提高物流化标准程度，构建医药物流信息平台。

参考文献：

［1］刘付有兰：《我国药品集中招标采购的经济学分析》，《科技经济导刊》2016 年第13 期。

［2］王廷群、王胜良：《推行医院药品政府采购制度、加强药品开支的财务监督管理》，《中外健康文摘》2009 年第 6 期。

［3］赵红征：《建立完善的药品招标采购运行机制》，《卫生经济研究》2002 年第10 期。

［4］陈永法、张萍萍、邵蓉：《国内外药品招标采购模式比较分析》，《中国执业药师》2013 年第 10 期。

［5］丁锦希、龚婷、李伟：《我国药品集中招标采购制度控费效应的实证分析》，《中国卫生经济》2015 年第 34 期。

［6］曹人元、李瑶、范雅婷等：《2015 年始 15 省市药品招标采购中经济技术标评审体系比较研究》，《中国卫生经济》2016 年第 35 期。

［7］徐书贤：《两票制"国家版"正式出台》，《中国医院院长》2017 年第 2 期。

［8］周明月、宋民宪、俞钺航：《我国药品招标管理中的药品质量分层问题研究》，《药品评价》2015 年第 6 期。

［9］张宗利：《药品标示代码按假药处罚还是按劣药处罚》，《齐鲁药事》2008 年第27 期。

［10］王思凌：《重庆市基本药物集中招标采购政策实施效果评价研究》，硕士学位论文，重庆医科大学，2016 年。

（华中科技大学　闵　锐）

第十章　我国临床不合理用药的 现状与管理

2015 年，党的十八届五中全会将推进"健康中国"建设上升为国家战略，我国医疗卫生事业的发展向着实现"全体人民享有更高水平的医疗卫生服务"这个目标迈进，医疗卫生服务体系日益健全，居民医疗服务利用持续增长。2016 年全国医疗卫生机构总诊疗人次达 79.3 亿，比上年增加 2.4 亿人次，增长 3.1%，增长幅度比上年高 1.8 个百分点。全国医疗卫生机构入院人数 22728 万人，比上年增加 1674 万人，增长 8.0%，增长幅度高于上年 5 个百分点。居民平均就诊由 2015 年的 5.6 次增加到 2016 年的 5.8 次，年住院率由 2015 年的 15.3% 增加到 2016 年的 16.5%。2017 年 1—6 月，全国医疗卫生机构总诊疗人次达 39.2 亿，出院人数达 11474.1 万人，同比分别提高了 1.9% 和 5.5%。

随着居民医疗服务的增长，临床用药的规模也在不断增加。图 10-1 所示，自 2010 年以来，公立医院药品收入不断增加，截止到 2015 年年底平均每所医院门诊和住院药品收入分别达到 2441.1 万元和 3529.3 万元，较 2014 年分别增长了 198.8 万元和 222.9 万元，增长 8.9% 和 6.7%。药物治疗是临床诊疗的重要手段之一，据统计，医院门诊病人的次均医药费用中，药费可以占到一半左右；住院病人的人均医药费用中，药费也超过了三分之一。因此，临床用药的安全性和有效性显得尤为重要。

合理用药是以当代系统的医学、药学、管理学知识为基础，安全、

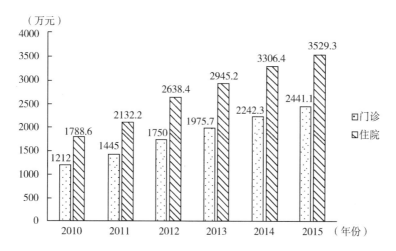

图 10 - 1　2010—2015 年公立医院平均药品收入

资料来源：中华人民共和国卫生和计划生育委员会：《2016 中国卫生和计划生育统计年鉴》，网站：http：//www. nhfpc. gov. cn/zwgkzt/tjnj/list. shtml。

有效、经济地使用药物，反映了为民谋利、以人为本的科学理念，是临床用药的理想境界。但实际上临床中不合理用药现象相当突出，每年因用药不当导致的医疗纠纷屡见不鲜。其具体表现千差万别，涉及药物的安全性、有效性、经济性和适当性等多个方面，为医疗工作带来许多安全隐患，已成为威胁我国患者生命健康的主要杀手，是医学界、卫生行政管理部门和人民群众普遍关心的重点问题。

一　临床不合理用药的现状

（一）不合理用药的主要表现

1. 选用药品不恰当

药品选择不当是药物不能被合理使用的绝大多数原因，一方面存在患者有需要进行药物治疗的疾病或症状，没有得到应有的治疗的情况；另一方面又存在临床医师在诊疗过程中，无适当指征用药或超范围用药的问题。患者常常因选用的药物不对症、误诊等而未能获得需要的药物，也有部分患者是由于无力支付高额药费等原因得不到药物，例如白血病患儿需要长期使用昂贵的药物，若家庭支付不起药费，这类情况既不合理也不人道，但在发展中国家和贫穷落后地区却客观存在。还有一些患者并不存在需要进行药物治疗的疾病或不适，却被医生安慰性的开药、无原则地迁就患者用一些无效也无害的"药物"，保险性地用药，或增加不必要的药物使用等。

临床上，选用药物不当以抗菌药物的滥用最为严重。大处方、过度医疗是深受百姓诟病的医疗不良现象，无必要地大量使用辅助性药物、高档药物或疗效不确切的药物，对患者有害。这已不再是单纯的技术或伦理问题，更深层次意义上已经变成一个重要的社会问题，与医药卫生领域中的各个环节是紧密相关的。

2. 联合用药不合理

没有一种药能包治百病，也没有一种药能解决疾病的所有症状，所以为了多病同治，或为了增加疗效、减少不良反应、提高机体对药物的耐受性、延缓病原体的耐药性，临床上两种以上药物联合应用已司空见惯。理想情况下，多种药物同时或先后使用，由于药动学或药效学的原因，改变了原有的药理效应或毒性反应，相互取长补短，克服不良反应，提高治疗效果。但药物种类繁多，性质各异，联合使用时会因配伍的合理与否而出现完全不同的几种效果：协同、累加、无关、拮抗或不良作用增强。作用机制相同的药物，或者副作用相同的不同类别药物联合应用，往往发生剧烈的药理作用，使药物间发生理化性拮抗和药理性拮抗，影响药物疗效，或者引起种种不良反应，严重时甚至导致死亡。

如果不能根据病人治疗需要和药物特性设计合理的给药方案，而是无必要或不适当地联合使用多种药物，就会产生事与愿违的后果。特别是中药注射液，其成分复杂，目前还不能做到提取有效成分的单体来配制，与西药或其他中药注射液合用时更易发生不良反应。另外，"一药多名"（即同一药物有多种商品名）的普遍现象，使人眼花缭乱。不同商品名的同一种药物的联用、同一类药物或同一代抗菌药物的联用、同一种药物的单方制剂与复方制剂的联用还会造成重复用药，使得相同药物用量加倍，引起药物过量或毒性反应。所以，应尽量避免不必要的联合用药。

3. 用法用量不准确

药物的使用途径与时间直接影响用药效果和安全性问题，每种药物的吸收、代谢、分布、清除等方式不同，以及制作工艺的差异，决定了药物的用药途径和间隔时间。每种药物都有其达到最佳疗效和尽可能减少不良反应的推荐使用剂量和疗程，以及特殊情况下剂量、疗程调整等注意事项。现代医学证实，同剂量的同种药物在一天中的不同时间使用，其疗效和毒性可能相差几倍甚至几十倍，因此要严格掌握适应症药物的选择、用药起始和持续时间。如果没有选择合适的时间，不仅疗效欠佳，甚至会加重不良反应和诱发药物毒性。

药物的有限性及疾病、严重程度的无限性，导致治疗方案的不确定性。某些治疗方案未能根据药物的理化特性和患者的病情、年龄、性别、体质、特殊病人的禁忌等因素来用药，导致用药时间、间隔、疗程、途径不适当的情况常有发生，但又常被忽视。如老年人因组织器官呈生理性退行性变化，各脏器功能减退，药物易蓄积；新生儿和小儿重要器官未发育成熟，实际中经常用药量偏大。一些时间依赖性抗菌药物，一次给予全天用药总量，易发生不良反应，且达不到应有的治疗效果。

目前，临床上用药时使用的剂量，是同辈群体的平均值，即"常用剂量"。在同龄人群中，因种族的不同、性别的不同、体质的不同、体重的不同、所处的社会环境及自然环境的不同、个人生活习惯不同等，使用常用剂量的药物可能出现有效、无效甚至毒性反应三种不同的用药结果。在临床实践中，如果未能根据病情确定用药剂量，常常会导致用药量过大或过小。

用药过量一般是在长期用药、超量用药、联合用药、预防用药、轻症用药时发生，不按照药品说明书规定，急功近利，盲目的超剂量、超频率用药或者疗程过长，给轻症患者用重药等都可能导致用药量过大，引起副作用和毒性增强，损害患者健康，严重者可威胁患者生命。用药量过少常常是在低剂量、短疗程时发生，也有预防用药中患者因畏惧药物不良反应或以为病症已治愈而自行减量或停药，导致剂量太小或疗程不足而达不到治疗的效果。

注射液溶媒使用不当也是临床上常见的错误，溶媒和药物因配伍不当而发生盐析、变色、氧化还原反应、结晶等，都会造成临床疗效降低、不良反应增多。一些药物对浓度较为敏感因而对溶媒的用量有要求，如细胞毒性药物在使用过程中要严格计算给药量和药物浓度，浓度过大会导致毒副反应较大；而某些药物则要注意溶媒不能过量，否则浓度太低在给药期间达不到治疗药物浓度。只有根据每位患者的具体情况制定出各自的个性剂量方案，结合药物的理化、药学性质选择正确的用法用量，才有可能做到合理用药。

（二）不合理用药的严重后果

临床用药问题一直是医疗机构长期以来未得到很好解决的问题，不同程度的不合理用药现象影响了药物的有效性，加重了患者、社会和国家的经济负担，甚至引发社会问题。

1. 延误疾病治疗

用药不对症、给药剂量不足、疗程偏短以及不合理合并用药等，都直接影响到药物治疗的有效性，轻者降低疗效，使疾病治疗不彻底，得不到根治，容易复发，增加患者痛苦和治疗的难度。重者加重病情，延误最佳治疗时机，或导致治疗失败。特别是抗菌药物的滥用，极易使病原微生物产生耐药性，不但降低了治疗效果，更为严重的是破坏了人类生存微环境的和谐，人为制造出危害人类生命而无法有效对抗的顽敌。

2. 浪费医药资源

无论不合理用药是否对患者产生不良影响，都会造成社会有限医药资源（物资、资金和人力）的过度耗费，甚至浪费。用药不对症、使用无确切疗效的药物及用药量不足等情况时，均消耗了药品，花费了医疗费用，却未取得应有的效果，尚属于无意的浪费。而无病用药、取药后不服、重复给药、无必要的合并使用多种药物或轻症使用贵重药品就属有意的浪费了。这些显而易见的不合理消耗都是有形的浪费，而无形的浪费则往往容易被医护人员和患者忽视。如使用毒副作用过大的药物、用药过分、不适当的合并用药，如果引起药物不良反应和药源性疾病时，浪费的不仅是药品和物质，同时耗费了医护人员的宝贵时间和精力。

　　3. 产生药物不良反应甚至药源性疾病

　　药物不良反应和药源性疾病的病源都是药物，差别在于造成的后果和对病人的危害程度。药物不良反应有些是药物固有的，有的与患者身体条件和疾病情况相关，即使合理用药也在所难免。但是，不合理用药更容易引发原本可以避免的不良反应，增加不良反应的发生率，加重不良反应的危害程度。在治疗用药或诊断用药的过程中，因药物或者药物相互作用所引起的与治疗目的无关的不良反应，致使机体器官或局部组织产生功能性或器质性损害而出现各种临床症状，称为药源性疾病。发生药物不良反应甚至药源性疾病的患者是直接受害者。

　　药物不良反应对患者的危害一般表现在生理和心理两方面。无论什么原因导致的药物不良反应，都会或轻或重或显性或隐性地伤害患者身体，使患者遭受痛苦，降低患者的生存质量。有的不良反应还能祸及后代，如20世纪60年代中期至70年代初，美国曾流行用己烯雌酚预防先兆流产，结果用药者的女性后代在青少年期罹患阴道或子宫颈透明细胞癌的概率提高40倍（总的发病率达到1‰），同时也容易出现生育问题。

　　药物不良反应对患者心理的不良影响表现形式多种多样。经历过药物不良反应，会使部分患者产生畏惧心理，用药过程中稍有不适，便怀疑发生了不良反应，不坚持用药或要求撤换药物，延误疾病治疗。麻醉药品、精神药品成瘾者可出现行为怪异，甚至可造成患者心理扭曲，丧失人格。

　　药物不良反应的严重程度可以像疾病一样分成轻度、中度、重度和致命四个等级。轻度药物不良反应从无临床症状到有临床症状，但不需要处理，如面部潮红、口腔异味感和食欲不振等。中度和重度药物不良反应一般累及重要脏器或多处组织器官，不过在危害程度方面有一定差别。有些严重的药物不良反应是不可逆转的,如我国 200 万左右聋哑人中,致聋原因 60%—80% 与使用过氨基糖苷类抗生素,尤以与卡那霉素、庆大霉素和链霉素有关,多数是年幼时使用这类抗生素不当,导致终身聋哑。有些严重的药物不良反应可致患者死亡,据报道,药源性死亡约占住院患者死亡总数的 11%。

典型的药源性疾病往往以药名命名,如"阿司匹林胃"、"四环素牙"等。肝脏是最容易受到药物损害的器官,国外有报道,药源性肝病的发生率为 10% 左右,肝炎患者中约 20% 为药物所致,精神病院和结核病院患者中肝损害率高达 20%,死亡率约为 12%。可以引起肝脏损害的药物 600 余种,几乎遍及各类药物。由于药物品种、数量增多,及存在不合理用药现象,药源性疾病的发生率呈上升趋势,仅次于心血管疾病、恶性肿瘤和感染性疾病。因用药导致药源性疾病,不仅导致患者健康恶化,甚至威胁患者生命。同时,医治药源性疾病需要耗费一定的医药资源,加重了国家、社会和患者的经济负担。

4. 对社会产生不利影响

一些非常严重的不合理用药或药物不良反应事件酿成"药害"的场合,还会加重社会的负担。例如,"反应停事件"在全世界造成 1200 余名短肢畸形儿,半数以上陆续死亡,侥幸存活下来的畸形儿,由于丧失劳动能力,甚至生活自理能力,其终身都要依靠社会力量的帮助。1955 年至 1970 年在日本发生的氯碘喹啉事件,7865 人发生脊髓变性和失明的亚急性脊髓视神经病(SMON 症),导致多人死亡,给社会带来沉重负担。药物滥用导致的药物成瘾还会成为社会不安定因素。曾有一个时期,我国一些原来吸食海洛因的人,因误认为二氢埃托菲能够戒毒,从而滥用二氢埃托菲。仅东北三省和内蒙古的用药人群即数以万计。这些成瘾者丧失劳动能力,不能正常工作,原本和睦的家庭破裂,更有甚者发生犯罪行为,对社会造成危害。

(三)不合理用药的主要原因

合理用药必须建立在正确诊断、充分了解疾病的病理生理状况、掌握药物及其代谢产物在正常与疾病时的药理学和生物化学性质、制定正确的药物治疗方案和目标、正确实施药物治疗、获得预期治疗效果的临床基础之上的，是有关人员、药物和环境相互作用的结果。与用药有关的各类人员的行为失当和错误会导致不合理用药，药物本身的特性也是不合理用药的潜在因素。除此之外，国家卫生保健体制、药品政策、经济发展水平、文化传统、社会风气等多方面的原因均可造成不合理用药。

1. 人员因素

临床用药不只是医护人员或患者单方面的事，还涉及诊断、开方、配方发药、给药方式、服药、监测用药过程和评价结果的全过程。合理用药必须包括正确诊断、合理处方、准确调配、正确给药、遵医嘱或按说明书正确服药等各个环节，医生、药师、护士、患者及其家属乃至社会各有关人员任何一方不合理用药，都会影响其他人员的努力，造成不利后果。

（1）医生

具有法定资格的医师才具有处方权，在临床用药过程中，医生是下达医嘱、临床用药的直接责任人，是预防、治疗和诊断疾病的主要承担者，掌握着患者是否用药、如何用药的决定权。因此，医师是临床用药是否合理的关键和核心，临床不合理用药，医师有不可推卸的责任。医生个人的思想品质、业务能力、道德情操、工作作风、服务态度等，均会影响其处方的行为，导致是否合理用药，主要表现在：

①医术和治疗水平不高：表现为因诊断或疾病判断错误而用药不对症，单凭经验而盲目用药，给药剂量不足或过高，轻症用重药，忽视特殊病人的用药禁忌等。

②缺乏药物和治疗学知识：对药物组成成分、药物动力学性质、不良反应、药物相互作用等方面的知识了解不够。用药习惯的不合理，如很多抗生素的滥用是医生对某种药品的特殊用药习惯造成的。

③知识信息更新不及时：在获取可靠的新药、老药新用、新报告的不良反应和相互作用，新颁布的药政法规（如新近淘汰的药品、最近撤出市场的药品）信息方面是明显的薄弱环节。

④责任心不强：表现为开处方或下达医嘱时写错姓名、药名、含量、浓度、剂量、剂型和用法；不仔细询问病人用药史，对曾发生过药物不良反应者再次开用同种药物；未全面了解病人生理、病理情况，给病人使用有禁忌的药品；迁就病人，放弃药物治疗决策权，任病人点名开药等情况。

⑤临床用药监控不完善：对治疗安全范围比较小，在常规治疗就能使病人中毒的药物，未监测血（或尿）药浓度；长期使用容易积蓄中毒的药物未及时撤换药物；对于使用不当细菌易产生耐药性的抗生素之类药物未做药敏试验或及时更换品种。

⑥趋利行为：当前医德医风不正已经成为临床不合理用药的因素之一，个别医师受经济利益驱使，违反治疗原则开大处方，使用价格昂贵的药品，增加了患者和国家的经济负担。

（2）药师

药师在临床用药过程中，是药品的提供者和合理用药的监督者。如果药师不能很好地履行自己的职责，准确地提供药学服务工作，会导致不合理用药发生，具体表现在：

①审查处方不严：未审查出处方中特殊病人用药，特殊病理药品，药物相互作用等方面的问题，未能及时提醒医师修改处方。

②调剂配发错误：未按医师处方正确发药，包括药物浓度、数量、剂型、效期、质量、包装等方面的差错，可能是操作失误，又未经校对所造成。

③用药指导不力：在发药时未向病人书面或口头说明用药的注意事项，未能向每位患者详细解释药品的性能、用药时间、使用方法和用药禁忌及用药后可能出现的反应，使患者出现不必要的疑虑。

④协作和交流不够：未能积极主动地宣传合理用药知识；提供给医护人员的药物信息失真；医护人员和药师之间出现理解偏差，处理问题不当。

（3）护士

护理人员站在临床用药最前线，负责按照医嘱给药操作和监护患者，临床不合理用药有时也与护士的给药操作有关，如：

①未正确执行医嘱：包括发错药品和剂量，未按医嘱要求的途径、时间和间隔给药，遗漏给药，医嘱转抄错误等。

②使用质量不合格的药品：病区药品保存不当，致使药品失效或过期。

③临床观察、监测、报告不力：未发现或未及时报告用药后发生的不良反应和病人主诉。

④给药操作失当：未注意注射剂的配药禁忌，未按操作规程混合静脉注射剂致使药物降效或失效。

（4）技师

临床检验技师、放射技师、心电图和超声波等技师，是医师诊断疾病的得力助手，他们对患者进行检查后所出具的检验报告，常常影响着医师对疾病的诊断，进而决定是否用药和如何用药。因此，技师对能否合理用药也是具有重要影响的。

（5）患者

患者积极配合治疗，遵照医嘱正确服药、充足的睡眠、合理的营养、良好的心态是保证合理用药的另一个关键因素。如果患者过分依赖药物，对药物疗效期望值过高，或不能耐受药物不良反应，自行停药或换药，要求使用或不使用某种药物、滥用药物等，均可导致不合理用药。患者遵守医生制定的药物治疗方案的行为称为患者依从性。有数据调查分析，在服药一年后，只有不到50%的患者还能严格遵守医嘱服药。不依从性或称不良用药行为，是临床合理用药的主要障碍之一。

患者不良用药行为的表现形式多种多样，原因五花八门。有些是客观的原因，如部分患者医药知识缺乏，文化程度低，对一些问题的判断能力还不够强，对医生的科学分析不能够理解。由于家庭经济条件有限又不享受医保，将疗效较好但价格较贵的特效药换成它药，或干脆停药不服。另外，患者不能耐受药物的不良反应、服药疗程过长、药物气味难闻等因素也是造成患者停药的原因。此外，一些老年患者由于记忆力下降，常常漏服药物，特别是对于一日多次服用的药物，由于药物突然中断或由于这次漏服下次擅自加倍服用，引起血药浓度波动过大，以致发生药物不良反应或药源性疾病。

有些则是患者主观上的原因，对药物的认识存在误区，如滥用抗菌药物，盲目追求新药、进口药和贵重药，迷信注射给药、联合用药等。一些患者有自己的习惯思维，接受药物治疗时自作主张，擅自增减用药剂量或用药次数，不按医生制定的方案进行治疗。有的急于求成，自行加药、停药或频繁换药；有的健康保健要求过高，无病用药，轻症开大处方，导致自我药疗过分；而有的总想少花钱而病快好，开了药也不买或少买，服药 2 天不见成效就自行停药。有些患者片面地相信他人或媒体的宣传广告，向医生点名开药，不顾及长期、大量使用某种药物可能造成的不良后果，给医生合理用药造成困难。不少用药者，甚至在用药水平上搞攀比，追求高档次。有些患者对医疗机构的信任度不够，或患有多种疾病，多科就诊，而医师又未及时在病例中详细记录用药情况，导致重复用药。少数人为获得特殊的药物效应，滥用麻醉药品、精神药品和其他会产生躯体、精神依赖性的药品，程度严重的就不只是不合理用药，而且是非法用药的问题。

2. 药物因素

药物本身的作用是客观存在的，无合理与不合理的问题，关键是药物的一些特性容易造成不合理用药，因药物固有的性质导致的不合理用药往往是错综复杂的。首先，药物的作用和使用因人而异，无论是疗效还是不良反应在不同患者身上的表现都不相同，因此临床上并不存在对每个患者皆安全有效的标准治疗方案。其次，多药并用使药物的不良相互作用的发生率增加，而且合并用药的种类越多，发生药物不良相互作用的可能性就越大。合理的联合用药可以充分发挥药物的治疗作用，或将药物不良反应降至最低程度，但是也不能排除发生药物不良相互作用的可能，这些不良影响在药物单独使用时不易发生。

3. 社会因素

影响合理用药的社会因素错综复杂，宏观方面有国家的卫生保健体制、药品监督管理、药政法规等。政府对公共卫生资源监管不力，投入不足，致使医疗卫生单位只能将自身发展需要的经费转移到患者身上。尽管近年来医疗体制改革在不断深入，但是"看病贵"问题并没有完全解决。特别是医疗资源存在严重的不平衡和不公平问题，不合理用药依然存在。

药品企业的经营思想和策略、医疗机构的宗旨和主导思想、大众传播媒介的社会公德、传统习俗与社会风气等诸多方面均对临床用药具有相当大的影响。例如，经销商在药品营销过程中的促销活动，以广告宣传和经济利益驱动等手段，误导医患双方对药物的认识，导致药物使用的偏离。科学技术的进步使入市新药种类剧增，给临床治病救人提供了有力武器，但不良的社会风气对医疗卫生领域产生负面影响，因市场行为的影响干扰了临床的正常处方行为，造成临床用药秩序的混乱，加重了不合理用药现象。

二　临床不合理用药的管理

（一）合理用药的管理体系

1. 合理用药专家委员会

国家卫生计生委非常重视临床用药的管理。早在 2008 年 10 月，原卫生部为完善临床用药安全及不良事件应急监管机制，提高临床用药的安全性和合理性，确保医疗质量和医疗安全，根据《中华人民共和国药品管理法》及《处方管理办法》（卫生部令〔2007〕第 53 号）的要求，组建了合理用药专家委员会。2014 年 8 月，国家卫生计生委结合国务院机构改革，将委员会名称调整为国家卫生计生委合理用药专家委员会，负责组织相关专家拟定全国合理用药管理的工作目标和工作方案，对全国合理用药管理工作提出建议，研究拟定我国临床合理用药的相关管理措施和管理规范，组织教育培训等具体指导实施工作。

合理用药专家委员会先后成立了抗菌药物专业组、抗肿瘤药物专业组、心血管药物专业组、内分泌与代谢药物专业组、临床药学专业组和儿童合理用药专业组，开展了一系列合理用药的宣传、教育、指导和普及工作，对促进我国临床合理用药，保障医疗质量和医疗安全发挥了重要作用。

2. 合理用药监测系统

《处方管理办法》第 6 章第 44 条规定："医疗机构应当建立处方点评制度……对处方实施动态监测及超常预警……对不合理用药及时干预。"为加强医疗机构药物临床应用的管理，建立统一、规范的药物使用管理机制，推进临床合理用药，保障医疗质量和医疗安全，2009 年 1 月卫生部、国家中医药管理局和总后卫生部联合印发了《关于加强全国合理用药监测工作的通知》及工作方案（卫办医政发〔2009〕13 号），又于 2010 年 3 月下发了《关于印发〈全国合理用药监测方案（技术部分）〉和监测点医院名单的通知》（卫办医政发〔2010〕33 号），委托中国医院协会负责"全国合理用药监测系统"的建设与运行，成立了全国合理用药监测办公室。

2010 年 10 月，全国合理用药监测系统办公室初步完成了全国合理用药监测系统的组织建设与管理体系，开始对药物临床应用情况、用药相关医疗损害事件情况、病案首页和处方医嘱以及重点单病种药物治疗情况 4 个方面的数据和信息进行监测。监测点医院涉及东、中、西部地区的大中小城市，选定的医院包括中央级、省级、市级、区县级医院及行业、军队医院 6 种类型，主要以三级医院为主。

3. 医疗机构

多年来我国政府和有关职能部门颁布实施了一系列促进医疗机构合理用药的法律法规，如《中华人民共和国药品管理法》及其《实施条例》、《处方管理办法》、《国家基本药物制度》（卫药政发〔2009〕78 号）、《医院处方点评管理规范（试行）》（卫医管发〔2010〕28 号）、《医疗机构药事管理规定》（卫医政发〔2011〕11 号）、《医疗机构药品监督管理办法（试行）》（国食药监安〔2011〕442 号）、《三级综合医院评审标准（2011 年版）》及其《实施细则》（卫医管发〔2011〕33

号、卫办医管发〔2011〕148 号)、《药品不良反应报告和监测管理办
法》(卫生部令〔2011〕第 81 号)、《抗菌药物临床应用管理办法》
(卫生部令〔2012〕第 84 号) 等,规范医疗机构药事管理和药物管理
的规章制度。同时发布了多项技术方面的指导原则,如《中成药临床
应用指导原则》(国中医药医政发〔2010〕30 号)、《糖皮质激素类药
物临床应用指导原则》(卫办医政发〔2011〕23 号)、《抗菌药物临床
应用指导原则 (2015 年版)》 (国卫办医发〔2015〕43 号) 等法规文
件,对行政管理干预临床不合理用药起到了很大的作用。

　　根据法规要求,医疗机构必须建立合理的临床用药的监督管理组
织、工作制度和程序,对临床合理用药过程中出现的重点问题进行公
示、通报和奖惩。在临床合理用药方面,医疗机构的药事管理部门要
真正承担起坚实的领导责任,绝不能缺位。其是药物使用的监督者,
也是各种合理用药政策的颁布者,在防范不合理用药工作中起主导
地位。

　　为了促进临床合理用药,保障临床医疗安全,原卫生部在 2007 年
《处方管理办法》中明确规定医疗机构应当建立处方点评制度,对处方
开具情况实施动态监测及药物用量建立超常预警体系,对不合理用药应
及时予以干预。并在 2010 年 《医院处方点评管理规范 (试行)》中提
出对处方开具的规范性及药物临床使用的适宜性(用药适应证、药物
选择、给药途径、用法用量、药物相互作用、配伍禁忌等) 进行评价,
发现存在或潜在的问题,制定并实施干预和改进措施,促进临床药物合
理应用的过程。处方点评是医院药品临床应用监管和医疗质量持续改进
的重要组成部分,是提高临床合理用药水平的重要手段。开展处方点评
工作是发现和分析不合理用药的重要方法,而处方点评工作对提高处方
质量,促进合理用药,保障医疗安全具有重要的意义。

　　药师在医疗服务中的作用越来越重要,药师的介入与干预对于有效
提高医院合理用药水平意义重大。2002 年原卫生部在《医疗机构药事
管理暂行规定》中首次提出了“临床药学工作者要直接面向患者,在
药物治疗活动中运用自己所学的专业知识,参与医疗团队,为患者提供

安全、有效、经济的药品"、"在临床诊疗活动中实行医药结合" 等规定，正式提出在我国建立临床药师制并确定了临床药师的职责，要求药师职能要从传统的窗口服务型向药学专业知识服务型转变。把药师从幕后的间接服务，转移到前台直接面对患者进行临床药学专业知识服务，要求药师参与临床用药工作，进一步完善了药师对合理用药的责任，"实施处方点评与超长预警，促进药物合理使用"、"向公众宣传合理用药知识"、"与医师共同对药物治疗负责"。

随着多年临床药学的发展，临床药师在规范临床不合理用药方面发挥了越来越重要的作用。药师在药学专科这一方面具有明显的优势，加强药师的介入与指导，可弥补医生对于药学专科方面存在的知识结构缺陷，及时对无适应症用药、联合用药不适宜、重复给药、药品的用法用量不适宜、遴选的药品不适宜、适应症不适宜、溶媒剂的选择不合理等临床不合理用药现象进行干预。此外，药师对患者宣传合理用药知识，提供用药信息与药学咨询服务，也可促进临床合理用药。

（二）抗菌药物的管理

当前我国合理用药以抗菌药物的管理为重点。自 2004 年发布了《抗菌药物临床应用指导原则》（卫医发〔2004〕285 号）以来，已开展了多轮抗菌药物临床应用专项整治工作，全面落实抗菌药物管理的要求。各级各类医疗机构均按照要求明确医师使用抗菌药物的处方权限，落实抗菌药物分级管理制度，制定本单位抗菌药物供应目录并报卫生计生行政部门备案。定期对抗菌药物临床应用管理工作和细菌耐药形势进行评价，根据监测结果逐步建立完善抗菌药物临床应用与细菌耐药预警机制。

经过多年努力，自 2011 年以来，我国抗菌药物使用率、使用强度均呈下降趋势，近两年处于较为稳定的水平。截至 2016 年，全国抗菌药物临床应用监测网注册入网单位有 2671 所，其中，中心成员单位增加到 351 所。中心成员单位住院患者平均抗菌药物使用率从 2011 年的 59.4% 下降到 2016 年的 37.5%，其中，手术组从 2011 年的 86.3% 下降到 2016 年的 61.8%，非手术组从 2011 年的 41.5% 下降到 2016 年的

24.8%。门诊患者抗菌药物使用率从 2011 年的 16.2% 下降到 2016 年的
8.7%。2011 年至 2016 年，我国抗菌药物占药品总费用比例总体呈下降
趋势，中心成员单位非手术组与手术组患者人均抗菌药品费用均呈现递
减趋势。

2016 年，中心成员单位住院患者抗菌药物使用率较 2015 年下降
1.6 个百分点，其中，非手术组抗菌药物使用率较 2015 年下降 0.8 个百
分点，手术组抗菌药物使用率较 2015 年下降 2.2 个百分点。手术预防
用药使用率为 54.8%，其中，Ⅰ类切口为 38.6%，较 2015 年下降 6.4
个百分点；Ⅱ类切口为 76.3%，较 2015 年下降 2.9 个百分点。住院患
者人均抗菌药物费用占人均总药费的 11.2%，较 2015 年下降 0.1 个百
分点。

2016 年，全国细菌耐药监测网纳入数据分析的医院共有 1273 所，
其中，二级医院占 25.3%，三级医院占 74.7%。监测数据显示，我国 8
种主要耐药菌有 5 种检出率下降，1 种检出率相对稳定，2 种检出率
上升。

（三）辅助用药和门诊输液的管理

1. 辅助用药

在我国药品市场上存在大量的"安全无效"的辅助用药，其市场
非常庞大，很多医院销售量排前十的大都是辅助用药，有的甚至占医院
用药比例的 60%—70%。2015 年，国家卫生计生委、国家发展改革委、
财政部、人力资源和社会保障部和国家中医药管理局 5 部门联合印发
《控制公立医院医疗费用不合理增长的若干意见》（国卫体改发〔2015〕
89 号）的通知，提出落实辅助用药等产品管理制度及跟踪监控制度；
《国务院办公厅关于完善公立医院药品集中采购工作的指导意见》（国
办发〔2015〕7 号）提出"建立处方点评和医师约谈制度，重点跟踪
监控辅助用药、医院超常使用的药品"。2016 年 4 月，国务院办公厅发
布《深化医药卫生体制改革 2016 年重点工作任务》（国办发〔2016〕
26 号），明确提出公立医院改革试点城市要列出具体清单，对辅助性、
营养性等高价药品不合理使用情况实施重点监控，初步遏制医疗费用不

合理增长的势头。

2016 年 3 月 22 日，卫计委发文《关于加强肿瘤规范化诊疗管理工作的通知》（国卫办医发〔2016〕7 号）指出要严格控制抗肿瘤药物和辅助用药的品规数量，明确抗肿瘤药物和辅助用药的分类使用原则，不断降低辅助用药的使用比例。肿瘤治疗一直是辅助用药的大户，由于肿瘤患者在化疗过程中会出现多种副反应，临床医生在抗肿瘤治疗的同时往往会开具辅助用药，用于止吐、增强免疫力等。虽然几乎无一进入相关肿瘤临床治疗指南，但不少辅助用药的使用规模同样"相当可观"，甚至已经"喧宾夺主"，费用总额超过了抗肿瘤药物。从抗肿瘤治疗入手，无疑直接封了"辅助用药"的后路。

就在五部委联合发文前，2015 年 9 月云南就已在《云南省卫生计生委关于进一步加强医疗机构注射用辅助治疗药品使用管理的通知》（云卫医发〔2015〕26 号）中公布了 30 种注射用辅助用药目录；10 月国家重要医改试点城市苏州在《关于建立苏州市重点药品监控目录预警管理制度（试行）的通知》（苏卫计药政〔2015〕4 号）中下发了针对价格高、用量大、非治疗辅助性等重点药品监控目录，并实行预警管理制度，60 种药物被纳入首批监控目录。三年来，安徽、河北、江西、四川、湖北、山西、辽宁、内蒙古自治区等多省市自治区陆续出台了"辅助用药"或"重点监控药品"的监控、管理办法，在部分地区的文件中，还出现了"万能药"、"味精药"等字眼。抗菌药的从严管控已通过相当长的一段时间实现了阶段性的目标，辅助用药将成为下一阶段的管控目标，面临新一轮的整治。

2. 门诊输液

根据世界卫生组织提倡的"能口服就不注射，能肌肉注射就不静脉注射"的用药原则，近两年各地陆续出台了取消门诊输液的措施。尽管在国家层面并未有统一规定，但截至 2017 年 11 月，已有安徽、浙江、江苏、江西、黑龙江、辽宁等省份明确出台了涉及全省范围的限制门诊输液，甚至全面取消的措施，而湖北、福建、河南、四川等多个省份已有试点城市或医院限控门诊输液，全国 460 多家医院叫停门诊输液。部分省份虽没有限控政策，但普遍已明确加强门诊输液监管，并鼓励医院开始试行。

在限制输液的大环境下，不少村卫生室也受到限制。除了停止门诊输液，近年来，各地的抗菌药物输液的限制政策也陆续出台，从大医院到小卫生院均有涉及，抗菌药物、大输液产品正面临着最严峻的挑战。取消门诊输液虽然没有国家法规出台，但从各省的情况来看已经是不可逆的趋势，政策从医院到基层，从医生到患者。未来，会有更多的省市加入取消门诊输液的队伍中来。

三　临床不合理用药管理存在的问题与展望

（一）监测临床不合理用药的数据

目前文献在介绍国内不合理用药的现状时，常常引用数据称我国医院的不合理用药情况也相当严重，"不合理用药占用药者的12%—32%"；或引用世界卫生组织（WHO）的报道，"全世界 >50% 的药品是以不恰当的方式处方、调配和销售的，同时有50%的患者未能正确使用"。前一数据在很多文献中均被引用，最早可追溯至2003年的文献中[1]，但初始来源已不可考证；后一数据见于2002年的一篇报道。[2] 总之，两个数据至少是15年前的统计结果，完全不能说明我国目前不合理用药的情况。部分文献采用药物不良反应的数据来说明不合理用药的严重程度，但是我们应知道，药物不良反应是药物本身的特性，不完全是不合理用药造成的，该数据也不能准确的代表不合理用药的现状。

对于不合理用药的现状，目前缺乏一个权威的、大范围的调查研究。文献发表的数据多为医院内部的统计结果，统计标准不同，数据差异也很大。造成这种局面的一个重要原因就是目前世界范围内尚无一个

---

[1]　李青、曾繁典：《制定我国国家药物政策的紧迫性及其建议》，《药物流行病学杂志》2003年第6期。

[2]　Word Health Organization, Promoting rational use of medicines: core components, Geneva: WHO, 2002.

公认明确的合理用药定义。当今比较公认的合理用药包含安全、有效、经济与适当这个基本要素，应为适宜的药物在适宜的时间，以公众能支付的价格保证药物供应；正确调剂处方以准确的剂量、正确的用法服用，确保药物质量安全有效。

不合理用药是一个相对概念，全面定义几乎难以完成，其管理和限制十分困难。由于患者自身情况多种多样，即使对症用药也可能是对一部分患者合理、对另一部分患者不合理。各个药品在不同使用条件下，其作用和意义是不一样的，有些产品在某些科室或疾病治疗中是辅助的，而在另一些疾病治疗中却是必需的。这就给合理用药的调查研究带来很大困扰，必须专业人员根据患者的病案记录才能完全地甄别出来，数据获取比较困难，从而导致相关的统计研究匮乏。

虽然我国已经建立了"全国合理用药监测系统"，但目前这个监测网是统计医疗机构的药物使用情况，由于不合理用药导致的情况还不在监测的范围内，尚没有建立一个自上而下的覆盖全国各个医疗机构的不合理用药的监测数据系统。在抗菌药物的管理中，国家卫生行政部门以抗菌药物临床应用的一些监测网和细菌耐药监测网这些信息平台对抗菌药物的使用情况进行监测，根据监测情况调整国家在抗菌药物使用管理方面的制度和政策，不断提高合理使用抗菌药物的水平。在进一步加强合理用药的管理中，应吸收经验，制定不合理用药的监测标准和范围，获得准确的不合理用药的统计数据，才能有针对性地制定相应的政策，不断促进临床合理用药。

（二）健全合理用药队伍的建设

影响合理用药的因素很多，但关键还是人员因素，特别是医护人员的水平和素质是决定药物合理使用水平的关键。医护人员在合理用药方面面临的挑战非常多，包括疾病在不断发展变化，药物在不断推陈出新，要求一个医护人员掌握所有的药物的合理使用的确是比较困难的。一方面要加强医护人员的培训，提高合理用药的能力；另一方面要不断加强临床药师队伍的建设，通过临床药师对临床医师用药方面的指导和评价，帮助临床医师来合理使用药物，共同提高医疗机构合理用药的水平。

　　药师的工作职责已十分明确，但是在医疗实践中其工作状况却比较尴尬，只见物而不见人的工作局面，脱离临床实际的工作模式，知识结构残缺不全、面广而不精。药师针对某一种疾病的用药方案研究不透，对临床治疗方案选择得正确与否难以分辨；很少给出时间到临床监测患者用药全过程，临床对药物不良反应、药源性疾病监测力度不够，治疗过程发生的异常现象是病情发展还是药物引起的无从知晓。药师知识结构不合理、临床知识匮乏是普遍存在的问题，尚不能完全承担起指导和评价临床用药的重任。即便如此，临床药师特别是注册临床药师的缺口仍然很大，一半以上的注册临床药师集中在东部地区。因此必须进一步加大对药师的规范化培训和管理的力度，落实药师在临床用药的权责地位，切实发挥药师在合理用药管理中的作用。

　　第三个方面应不断完善、优化合理用药方面的管理制度，要求医疗机构建立起合理用药管理的内部机制，使更多的医护人员、更多的管理专家参加到合理用药管理当中来。如具备细菌、真菌感染性疾病诊治能力的感染科医师数量和能力不足，不能很好地发挥对其他科室医护人员的指导作用，尤其是儿科。微生物检验专业发展滞后，人员不足、检验报告耗时长，常不能满足临床需要，标本送检率低。应培养一批有细菌、真菌感染诊治能力的骨干队伍，提升感染病诊治和抗菌药物使用水平；加强建立各医疗机构完善的抗菌药物临床应用监测系统，完善包括医生、药师、检验科等在内的抗菌药物管理技术支撑，对抗菌药物临床应用进行监测、分析、评价和培训。

　　随着科技的进步，信息化、人工智能的应用场景越来越多。药物的相互作用非常复杂，人的记忆能力有限，应发挥计算机软件系统利用网络资源收集药物不良反应、相互作用数据迅速、全面、及时的优势，推动合理用药的计算机软件网络系统的发展，在合理用药的管理中发挥巨大的作用。

　　2017 年我国全面推开公立医院综合改革，9 月 30 日前所有公立医院全部取消药品加成，割断了医疗机构与药品销售之间的利益链条，促使医疗机构从注重药品收入转向注重工作质量、合理用药、医疗安全、患者满意度和效率等，引导医护人员的利益与患者的利益达成一致。总之，提高合理用药水平是一个长期任务，需要参与临床用药的各个方面共同努力，不断提高合理用药水平。

参考文献：

［1］田刚：《零售药店合理用药调查研究》，《商场现代化》2015 年第 16 期。

［2］吴金艳、邓伟生、谢敬东：《药物经济学在指导临床合理用药中的运用》，《国际医药卫生导报》2006 年第 12 期。

［3］田晓峰、平晓月、戴毓平：《过度医疗的原因及其应对策略探讨》，《医学与哲学》2003 年第 24 期。

［4］王炳彦：《合理用药常识你知道多少》，《健康向导》2017 年第 23 期。

［5］林小凤、李静玲、林汉华等：《临床不合理用药分析及预防对策》，《临床合理用药杂志》2012 年第 5 期。

［6］郭华、万进军：《浅谈临床不合理用药问题与管理措施》，《鄂州大学学报》2006 年第 13 期。

［7］黄荣海：《医院不合理用药现状分析》，《现代医院》2004 年第 4 期。

［8］涂琼、吴澄清：《我院门诊不合理处方分析》，《儿科药学杂志》2010 年第 16 期。

［9］冯琦、赵铀：《加强用药管理　提升医疗质量》，《中国现代医院管理杂志》2004 年。

［10］俞瑞玲、俞瑞萍、张兴：《老年人用抗生素应注意药源性疾病》，《中国民族民间医药》2013 年第 22 期。

［11］陈珲：《临床不安全用药行为成因分析及对策研究》，军医进修学院、解放军总医院、解放军医学院，2010 年。

［12］丛秀洁：《医院不合理用药分析》，《中国民康医学》2011 年第 23 期。

［13］郭华、万进军：《浅谈临床不合理用药问题与管理措施》，《鄂州大学学报》2006 年第 13 期。

［14］何华：《浅谈胃炎的预防和治疗》，《中国医疗前沿》2009 年第 4 期。

［15］聂春雷、崔斌、姚岚等：《合理用药的内涵及不合理用药的表现和危害》，《中国初级卫生保健》2002 年第 16 期。

［16］丘伟中、刘和强：《四妙勇安汤加味合碟脉灵注射液治疗 2 型糖尿病性末梢动脉

炎 30 例观察》,《现代医院》2004 年第 4 期。

［17］谭森、易多奇:《临床药师对临床不合理用药的药学干预分析》,《求医问药》
　　　(学术版) 2012 年第 10 期。

［18］班新能、史馨霞:《临床用药现状分析及对策》,《兵团医学》2013 年第 36 期。

［19］陈鳃、王江玲:《社区居民滥用药物的现状调查及对策分析——以温州市鹿城区
　　　为例》,《中国医学伦理学》2007 年第 20 期。

［20］陈英杰、孟玲宇、张海丽:《临床不合理用药现状探究》,《中国现代药物应用》
　　　2010 年第 4 期。

［21］程梅:《浅谈如何合理用药》,《健康必读》(下旬刊) 2012 年。

［22］谭义勇、辛芳:《浅谈临床不合理用药》,《中外医学研究》2009 年第 7 期。

［23］徐婉丽:《临床不合理用药的因素及对策》,《黑龙江医药》2005 年第 18 期。

［24］苏晔、马卓、杨梅:《北京朝阳医院门诊药房 5714 例处方干预情况分析》,《临
　　　床药物治疗杂志》2016 年第 14 期。

［25］吴丽敏:《PDCA 循环理论在临床用药点评中的应用研究》,硕士学位论文,山东
　　　大学,2014 年。

［26］张建伟:《某院 2011—2015 年不合理用药统计及临床药师干预措施和效果分析》,
　　　硕士学位论文,郑州大学,2016 年。

［27］赵薇、任常顺、王帅:《临床不合理用药的原因及干预因素》,《中国当代医药》
　　　2013 年第 20 期。

(华中科技大学　丁玉峰)

第十一章　我国药品法律法规
与政策分析

　　药物政策是我国卫生政策的关键组成部分，是政府为药物领域制定的一定时期内指导药品研究、生产、流通、使用和监督管理的总体纲领与中长期目标。药品法律法规是药物政策得以贯彻落实的重要保证，是一切涉药活动的规范和准则。两者在本质上一致，在功能上相互补充。

　　自20世纪80年代《药品管理法》颁行至今，我国已逐步建立起一套相对完整的、科学实用的、国际化的药品法律体系。为深入了解我国药品法律法规和政策的运行现状，本章在介绍其发展历程的基础上，重点梳理新医改形势下的涉药法律规范，为完善药物政策提供科学的决策建议。

一　我国药品法律法规和政策的发展历程

　　药品法律体系对保证药品安全、有效，维护人民身体健康发挥了重大作用。我国现代药品管理立法，最早可以追溯到1911年辛亥革命之后，大体可分为四个阶段。[①]

　　（一）药品管理立法的萌芽阶段（1912—1948）

　　1912年"中华民国"南京临时政府在内务部下设卫生司，为全国

---

① 杨世民：《药事管理学》，人民卫生出版社2016年版，第94—96页。

卫生行政主管部门，下属第四科主办药政工作。1928 年，国民党政府取消卫生司设立卫生部。1912—1948 年，先后发布的主要药品管理法规有《药师暂行条例》（1929）、《管理药商规则》（1929）、《麻醉药品管理条例》（1929）、《管理成药规则》（1930）、《购用麻醉药品暂行办法》（1935）、《细菌学免疫学制品管理规则》（1937）、《药师法》（1943）等。

这一阶段的立法主要集中在药学人才、药品流通、特殊药品管理等方面，立法范围较窄，层级较低，但在一定程度上为我国药品法律体系的建立提供了经验，是第一次以我国现实国情为背景的药品管理立法，具有开创意义。

（二）药品管理立法的探索阶段（1949—1983）

新中国成立以来，国家大力加强药品法规建设。1949—1957 年，为配合戒烟禁毒工作和清理旧社会遗留下的伪劣药品，卫生部制定了《关于严禁鸦片烟毒的通令》、《管理麻醉药品暂行条例》、《管理麻醉药品暂行条例实施细则》、《关于麻醉药品临时登记处理办法的通令》等。1958—1965 年，随着制药工业迅速发展，我国在总结经验的基础上陆续制定了一系列加强生产管理的规章，如《关于药品生产管理及质量问题的报告》、《关于加强中药质量管理的通知》、《关于药政管理的若干规定》、《药品新产品管理办法》等，此时的药品管理逐步适应了药品生产、经营迅速发展，用药需求急剧增加的新形势。1978 年 7 月，国务院颁发的《药政管理条例（试行）》成为这一时期的纲领性文件。

此阶段的药品管理工作目标是建立与社会主义制度相适应的药事管理体制和机构，大力发展制药业。在短短数年内，药品管理工作取得了显著成效，但是所颁行的药品法规大多仅规定了权利和义务，没有明确法律责任，因此其法律效力有限，规范性不足。

（三）药品法律体系的正式建立（1984—2002）

1984 年 9 月 20 日，《中华人民共和国药品管理法》由第六届全国人民代表大会常务委员会会议审议通过，自 1985 年 7 月 1 日起正式施行。

《药品管理法》是我国第一部全面的、综合性药品管理法规，其颁布标志着我国药品监督管理工作进入法制化新阶段，药品监督管理工作有法可依。该法颁布实施以来，历经 1 次修订（2002），2 次修正（2013、2015），现行为 2015 年 4 月 24 日修正后的版本。

1985—2000 年，根据《药品管理法》规定，国务院制定发布和批准发布了相关行政法规 7 部，卫生部制定发布规章及规范性文件 410 部（件）。2002 年 8 月 4 日，国务院第 360 号令公布了《中华人民共和国药品管理法实施条例》，于 2002 年 9 月 15 日起施行。至此，我国正式形成一法律一条例，多项法规、部门规章构成的药品法律体系基本架构。

（四）药品法律法规与政策的完善阶段（2003 年至今）

2003—2008 年，我国药物政策的重点在于，一是不断完善以《药品管理法》为核心的药品法律体系；二是进一步改革管理体制，明确药品监督管理目标与原则；三是针对药品药价高等问题，启动药品价格管理改革，并引入药品集中招标采购、药品分类管理等制度。具体文件有《药品监督行政处罚程序规定》、《关于印发医疗机构药品集中招标采购试点工作若干规定的通知》、《处方管理办法（试行）》等。

2009 年新医改启动后，我国根据《WHO 关于构成国家药物政策的要素指南》先后在各相关部门职责内出台文件规范，使得国家药物政策体系初具框架。这一时期有关药品法律法规发展迅速，成效显著。如根据 2009 年《关于建立国家基本药物制度的实施意见》，我国正式建立国家基本药物制度，并于 2011 年实现基层全覆盖；2009 年《关于加强药品流通行业管理的通知》明确将药品流通行业主管职能划归商务部，进一步加强药品管理体制改革；2010 年《关于加强培育和发展战略性新兴产业的决定》将生物医药列为重点发展领域之一，多方位保障药品行业发展；2016 年《中医药法》颁布，高度重视中药、民族药研究，提出保障和促进中医药事业发展的方针政策。

至此，我国药品法律法规和政策逐步完善。现行法律、行政法规见表 11 - 1。

表 11 - 1　　　　　　　　现行药品法律、行政法规情况

文件分类	政策文件	制定机关	时间
法律	药品管理法	人大常委会	1984 年 9 月 20 日
法律	中医药法	人大常委会	2016 年 12 月 25 日
行政法规	野生药材资源保护管理条例	国务院	1987 年 12 月 1 日
行政法规	医疗用毒性药品管理办法	国务院	1988 年 12 月 27 日
行政法规	放射性药品管理办法	国务院	1989 年 1 月 13 日
行政法规	中药品种保护条例	国务院	1992 年 10 月 14 日
行政法规	血液制品管理条例	国务院	1996 年 12 月 6 日
行政法规	药品管理法实施条例	国务院	2002 年 8 月 4 日
行政法规	中医药条例	国务院	2003 年 4 月 7 日
行政法规	反兴奋剂条例	国务院	2003 年 12 月 31 日
行政法规	疫苗流通和预防接种管理条例	国务院	2005 年 3 月 24 日
行政法规	麻醉药品和精神药品管理条例	国务院	2005 年 8 月 3 日
行政法规	易制毒化学品管理条例	国务院	2005 年 8 月 26 日

资料来源：国务院官方网站：http：//www.gov.cn/guowuyuan/。

二　我国药品法律法规和政策现状

药品安全关系人民的身体健康和生命安全，是基本的民生问题，也是经济社会发展的战略问题。因药品管理范围较广、内容较多，本节分别从药品生命周期管理和药品分类管理两个角度系统梳理新医改形势下的药品法律法规体系，并据此提出相关看法或建议。具体规章及部门规范性文件截至 2017 年 11 月中旬。

（一）按药品的生命周期梳理

人用药品注册技术要求国际协调会议（ICH）的质量部分指南"药物开发"（第 2 版）对生命周期的定义为："一个产品从开始研发到上市，直至产品终止的所有阶段。"也就是说，生命周期是自药品的研发开始，到注册评价、生产上市、流通使用，直至由于安全性问题等原因

撤市的整个过程。2017 年 1 月，国务院办公厅印发《关于进一步改革完善药品生产流通使用政策的若干意见》（国办发〔2017〕13 号），对医药产业的发展，药品的生产、流通、使用和监管多个环节进行规范，贯穿药品生命周期，是目前药品管理领域具有引导作用的纲领性文件之一。

1. 药品的研发

药物的研究开发是药品行业得以发展的命脉，它包括了从药物的设计、筛选，到确定药物剂型、合成方法、药物毒理、质量标准，通过临床试验确定其安全性、有效性及用法用量，以及经过药品管理当局审查获得药品上市的全过程。[①]《药品管理法》规定，国家鼓励研究和创制新药，保护公民、法人和其他组织研究、开发新药的合法权益。有关药物的非临床安全性评价研究机构和临床试验机构必须分别执行《药物非临床研究质量管理规范》（GLP）、《药物临床试验管理规范》（GCP）。

随着我国药物非临床安全性评价研究能力的不断提升和评价数量的快速增长，2017 年 7 月，国家食品药品监督管理总局（CFDA）局务会议审议通过新版 GLP。该规范对具体内容进行调整和细化，以适应行业发展和监管工作的需要。另外，于 2003 年 6 月发布的 GCP 也多次在网上公开征求修订稿意见，可见，临床实验的规范也将迎来新的标准规定，从而进一步确保研究结果的科学可靠和受试者的基本权益。

此外，2017 年 5 月 CFDA 出台 4 部有关药品研发的征求意见稿，从创新者权益、生命周期管理、临床试验及审评审批等方向出发，鼓励创新，引导建立完整的研发上市路径，对行业影响颇深。具体内容见表11 - 2。

[①]　杨世民：《药事管理学》，人民卫生出版社 2016 年版，第 126 页。

表 11 - 2　　　　　　　关于鼓励药物研发方面的政策与主要内容

文件名称	主要内容
总局关于征求《关于鼓励药品医疗器械创新保护创新者权益的相关政策（征求意见稿）》意见的公告（2017 年第 55 号）	• 建立药品专利链接制度 • 完善药品实验数据保护制度 • 落实国家工作人员保密责任 • 建立上市药品目录集
总局关于征求《关于鼓励药品医疗器械创新实施药品医疗器械全生命周期管理的相关政策》（征求意见稿）意见的公告（2017 年第 54 号）	• 落实上市许可持有人法律责任 • 完善药品医疗器械不良反应/事件报告制度 • 开展上市注射剂再评价 • 完善医疗器械再评价 • 严肃查处临床试验数据造假行为 • 规范学术推广行为 • 加强审评检查能力建设 • 改革药品临床试验样品检验制度 • 落实从研发到使用全过程检查责任 • 建设职业化检查员队伍 • 加强国际合作
总局关于征求《关于鼓励药品医疗器械创新改革临床试验管理的相关政策》（征求意见稿）意见的公告（2017 年第 53 号）	• 临床试验机构资格认定改为备案管理 • 支持研究者和临床试验机构开展临床实验 • 完善伦理委员会机制 • 优化临床试验审查程序 • 接受境外临床试验数据 • 支持拓展性临床试验
总局关于征求《关于鼓励药品医疗器械创新加快新药医疗器械上市审评审批的相关政策》（征求意见稿）意见的公告（2017 年第 52 号）	• 加快临床急需药品医疗器械审评审批 • 支持罕见病治疗药物和医疗器械研发 • 严格注射剂审评审批 • 调整药用原辅料及包装材料管理模式 • 完善药品医疗器械审评制度 • 支持新药临床应用 • 支持中药传承和创新 • 建立基于专利强制许可的优先审评审批制度

资料来源：国家食品药品监督管理总局官方网站：http://www.sda.gov.cn/WS01/CL0001/。

2. 药品的注册

药品注册，是指 CFDA 根据药品注册申请人的申请，依照法定程序，对拟上市销售药品的安全性、有效性、质量可控性等进行系统评价，并决定是否同意其申请的审批过程。严格的药品注册管理程序，有利于提高新药研发水平，规范药学科研行为，提高药品安全与质量。[1]

---

[1]　汪建荣：《卫生法》，人民卫生出版社 2013 年版，第 189 页。

（1）药品注册管理

2007 年 7 月国家食品药品监督管理局发布了《药品注册管理办法》（局令第 28 号），2008 年 1 月又发布了《中药注册管理补充规定》（国食药监注〔2008〕3 号）。至此，我国药品注册管理已逐步由粗放式的行政管理过渡到法制化、科学化的管理模式。然而随着制药行业的持续发展，国产仿制药注册比重较大，质量不高，注册申请积压严重，医药企业创新研发能力不足等问题日益突出。鉴于上述事实，在参考国际通行做法的情况下，我国及时制定政策，调整相关行业标准和指导规范。

2015 年以来，药品注册方面具有纲领性的规范文件有：《关于改革药品医疗器械审评审批制度的意见》（国发〔2015〕44 号）、《关于深化审评审批制度改革鼓励药品医疗器械创新的意见》（厅字〔2017〕42 号）。同时，《药品注册管理办法》也基于以上文件，分别于 2016 年 7 月、2017 年 10 月公开征求修改意见，实现动态调整。根据最新意见中的内容，本节梳理了部分关键环节的相关文件，详见表 11 - 3。

表 11 - 3　　　　　　　有关药品注册关键环节的规范性文件

类别	时间	名称
注册	2012 年 11 月 1 日	关于加强药品注册生产现场检查管理有关事宜的通知（食药监办注〔2012〕129 号）
	2015 年 5 月 12 日	关于印发《药品、医疗器械产品注册收费标准管理办法》的通知（发改价格〔2015〕1006 号）
	2017 年 3 月 2 日	关于发布药品注册审评专家咨询委员会管理办法（试行）的公告（2017 年第 27 号）
审评审批制度改革	2013 年 2 月 22 日	关于深化药品审评审批改革进一步鼓励药物创新的意见（国食药监注〔2013〕37 号）
	2015 年 8 月 9 日	关于改革药品医疗器械审评审批制度的意见（国发〔2015〕44 号）
	2015 年 12 月 17 日	关于同意建立药品医疗器械审评审批制度改革部际联席会议制度的批复（国函〔2015〕219 号）
	2017 年 5 月 24 日	关于印发国家食品药品监督管理总局药品医疗器械审评审批信息保密管理办法的通知（食药监办法〔2017〕75 号）
	2017 年 10 月 8 日	关于深化审评审批制度改革鼓励药品医疗器械创新的意见（厅字〔2017〕42 号）

续表

类别	时间	名称
上市许可持有人	2015 年 11 月 4 日	全国人民代表大会常务委员会关于授权国务院在部分地方开展药品上市许可持有人制度试点和有关问题的决定
	2016 年 5 月 26 日	关于印发药品上市许可持有人制度试点方案的通知（国办发〔2016〕41 号）
	2017 年 8 月 21 日	关于推进药品上市许可持有人制度试点工作有关事项的通知（食药监药化管〔2017〕68 号）
仿制药一致性评价	2016 年 2 月 6 日	关于开展仿制药质量和疗效一致性评价的意见（国办发〔2016〕8 号）
技术转让	2009 年 8 月 19 日	关于印发药品技术转让注册管理规定的通知（国食药监注〔2009〕518 号）
	2017 年 2 月 20 日	关于药品技术转让有关事项的通知（食药监办药化管〔2017〕29 号）

资料来源：国家食品药品监督管理总局，国家发展改革委等部委官方网站：http：//www. ndrc. gov. cn/。

（2）审评审批制度改革

当前，鼓励药品研发创新与加快审评审批制度改革已成为药品管理的主要方向之一。审评审批制度改革是为了促进药品医疗器械产业结构调整和技术创新，提高产业竞争力。自 2015 年实行改革以来，2016 年全年完成审评并呈送总局审批的注册申请率明显提高，排队等待审评的注册申请也由 2015 年 9 月高峰时的近 22000 件降至 8200 件，基本消除了积压。

2017 年《关于深化审评审批制度改革鼓励药品医疗器械创新的意见》在总结近两年经验的基础上，继续提出六大任务：第一，改革临床试验管理模式；第二，加快部分药品医疗器械审评研发审批；第三，促进药品创新和仿制药发展，加快推进仿制药质量和疗效一致性评价工作；第四，加强药品医疗器械生命周期管理，推动上市许可持有人制度全面实施；第五，提升技术支撑力，完善技术审评制度；第六，加强组织实施，强化各部门配合能力。

3. 药品的生产

药品生产是将原料加工制备成能供医疗用的药品的过程。药品生产企业是指生产药品的专营企业或者兼营企业，广义上的生产单位还包括医疗机构。

《药品管理法》第三章专章对药品生产企业管理进行规定。主要内容有：开办药品生产企业的条件，申请与审批过程，药品批准文号的获得，符合药品生产质量管理规范的情形等。有关药品生产的法律法规、近年的规范性文件见表 11 - 4。

表 11 - 4　　　　　　　　　　药品生产相关文件情况

种类	时间	文件名
规章	2004 年 7 月 20 日	直接接触药品的包装材料和容器管理办法（局令第 13 号）
	2004 年 8 月 5 日	药品生产监督管理办法（局令第 14 号）
	2005 年 4 月 14 日	医疗机构制剂配制监督管理办法（试行）（局令第 18 号）
	2006 年 3 月 15 日	药品说明书和标签管理规定（局令第 24 号）
	2011 年 1 月 17 日	药品生产质量管理规范（2010 年修订版）（卫生部令第 79 号）
规范性文件	2011 年 8 月 2 日	关于印发《药品生产质量管理规范认证管理办法的通知》（国食药监安〔2011〕365 号）
	2011 年 10 月 11 日	关于印发《医疗机构药品监督管理办法（试行）》的通知（国食药监安〔2011〕442 号）
	2013 年 10 月 29 日	关于实施新修订药品生产质量管理规范过程中药品技术转让工作有关要求的通知（食药监办药化管〔2013〕101 号）
	2014 年 8 月 14 日	关于贯彻实施药品委托生产监督管理规定的通知（食药监药化监〔2014〕167 号）
	2015 年 9 月 9 日	关于启用新版《药品生产许可证》和《医疗机构制剂许可证》的公告（2015 年第 171 号）

资料来源：国家食品药品监督管理总局官方网站：http：//www.sda.gov.cn/WS01/CL0001/。

根据《药品管理法》的最新征求意见情况，取消《药品生产质量管理规范》（GMP）认证或成定局。GMP 认证以往被认为是申请生产药品的必要条件，部分药企在取得 GMP 认证后便开始松懈，导致药监部门每年的任务繁重。而取消 GMP 认证，提高"飞行检查"等监督手段的频率，由重门槛改为重监督，药企反而会更加重视药品生产质量。这对明确 GMP 内涵，提高药品监督水平，转变药品监管思路有极大帮助。

4. 药品的流通

药品流通是药品从生产者转移到患者的过程，是保障药品供应的关键环节。《"十三五"深化医药卫生体制改革规划》明确提出：建立规范有序的药品供应保障制度，深化药品流通体制改革。本节着重从药品采购机制、药品购销"两票制"、药品经营管理、"互联网＋药品流通"、药品价格管理和短缺药品管理六个方面分析当前药品流通领域法律法规和政策现状。

（1）药品采购机制

为纠正医药购销不正之风，降低虚高药价，我国于 2001 年出台《医疗机构药品集中招标采购工作规范（试行）》（卫规财发〔2001〕308 号），该规范的试行实现了公立医院药品采购模式由定点采购转为市场主导的招标采购。但由于以公立医疗机构为主体的"招标采购"不能显著降低药品的虚高价格，经过多年的探索，2015 年国办发 7 号文出台并提出"坚持以省（区、市）为单位的网上药品集中采购方向"，确立了"一个平台、上下联动、公开透明、分类采购"的指导思路，明确提出药品实行分类采购。为贯彻落实 7 号文，同年 6 月，国家卫生计生委出台《关于落实完善公立医院药品集中采购工作指导意见的通知》（国卫药政发〔2015〕70 号），具体指导公立医院药品采购工作。[①] 具体举措见表 11 - 5。

表 11 - 5　　　　　　　　药品采购新机制相关文件及主要内容

时间	文件名称	主要内容
2015 年 2 月 9 日	关于完善公立医院药品集中采购工作的指导意见（国办发〔2015〕7 号）	● 实行药品分类采购 ● 改进药款结算方式 ● 加强药品配送管理 ● 规范采购平台建设 ● 强化综合监督管理 ● 切实加强组织领导
2015 年 6 月 19 日	关于落实完善公立医院药品集中采购工作指导意见的通知（国卫药政发〔2015〕70 号）	● 构建药品集中采购新机制 ● 确定药品采购范围 ● 细化药品分类采购措施 ● 坚持双信封招标制度 ● 改进医院药款结算管理 ● 完善药品供应配送管理 ● 推进采购平台规范化建设 ● 规范医院药品使用管理 ● 加强公立医院改革试点城市药品采购指导

资料来源：国务院网站：http：//www.gov.cn/guowuyuan/，国家卫生计生委官方网站：http：//www.nhfpc.gov.cn/。

---

① 蔡雪妮：《中国药品集中采购的演变以及与医保支付的逻辑关系》，《中国卫生政策研究》2017 年第 10 期。

与此同时，面对专利药品和独家生产药品缺乏市场竞争，价格偏高的现象，7号文要求对此类药品建立公开透明、多方参与的药品价格谈判机制，把价格降至合理区间。2016年国家卫生计生委主导进行第一次国家谈判，2017年人社部门进行第二次国家谈判，药品平均降幅为40%—50%，效果立竿见影。有关药品价格谈判的文件见表11-6。

表 11-6 　　　　　　　　　　　药品价格谈判相关文件

时间	文件名称
2016 年 4 月 25 日	关于做好国家谈判药品集中采购的通知（国卫药政发〔2016〕19 号）
2016 年 5 月 20 日	关于公布国家药品价格谈判结果的通知（国卫办药政函〔2016〕515 号）
2017 年 4 月 14 日	关于确定 2017 年国家基本医疗保险、工伤保险和生育保险药品目录谈判范围的通告

资料来源：国家卫生计生委官方网站：http://www.nhfpc.gov.cn/。

（2）药品购销"两票制"

2007年广东药品阳光采购方案（征求意见稿）率先提出"两票制"概念，但由于当时遭到国内多家生产企业联名反对而流产，之后被福建借鉴并推行至全国。所谓"两票制"是指药品生产企业到流通企业开一次发票，流通企业到医疗机构开一次发票。以"两票"替代常见的"七票"、"八票"，减少流通环节的层层盘剥。通过实行"两票制"，有利于规范药品流通秩序、压缩流通环节、降低虚高药价，是打击"过票洗钱"、强化医药市场监督管理的有效手段。

2016年12月，国务院医改办等8部门联合印发《关于在公立医疗机构药品采购中推行"两票制"的实施意见（试行）》。该意见要求，自2017年起，全国11个综合医改试点省（区、市）和200个公立医院改革试点城市率先推行"两票制"，鼓励其他地区执行"两票制"，争取到2018年在全国全面推开。截至2017年11月北京市颁布"两票制"的试行方案以来，全国已有22个省全面或部分执行两票制。

（3）药品经营管理

药品经营是专门从事药品经营活动的经济主体，通过购进、销售、调拨、储运等方式，将药品生产企业生产出来的药品供应给医疗机构或消费者，完成药品从生产领域向消费领域的转移。[①] 专门从事药品经营活动的经济主体即为药品经营企业，包括批发企业和零售企业。

《药品管理法》规定，药品经营企业必须按照《药品经营质量管理规范》（GSP）经营药品，保证药品的安全性、有效性和稳定性。同时，《药品管理法》第十四条和《药品管理法实施条例》第十二条从总体上规定了我国药品经营的许可证制度，国务院药品监督管理部门于2004 年 2 月颁布的《药品经营许可证管理办法》对该制度进行了落实，除此之外，《药品流通监督管理办法》对药品购销活动也有很多补充规定。

2016 年 7 月，CFDA 对 GSP 进行修改，主要修改原因为适应药品管理领域的新规范。第一，适应《关于加快推进重要产品追溯体系建设的意见》，对原 GSP 中涉及电子监管的相关规定进行修改。第二，适应《关于修改〈疫苗流通和预防接种管理条例〉的决定》，对原 GSP 中关于疫苗经营的规定做出相应修改。第三，适应《国务院办公厅关于加快推进"三证合一"登记制度改革的意见》，将原 GSP 中关于查验首营企业证件的要求进行修改。第四，适应最新修正的《药品管理法》，对原 GSP 中涉及引用《药品管理法》的相关条文序号进行修改。

（4）"互联网 + 药品流通"

2017 年《国务院办公厅关于进一步改革完善药品生产流通使用政策的若干意见》指出，加快推进"互联网 + 药品流通"，满足群众安全便捷用药需求，引导"互联网 + 药品流通"规范发展。为加强网络药品经营监督管理、规范网络药品经营行为，CFDA 于 2017 年 11 月 4 日公开征求《网络药品经营监督管理办法（征求意见稿）》意见。

通过以互联网为交易平台的药品流通新业态在应用中的确为提高效率、方便公众带来许多好处，但药品是特殊商品，讲求有效性和安全性并重，若随意购买使用，将导致不良后果，甚至药害事件。为此，在促进发展的同时，有关部门还需加强日常监管，保持谨慎态度。

---

① 邵蓉：《中国药事法理论与实务》，中国医药科技出版社 2014 年版，第 141 页。

（5）药品价格管理

《药品管理法》规定，药品依法实行市场调节价，药品的生产企业、经营企业和医疗机构应当按照公平、合理和诚实信用、质价相符的原则制定价格，为用药者提供价格合理的药品。2015 年，国家发展改革委等 7 部门制定的《推进药品价格改革的意见》指出，自 2015 年 6 月 1 日起，除麻醉药品和第一类精神药品外，取消原政府制定的药品价格。麻醉、第一类精神药品仍暂时由国家发展改革委实行最高出厂价格和最高零售价格管理。相关政策文件见表 11 – 7。

表 11 – 7　　　　　　　　　　　药品价格管理相关文件

时间	文件名称
2011 年 11 月 9 日	关于印发《药品出厂价格调查办法（试行）》的通知（发改价格〔2011〕2403 号）
2012 年 3 月 26 日	关于加强药品出厂价格调查和监测工作的通知（发改办价格〔2012〕693 号）
2014 年 4 月 26 日	关于改进低价药品价格管理有关问题的通知（发改价格〔2014〕856 号）
2015 年 5 月 4 日	关于印发推进药品价格改革意见的通知（发改价格〔2015〕904 号）
2015 年 5 月 4 日	关于公布废止药品价格文件的通知（发改价格〔2015〕918 号）
2015 年 5 月 4 日	关于加强药品市场价格行为监管的通知（发改价监〔2015〕930 号）

资料来源：国家发展改革委官方网站：http：//www.ndrc.gov.cn/。

推进药品价格改革、建立科学合理的药品价格形成机制是推进价格改革的重要内容，也是深化医改的重要任务。2015 年《推进药品价格改革的意见》的出台，标志着药品价格改革的正式落地。药品价格改革要发挥市场在资源配置中的决定性作用，减少政府的直接干预，[①] 逐步建立以市场为主导的药品价格形成机制。

（6）短缺药品管理

药品短缺是一个全球性难题。目前我国主要是低价药、救命药、孤儿药以及儿童用药在临床供应环节供应不足，影响患者用药，危及群众健康。为此，2017 年 6 月，国家卫生计生委等 9 部门联合印发

---

① 赵广武、何海明：《透析〈推进药品价格改革的意见〉》，《市场经济与价格》2016 年第 5 期。

《关于改革完善短缺药品供应保障机制的实施意见》，该规定提出建立短缺药品供应保障分级联动应对机制，实行短缺药品供应保障分类精准施策，有效保障短缺药品及时供应。有关短缺药品管理的文件见表11－8。

表11－8 短缺药品管理有关文件

时间	文件名称
2014年4月1日	关于印发做好常用低价药品供应保障工作意见的通知（国卫药政发〔2014〕14号）
2014年6月4日	关于做好常用低价药品采购管理工作的通知（国卫办药政发〔2014〕36号）
2015年1月9日	关于做好急（抢）救药品采购供应工作的通知（国卫办药政发〔2015〕3号）
2017年1月5日	关于2016年临床必需、用量小、市场供应短缺药品定点生产试点有关事项的通知（国卫药政函〔2016〕365号）
2017年6月27日	关于改革完善短缺药品供应保障机制的实施意见（国卫药政发〔2017〕37号）

资料来源：国家卫生计生委官方网站：http://www.nhfpc.gov.cn/。

5. 药品的使用

药品使用是指患者的用药过程，是药品发挥其预防、诊断、治疗疾病的唯一环节。相关的管理规定有《医疗机构药事管理规定》（卫医政发〔2011〕11号）、《处方管理办法》（卫生部令第53号）等。2017年《关于进一步改革完善药品生产流通使用政策的若干意见》对药品使用过程提出两项要求：第一，促进合理用药；第二，积极发挥药师作用。

在药品合理使用方面，主要措施有开展医院处方点评、临床用药评价，优化调整基本药物目录等。

在药师作用的发挥方面，主要任务是转变药学服务模式，以病人为中心开展处方审核与调剂、临床用药指导。国家卫生计生委在2017年7月发布的《关于加强药事管理转变药学服务模式的通知》（国卫办医发〔2017〕26号）中也明确提出，从"以保障药品供应为中心"转变为"在保障药品供应的基础上，以重点加强药学专业技术服务、参与临床用药为中心"。但由于当前我国缺失药师管理的专门法，药师权利和责任难以落实，药师在用药安全方面的作用亟待发挥。[1]

6. 药品的追溯

（1）药品电子监管与追溯体系

2015 年，我国部分药品经营企业指责 CFDA 擅用行政特权，干预市场规则，将中国药品电子监管网运营权交予阿里健康，并强制药企使用药品监管码，加重了药企运营负担。为此，"药品电子监管码"被 CFDA 紧急叫停，取而代之为药品追溯体系。

所谓药品追溯，是指在药品的生产、流通和使用等阶段运用信息化手段实现全程监管，做到质量可控、实时追踪。[2] 2016 年 7 月，CFDA 公布《关于修改〈药品经营质量管理规范〉的决定》，把 GSP 中"药品电子监管码"的表述全部用"药品可追溯体系"代替。2016 年 9 月，《关于推动食品药品生产经营者完善追溯体系的意见》（食药监科〔2016〕122 号）的出台标志着我国"药品追溯体系"的法律地位正式确立。该意见指出：鼓励药品生产企业运用第三方提供的产品追溯信息技术，同时，各级药品监管部门不得强制要求生产企业接受指定的专业信息技术企业的追溯服务，防止行政垄断行为的发生。

（2）药品的召回

药品召回，是指药品生产企业（包括进口药品的境外制药厂商）按照规定的程序收回已上市销售的存在安全隐患的药品。2007 年 12 月国家食品药品监督局发布《药品召回管理办法》，对建立和完善药品召回制度进行具体规范。

7. 药品的监督

药品监督是药品行政执法机构依照法定职权，对相对方是否遵守法律、法规、行政命令和决定所进行的监督检查活动。《药品管理法》是其主要法律依据。根据梳理，2009 年至今，有关药品监管的规范性文件（国家层面）有近 40 部，涉及药品监管的人才队伍建设、法制建

---

① 喻小勇：《我国药师立法问题研究》，博士学位论文，南京中医药大学，2016 年。
② 余同笑、田侃、周城义：《反垄断视阈下的药品追溯体系研究》，《卫生经济研究》2017 年第 7 期。

设、信息化建设、行政执法规定等多个方面，例如《总局办公厅关于印发药品检查员协调使用暂行规定的通知》（食药监办药化监〔2016〕56号）、《药品医疗器械飞行检查办法》（国家食品药品监督管理总局令第14号）。相关文件在此不一一列述。

下文以药品广告和不良反应监管为例。

（1）药品广告

药品广告，是指利用各种媒介或者形式发布的广告含有药品名称、药品适应症（功能主治）或者与药品有关的其他内容的广告。《广告法》规定，药品广告必须经过药品主管部门的审核批准后才能发布。《药品管理法》规定，药品广告须经省级药品监督管理部门批准，并发给药品广告批准文号，未取得药品广告批准文号的，不得发布。其他规范文件还包括《药品广告审查发布标准》和《药品广告审查办法》。

（2）药品不良反应

药品不良反应是合格药品在正常用法用量下出现的与用药目的无关的或意外的有害反应。《药品管理法》规定，药品生产企业、药品经营企业和医疗单位，应当经常考察本单位所生产、经营、使用的药品的质量、疗效和不良反应。医疗单位发现药品中毒事故必须及时向当地卫生行政部门报告。根据2011年卫生部发布的《药品不良反应报告和监测管理办法》和《关于加强药品不良反应监测体系建设的指导意见》，国家实行药品不良反应监测体系。

（二）按药品的分类管理梳理

根据药品的定义，以及药品的管理方式、用药人群不同，本节将药品进行分类，分别从特殊药品、血液制品、疫苗、处方药与非处方药、中药、基本药物制度、儿童用药七个方面对我国现行药品法律法规和政策进行分析。

1. 特殊药品管理

《药品管理法》规定，国家对麻醉药品、精神药品、医疗用毒性药品、放射性药品实行特殊管理。此外，还有一些药品一旦使用不当，也会产生危害或者导致滥用，例如易制毒类化学品和兴奋剂。

有关特殊药品管理的法律法规有：《麻醉药品和精神药品管理条例》、《麻醉药品、第一类精神药品购用印鉴卡管理规定》、《麻醉药品、精神药品处方管理规定》、《医疗机构麻醉药品、第一类精神药品管理规定》、《麻醉药品和精神药品生产管理办法（试行）》、《麻醉药品和精神药品经营管理办法（试行）》、《麻醉药品和精神药品运输管理办法》、《医疗用毒性药品管理办法》、《放射性药品管理办法》、《易制毒化学品管理条例》、《反兴奋剂条例》等。其他规范性文件（2012 年至今）见表 11 - 9。

表 11 - 9 特殊药品管理的相关规定

分类	时间	文件名称
特殊药品	2012 年 9 月 4 日	关于加强含麻黄碱类复方制剂管理有关事宜的通知（国食药监办〔2012〕260 号）
	2012 年 12 月 10 日	关于调整麻醉药品和第一类精神药品区域性批发企业布局的通知（国食药监安〔2012〕362 号）
	2014 年 4 月 17 日	关于做好部分特殊药品行政审批项目下放相关工作的通知（食药监办药化监〔2014〕73 号）
	2014 年 11 月 3 日	关于正电子类放射性药品委托生产监督管理有关事宜的通知（食药监药化监〔2014〕249 号）
	2015 年 9 月 24 日	关于印发《非药用类麻醉药品和精神药品列管办法》的通知（公通字〔2015〕27 号）
	2017 年 1 月 25 日	关于将卡芬太尼等四种芬太尼类物质列入非药用类麻醉药品和精神药品管制品种增补目录的公告
易制毒类化学品	2010 年 3 月 18 日	药品类易制毒化学品管理办法（卫生部令第 72 号）
兴奋剂	2015 年 8 月 20 日	关于兴奋剂目录调整后有关药品管理的通告（2015 年第 54 号）

资料来源：国家食品药品监督管理总局官方网站：http：//www.sda.gov.cn/WS01/CL0001/。

2. 血液制品管理

血液制品是指各种人血浆蛋白制品。1996 年 12 月国务院发布《血液制品管理条例》，旨在加强对原料血浆的采集、供应，以及血制品的生产、经营活动的管理，预防和控制经血液途径传播的疾病，保证血液制品的质量。

3. 疫苗管理

疫苗是指为了预防、控制传染病的发生、流行，用于人体预防接种的疫苗类预防性生物制品。为了加强对疫苗流通和预防接种的管理，保

障人体健康和公共卫生，适应社会经济发展新形式，2016 年 4 月，国
务院发布《关于修改〈疫苗流通和预防接种管理条例〉的决定》（国务
院令第 668 号），取消了原条例关于药品批发企业经营疫苗的规定，改
由疫苗生产企业直接向疾控机构销售和配送。同时对原药品 GSP 中关
于疫苗经营的规定做出相应修改。

4. 处方药与非处方药管理

《药品管理法》规定，国家对药品实行处方药与非处方药分类管理
制度。1999 年 6 月，国家药品监督管理局发布了《处方药与非处方药
分类管理办法（试行）》，并按照"应用安全、疗效确切、质量稳定、
使用方便"的原则，陆续公布国家非处方药目录，以防止消费者因自
我使用不当导致药物滥用，甚至危害健康，同时引导消费者科学、合理
地使用非处方药达到自我保健的目的。

5. 中药管理

目前我国的中药管理可分为中药材管理、中药饮片管理、中成药
及中药制剂管理三类，各类依据其药品特点管理思路差距较大。主要
法律法规以及 2012 年以来有关中药管理的规范性文件见表 11 - 10。

表 11 - 10　　　　　　　　　　中药管理相关文件

类型	时间	文件名称
法律	1984 年 9 月 20 日	药品管理法
法律	2016 年 12 月 25 日	中医药法
法规	2003 年 4 月 7 日	中医药条例
法规	1992 年 10 月 4 日	中药品种保护条例
法规	1987 年 10 月 30 日	野生药材资源保护管理条例
规章	2002 年 4 月 17 日	中药材生产质量管理规范（GAP）
规范性文件	2012 年 12 月 5 日	关于加强含牛黄等药材中成药品种监督管理的通知（国食药监注〔2012〕355 号）
规范性文件	2013 年 6 月 26 日	关于严格中药饮片炮制规范及中药配方颗粒试点研究管理等有关事宜的通知（食药监办药化管〔2013〕28 号）
规范性文件	2013 年 10 月 9 日	关于进一步加强中药材管理的通知（食药监〔2013〕208 号）
规范性文件	2014 年 7 月 29 日	关于加强中药生产中提取和提取物监督管理的通知（食药监药化监〔2014〕135 号）

续表

类型	时间	文件名称
规范性文件	2015 年 1 月 16 日	关于加强地方药材标准管理有关事宜的通知（食药监办药化管〔2015〕9 号）
规范性文件	2015 年 5 月 4 日	关于转发工业和信息化部等部门中药材保护和发展规划（2015—2020 年）的通知（国办发〔2015〕27 号）
规范性文件	2016 年 3 月 18 日	关于取消中药材生产质量管理规范认证有关事宜的公告（2016 年第 72 号）
规范性文件	2016 年 5 月 24 日	关于印发《全国医疗机构中药饮片管理专项检查方案》的通知（国中医药办医政发〔2016〕23 号）
规范性文件	2017 年 10 月 27 日	办公厅公开征求《中药材生产质量管理规范（修订稿）》意见

资料来源：国家中医药管理局官方网站：http://www.satcm.gov.cn/，国家食品药品监督管理总局官方网站：http://www.sda.gov.cn/WS01/CL0001/。

6. 基本药物管理

自 2009 年新一轮医改启动实施以来，国家基本药物制度作为一项从无到有的全新制度，在满足群众基本用药需求，促进临床合理用药，减轻群众医药费用负担等方面发挥了积极作用，取得了显著成效。具体内容见其他章节。相关文件汇总见表 11 - 11。

表 11 - 11　　　　　　　　　　基本药物制度相关文件

时间	文件名称
2009 年 8 月 18 日	关于印发《关于建立国家基本药物制度的实施意见》的通知（卫药政发〔2009〕78 号）
2009 年 9 月 22 日	关于印发加强基本药物质量监督管理规定的通知（国食药监法〔2009〕632 号）
2011 年 11 月 21 日	关于印发建立和规范政府办基层医疗卫生机构基本药物采购机制指导意见的通知（国办发〔2010〕56 号）
2013 年 2 月 13 日	关于巩固完善基本药物制度和基层运行新机制的意见（国办发〔2013〕14 号）
2013 年 3 月 15 日	《国家基本药物目录》（2012 年版）（卫生部令第 93 号）
2015 年 4 月 14 日	关于印发国家基本药物目录管理办法的通知（国卫药政发〔2015〕52 号）
2017 年 5 月 22 日	关于基本药物定点生产试点第一批部分品种延续试点的通知（工信厅联消费〔2017〕52 号）

资料来源：国家卫生计生委官方网站：http://www.nhfpc.gov.cn/。

7. 儿童用药管理

当前，我国儿童用药适宜品种少、适宜剂型和规格缺乏、药物临床试验基础薄弱、不规范处方行为和不合理用药等问题比较突出。为进一步规范儿童用药，提升我国儿童健康与用药水平，更好地维护儿童健康权益，我国于近年连续出台相关政策文件进行保障。相关文件见表 11 - 12。

表 11 - 12　　　　　　　　　保障儿童用药相关文件

时间	文件名称
2014 年 5 月 30 日	关于保障儿童用药的若干意见（国卫药政发〔2014〕29 号）
2015 年 3 月 12 日	关于成立国家卫生计生委儿童用药专家委员会的通知（国卫办药政函〔2015〕150 号）
2015 年 9 月 2 日	关于进一步加强医疗机构儿童用药配备使用工作的通知（国卫办药政函〔2015〕719 号）
2016 年 6 月 1 日	关于印发首批鼓励研发申报儿童药品清单的通知（国卫办药政函〔2016〕573 号）
2017 年 5 月 31 日	关于印发第二批鼓励研发申报儿童药品清单的通知（国卫办药政函〔2017〕528 号）

资料来源：国家卫生计生委官方网站：http：//www.nhfpc.gov.cn/。

三　对我国药品法律法规和政策的分析与展望

（一）关注药事服务，加强药品使用管理

在对我国现行药品法律法规和政策梳理的过程中发现，相较于药品使用而言，药品的研发、注册、生产、流通、追溯等管理领域目标更明确，规范更充分，有关部门对其指导力度更大、监管措施更加多样化。

面对使用环节中纲领性政策缺失，规范性文件较少的现象，可能的原因是：第一，药品的研发注册、生产流通是药品使用的前置条件，是保障药品安全和质量的关键步骤，必须依靠政策倾斜，加大管控力度，而使用过程是药品发挥作用的终端环节，使用主体是患者，未触及行政管辖范围，难以直接发生监管行为。第二，《药品管理法》中没有相关条文对药品使用进行规定，且缺少专题引导性文件对患者使用药品进行规范，即使是在用药安全方面能够发挥作用的临床药师也缺少专门的法律对其责任进行规制。第三，有关部门引导提供药学服务的积极性不

足，以指导合理用药为目标的药师队伍地位不高，主管药物使用的行政部门相对弱势等原因同样导致药品在使用环节的规范程度不够，受关注度较低。

为此，在当前不合理用药问题普遍存在的严峻形势下，加强药品使用环节管理显得尤为重要。有关部门应协同一致，全链条发动，将保障药品安全与改革完善药品使用政策更好地统筹起来，同时还需加快药师的立法工作，推动药师向药学服务的角色转型，提高合理用药水平。

（二）提高法制意识，转变药品监管思路

增强药品管理过程中的法制意识，既是法制现代化的必然要求，也是药物政策体系发展的内在需要。在药品电子监管码、分类采购制度、"两票制"实施之初，时常有企业举报相关部门擅用行政职权排斥竞争，或是以行政手段干预市场行为。政府的强制性规定的确能够在一定环境下有效排除可能存在的风险，并使政企间的法律关系清晰，保护人民利益，但过度的干预反而会导致市场的发育不完善，阻碍市场活力的释放，且有涉嫌造成行政垄断的风险，属于违法行为。因此，在政策制定中应提前掌握信息，对可能造成的违法行为进行规避；在药品监管的过程中要提高法制意识，加强药品管理法律法规建设，让药品的各环节有法可依。

此外，根据近年有关部门逐步取消 GAP、GCP、GMP、GSP 认证等行政事项的行为，可以发现我国药品监管的思路开始由重认证向重监管、重服务转变；此外，提高飞行检查频率，加强药品检查员队伍建设等措施也逐年受到重视。药品安全关系百姓健康，各有关部门应逐步转换监管思路，发挥市场作用，按照职责分工，细化目标，分解任务，制订具体实施方案，确保各项任务落实到位。

（三）注重政策引导，提高药品立法质量

随着医改的逐步深入，国家政策对某一时期的药品立法工作起到了引导作用。例如，根据《关于深化审评审批制度改革鼓励药品医疗器械创新的意见》的有关要求，最新发布的《〈药品管理法〉修正案（草案征求意见稿)》提出了 36 项改革措施，包括取消 GMP 认证、全面落实药品上市许可持有人制度等。此外，《药品注册管理办法》、《药物临床试验机构管理规定（征求意见稿）》也紧紧围绕该意见进行修法工作。由此可见，每一份规范文件的制定与修改，背后都是国家政策的规划与调整，是对当前社会经济发展的动态应对。然而，对于某些问题，政府却尚未出台有关政策或文件进行规范。例如，在推行公立医院药品零差率改革中，个别医疗机构以减轻负担为由将药房托管给企业，在此过程中医院与企业有无利益往来始终难以让人消除疑虑。可是，有关部门迟迟不公开表明态度，任由事件发展，且《药品管理法》、《医疗机构管理条例》等法律文件亦未对此行为进行规定，使所谓的"药房托管"的闹剧难以有效界定与监管。

因此，在面对一些突发、热点问题或是一些长期规划，决策部门应加强顶层药物政策设计，在药品立法的过程中注重政策内涵的体现，提高药品立法质量，及时应对社会质疑。

（四）甄别行业特点，优化药品管理体制

药品是特殊商品，其管理体制改革不同于其他领域的行政监管改革。不同环节、不同种类的药品有其各自的管理特点。以中药饮片炮制为例，除2015年版《中国药典》收载的600余种中药材和中药饮片外，其余1000多种中药饮片只能按照各省、自治区、直辖市药品监督管理部门制定的规范进行炮制，继而导致中药饮片的质量标准不一，市场流通障碍。中药饮片是中医"辨证施治"特色体现的主要途径，在医院可加成销售、不纳入药占比、使用率加大的政策红利下，各省要仔细研判各类饮片的自身属性，以及各地区的炮制环境，切不可在无论证的前提下大胆向全国开放中药饮片市场，破坏区域平衡。同时，在将各地中药饮片炮制规范循序渐进地上升到国家炮制规范的过程中，主管部门要兼顾简政放权、放管结合、优化服务改革的要求优化中药饮片管理体制。

其他各种类药品的管理差异性在上文中都有体现，如特殊药品的特殊管制、短缺药品的实施监控等都需要一整套严密的、科学的管理制度。为此，在医疗改革和政府职能改革的过程中，药品决策部门要甄别行业的独特性，强化管理，理性思考。有关部门需要对涉及行政审批制度改革、商事制度改革等法规、部门规章认真梳理，按照能减则减、能放则放、能并则并的原则，优化药品管理体制，明确部门权责清单，做到药品全流程管理法律体系的协调性和特征性。

（五）把握改革方向，完善药物政策体系

根据《"健康中国 2030"规划纲要》，深化药品、医疗器械流通体制改革是当前药品管理的主要方向。流通环节是涉及利益机构最多的环节，也是药品供应保障体系的核心组成。加强药品流通机制改革，需要在目前药品分类采购、购销"两票制"的基础上，进一步丰富药品流通监管手段，通过应用现代物流技术和追溯体系建设遍及城乡的现代医药流通网络，提高基层和边远地区药品供应保障能力，重点建立药品出厂价格信息可追溯机制，强化短缺药品供应保障和预警。

此外，面对当前药品零差率改革的现实背景，基本药物在临床使用中的优势不复存在，为此，需要进一步明晰基本药物内涵，推进特殊人群药物保障，完善现有免费治疗药品政策，增加慢性病、艾滋病、结核病等特殊药物免费供给。同时，注重衔接现有政策，保持三医联动的医改主旋律，推动以基本药物制度为核心的国家药物政策体系建设。

参考文献：

［1］王金辉：《国家执业药师资格考试分级考点详解与练习 药事管理》，陕西人民出版社 2001 年版。

［2］梁伟雄：《学习药品管理法，规范药品管理》，《中药新药与临床药理》2001 年第 5 期。

［3］吴明：《"入世"后我国期刊药品广告发展研究》，硕士学位论文，华中科技大学，2007 年。

［4］《关于加强全国合理用药监测工作的通知》，《药物不良反应杂志》2009 年第 2 期。

（南京中医药大学　田　侃）

第十二章 我国 OTC 与零售药店
管理模式与评价

OTC 即 Over The Counter 的缩写，是指非处方药。我国于 1999 年 6 月颁布了《处方药与非处方药分类管理办法（试行）》，根据药品品种、规格、适应症、剂量及给药途径不同，对药品分别按处方药与非处方药进行管理。世界卫生组织（WHO）对 OTC 的定义作了明确规定：对那些无须医疗咨询的症状提供快速有效的缓解手段，缓和医疗服务日益增长的压力，向农村和边远地区人口提供更多的保健机会。[①] OTC 是消费者可不经过医生处方，直接从药房或药店购买的药品，不在医疗专业人员指导下就能安全使用的药品。一般具有安全、有效、价廉、方便的特点。截至 2017 年，我国 OTC 药物有 4000 多种，已经初具规模。

零售药店（Retail Pharmacy）是指取得国家有关部门的开办批准和经营许可，以向消费者直接销售药品及健康相关产品为主要业务，并为消费者直接提供药学和健康领域专业服务的零售营业场所。按形态划分，零售药店可分为零售单体药店和零售连锁药店。1949 年以后，计划经济时代药品零售成为隶属医药公司存在的小部分业务，无法以独立的经济形态出现。改革开放后，社会零售药房也得以在市场松动的缝隙中以各种方式生长起来，2000 年前后开始进行零售药店连锁经营。2016 年 11 月底，全国零售药店达到 447034 家，连锁企业 5609 家，连

---

① 秦会玲、俞仁昌、苏玉生：《我国推行 OTC 制度的必要性》，《山东医药工业》1998 年第 1 期。

锁率达到 49.4%。[1]

目前我国 OTC 和零售药店的发展已经取得了一定的成就，但也暴露出诸多问题。本章将深入分析 OTC 和我国零售药店的运行现状，发现之中存在的问题，为完善该领域政策提供科学的决策依据，并展望政策的未来发展。

一 OTC 与零售药店概述

（一）OTC 的特征及发展历程

我国于 1999 年 6 月颁布了《处方药与非处方药分类管理办法（试行）》，根据药品品种、规格、适应症、剂量及给药途径不同，对药品分别按处方药与非处方药进行管理。随后公布的非处方药目录，标志着我国非处方药市场已基本形成。根据药品的安全性，非处方药分为甲、乙两类。甲类非处方药为红色标签，国家规定仅允许在药店中进行零售；乙类非处方药标签为绿色，除了可以在药店零售之外，还可在我国药监部门批准的超市、商店中进行零售。[2] OTC 具体发展历程见表 12 - 1。

表 12 - 1　　　　　　　　我国非处方药发展历程

时间	相关事件
1986 年	医药管理局提出按国外处方药与非处方药模式管理我国医药市场
1988 年	成立挂靠于国家中医药管理局的民间组织"中国大众药物协会"
1988 年	加入"世界大众药物生产者联合会"（WFPMM）
1999 年 6 月	《处方药与非处方药分类管理办法（试行）》
1999 年 6 月	第一批非处方药目录
2000 年 1 月 1 日	正式实行处方药与非处方药管理制度

---

[1]　数据来源：国家食品药品监督管理总局：《2016 年度食品药品监管统计年报》，网站：http://www.cfda.gov.cn/WS01/CL0108/172895.html。

[2]　周宇升：《乙类非处方药在市场销售中存在的问题及监管对策》，《卫生经济研究》2014年第 8 期。

OTC 的特点主要是相对处方药而言的，其主要特征包括：第一，由于 OTC 不需医生处方，消费者可以不在医生指导监督下自行服用，一般具有安全、有效、价廉、方便的特点。第二，OTC 的适应症是患者能自我判断的病症。第三，OTC 药物可以在一般条件下储存，质量稳定。第四，OTC 药品在零售中，具有营销手段多样化、品牌效益明显和同类产品竞争激烈等营销特点。[①] 处方药与非处方药的区别具体见表 12 - 2。

表 12 - 2　　　　　　　　　　　　处方药与非处方药的区别

OTC	处方药
自行在药店购买，不需要医生处方	必须要医生开处方才能获取
可自行按照药品说明书使用	在医师的指导下使用
安全性高，效果明确，便捷廉价	部分药品毒副作用大，价格昂贵
非处方药经审批可以在大众传播媒介进行广告宣传	只准在专业性医药报刊进行广告宣传
经相关部门批准，商业企业可以零售乙类非处方药	必须具有《药品经营企业许可证》，必须是正规医疗机构或药店

（二）零售药店的发展历程

在中国，零售药店（Retail Pharmacy）是指取得国家有关部门的开办批准和经营许可，以向消费者直接销售药品及健康相关产品为主要业务，并为消费者直接提供药学和健康领域专业服务的零售营业场所。近年来，零售药店也发展出网上药店这类线上终端。从产业链地位来看，零售药店位居医药产业链下游，是药品流通的终端。药店从医药批发商处购买或直接从药企采购产品，并通过门店、网店销售给消费者，接受来自消费者的个人支付或者医疗保险机构的支付。

零售药店按形态可分为零售单体药店和零售连锁药店。单体药店指的是单独进行经营管理的药店，或者是有多个门店，但未取得连锁资格

---

① 吴海侠：《OTC 药品的特点及其营销策略——广州市 OTC 消费者购买行为调查分析》，《价格理论与实践》2011 年第 4 期。

的药店。[1] 所谓的连锁药店是指在一个共同的连锁总部的经营管理之下，拥有共同的经营理念、共同的经济利益、共同的管理规范的许多家零售药店，以统一进货或者授权特许的方式将之联系起来，从而实现统一的标准化经营，共享规模化带来的经济效益的一种组织。[2]

我国零售药店的发展历程大致可以分为以下几个不同的时间段。新中国成立后的计划经济时代，全国从中央到地方均建立国家医药公司、国家药材公司及省市地县级公司，药品零售成为隶属医药公司存在的一小部分业务，无法以独立的经济形态出现。改革开放后，《药品管理法》对药品零售没有太多限制，药材市场及医药原料市场也相继放开，产品价格也开始大幅度地上下浮动，形成了医药市场竞争的局面，社会零售药房也得以在市场松动的缝隙中以各种方式生长起来。2000 年前后是零售药店发展的飞跃时期，新修订的《药品管理法》对开办药品零售企业的规定作了重新界定，民营药店的生机活力骤然显现。2001—2003 年这段时间，成为行业公认的"跑马圈地"阶段。2009 年 4 月 6 日发布的《中共中央国务院关于深化医药卫生体制改革的意见》提道："鼓励零售药店发展连锁经营。""完善执业药师制度，零售药店必须按规定配备执业药师为消费者提供购药咨询和指导。""建立基本药物优先选择和合理使用制度。所有零售药店和医疗机构均应配备和销售国家基本药物，满足消费者需要。""允许消费者凭处方到零售药店购买药物。"我国零售药店发展迎来新时期。到"十三五"期间我国零售药店规模进一步扩大，连锁率进一步提升，2016 年连锁率接近 50%，"十三五"期间连锁率有望进一步提升，企业发展将从注重数量逐步走向重视品牌塑造。

（三）零售药店管理模式

我国商务部实施零售药店"分级分类管理"，促使零售药店探索"专业化＋多元化"的发展模式，增强药店的专业服务属性，并促使专业能力强的零售药店逐步转型为健康管理机构，以满足人民群众日益增

---

① 赵梅：《新医改和现代商业背景下零售药店的生存现状与策略》，《中国药房》2015 年第 4 期。

② 戚敏妍：《论医药零售连锁企业竞争战略》，《大家健康》（学术版）2014 年第 12 期。

长的健康需求。

1. 品类管理

药品的品类管理是指药品供应商、分销商把所经营的药品按照一定的标准分成不同的类别，并把每类药品作为经营战略的基本单位进行管理的一系列活动。[①] 药品品类管理的核心理念是以消费者为中心，以品类为战略经营单位。它能有效提高药店的工作效率，满足各层次消费者的需求，有效优化品类和货架分类，从而降低药店经营成本，提高工作效率。[②] 我国大多数零售药店在品类管理中按产品性质进行的分类如表12－3 所示。

表 12－3　　　　　　　　零售药店品类管理按产品性质分类

第一类	第二类
中药	非处方
西药	处方药
中草药	中草药
营养保健品	保健食品
医疗器械	医疗器械
生活用品	个人护理
其他	家庭健康
	生活用品
	其他

以上每种分类方式都是在按照零售药品的属性来划分，与品类定义中的以消费者为中心的要求仍有差距，仍然只是站在便于零售药店管理的角度上进行的。除了按照产品性质划分外，品类划分还可以按照药物适应症进行分类。以 OTC 销售中占重要地位的感冒药销售为例，在不违背联合用药治疗原则下，如果感冒伴随有咳嗽，可以联合止咳药；同时有发热，可以搭配退热药和体温计；有炎症可以用一些抗感染药品。

---

① 刘洪才、吴锦：《药店品类管理存在的问题及改进策略探析》，《中小企业管理与科技》2013 年第 9 期。

② 邵崇钰：《药店品类管理存在的问题及改进思路》，《中国卫生标准管理》2014 年第 20 期。

所以只是按照产品性质，以上这些物品分散于感冒类、抗感染类、器械类等的品类货架上，消费者选用时不是很方便。如果以适应症为标准的品类划分，消费者进行自我治疗的时候，走进药店一般都知道自己需要治疗的是哪一类常见病，结合 OTC 可以处置的常见病，直接进入与自己疾病相适应的品类区域选取药品，这样零售药店就能真正做到以消费者为中心的理念。具体按照适应症划分的品类如表 12-4。

表 12-4　　　　　　　　　　适应症为标准的品类定义

内科常见病	皮肤科常见病	妇科常见病	五官科常见病	其他慢性病
感冒	癣症	阴道炎症	眼病	高血压
失眠	湿疹	痛经	过敏性鼻炎	糖尿病
胃病等	痤疮等	避孕等	口腔疾病等	支气管炎等

在实践中，不同定位药店的品类分类可以是相同的，但不同的药店可以根据各自的战略定位，将这些品类赋予不同的含义。比如，对于定位为吸引中老年顾客或慢性病患者（顾客）的平价药店，可将降压药品类作为目标性品类，而一般的社区药店也将该品类作为常规性品类。每家药店需要有一个均衡的品类组合，通过各种品类体现各自的战略定位来实现整体发展目标。[①]

2. 分级管理

零售药店分级管理是指按照零售药店的经营范围、经营类别、药学技术人员服务能力及经营条件的不同，将零售药店划分为不同的等级。我国 2012 年商务部颁布的《零售药店经营服务规范》中明确将我国所有的零售药店分成了 A、AA、AAA 三个级别，其中，AAA 级最高，A级最低。不同等级的零售药店区别主要在于营业面积、经营药品数量、药品品种覆盖疾病种类、专业人员配备和药品供应能力等核心指标。《零售药店经营服务规范》中制定了详细的等级划分条件，可以据此将全国的零售药店进行划分，以对不同等级的零售药店采取差异化的管理手段，避免了原先无差别统一管理的不足，提高了管理效率。

---

① 徐伟：《零售药店品类管理的三个核心问题》，《商场现代化》2009 年第 26 期。

我国不同级别的零售药店具体要求不同。AAA级（三级）药店的经营类别为非处方药（OTC）、处方药（禁止类药品除外）、中药饮片品规≥3000个，品种覆盖至少80种常见疾病；AA级（二级）药店的经营类为OTC、处方药（禁止类、限制类药品除外）、中药饮片品规≥1500个，品种覆盖至少60种常见疾病；A级（一级）药店的经营类别为乙类OTC品规≥800个，品种覆盖至少40种常见疾病。其中，禁止类药品是指麻醉药品、放射性药品、第一类精神药品、终止妊娠药品、蛋白同化制剂、肽类激素（胰岛素除外）、药品类易制毒化学品、疫苗等国家规定的零售药店不得经营的药品。限制类药品是指医疗用毒性药品、第二类精神药品（仅限药品零售连锁企业）、上述蛋白同化制剂和肽类激素以外其他按兴奋剂管理的药品、含麻醉药品的复方口服溶液、精神障碍治疗药品等严格管理的处方药、生物制品、注射剂药品。虽然商务部制定了药店分级管理规范，但从全国各地药店的实际情况来看，并没有全面强制推行。

二　我国OTC及零售药店发展现状

（一）OTC发展现状

近年来，随着社会日趋老龄化，大健康理念在大众生活中的影响日益加深，OTC行业迎来了发展壮大的契机。与此同时，在医疗政策改革的推动下，我国医药产业正逐渐步入规范的快车道，促进了OTC市场的蓬勃发展，2016年《"健康中国2030"规划纲要》正式出台，"健康中国"正式列入"十三五"规划。OTC市场正是健康中国不可或缺的重要组成部分。国务院办公厅正式印发实施《国民营养计划（2017—2030年）》，进一步彰显政府在推进"健康中国2030"上的决心。大健康观念下居民更加注重自己的身体健康，增强日常小病的自我药疗，这对于OTC来说是一个大好的发展机遇。

1. OTC发展规模

截至2015年，我国有各类药物约1.5万种，其中OTC产品4727

种，占药物总类别的 31.5%。而 OTC 中，中成药 3718 种，占 OTC 的 78.7%，化学药 1009 种，占 OTC 的 21.3%。随着处方药市场的日益严格，双跨产品日益增多，所有 OTC 产品中双跨产品 2300 种，其中中成药双跨产品 2000 多种，化学药双跨产品 300 多种。[①] 到 2017 年我国的 OTC 产品有 4870 种。

中国非处方药物协会《中国非处方药行业发展蓝皮书（2010）》显示，2009 年中国 OTC 市场规模达到 1209.5 亿元，2011 年超过日本，成为仅次于美国的全球第二大 OTC 市场，2015 年 OTC 的市场规模约为 2400 亿元。OTC 市场在 2000 年至 2016 年一直保持较高的增长率，年复合增长率为 11.7%，近几年增速趋于稳健。[②] 预测 2020 年我国 OTC 市场份额将会是全球第一。

2. OTC 在零售药店终端的销售比例

图 12 - 1 中专业市场主要指的是医院及基层医疗终端，零售市场则主要指零售药店终端。我们可以看到，在非处方药的销售中，OTC 在零售药店的销售份额一直接近 60%，专业市场占 40% 左右。就消费属性来看，零售药店是消费者进行自我保健的重要途径，同时也是 OTC 销售的主要阵地。

3. OTC 品牌排名

截至 2016 年 11 月底，全国共有原料药和制剂生产企业 4176 家，大部分制剂企业都可以生产 OTC。根据非处方药物协会的统计，2016 年 OTC 生产企业品牌排名前 10 的分别是华润三九医药股份有限公司、修正药业集团股份有限公司、东阿阿胶股份有限公司、云南白药集团股份有限公司、扬子江药业集团有限公司、强生非处方药业务、仁和（集团）发展有限公司、天士力控股集团有限公司、黑龙江葵花药业股份有限公司和拜耳医药保健有限公司，最近几年我国 OTC 生产企业综

---

① 医药网：《招标市场残酷，处方药企纷纷转型，OTC 市场将井喷!》，2015 年 7 月 15 日，见 http://news.pharmnet.com.cn/news/2015/07/15/424163.html。

② 西南证券：《【西南医药朱国广团队】华润三九（000999）深度报告：品牌 OTC 龙头，核心产品颇具提价属性》2017 年 7 月 8 日，见 http://www.sohu.com/a/155599414_619395。

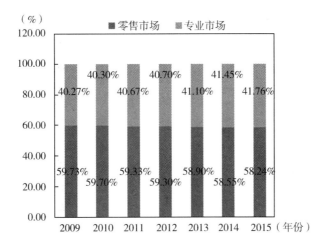

图 12 - 1　2009—2015 年我国 OTC 在专业市场和零售市场销售比例

数据来源：中国产业信息网：《2017—2023 年中国非处方药市场分析预测及发展趋势研究报告》，见 http://www.chyxx.com/。

合排名见表 12 - 5，从中可以看出华润三九的核心竞争能力强，综合排名连续多年位居我国 OTC 行业第一。

表 12 - 5　　　　　　　　　2014—2016 年 OTC 生产企业品牌排名

名次	2014 年	2015 年	2016 年
1	华润三九医药股份有限公司	华润三九医药股份有限公司	华润三九医药股份有限公司
2	扬子江药业集团	修正药业集团股份有限公司	修正药业集团股份有限公司
3	云南白药集团股份有限公司	东阿阿胶股份有限公司	东阿阿胶股份有限公司
4	山东东阿阿胶股份有限公司	扬子江药业集团有限公司	云南白药集团股份有限公司
5	辉瑞制药有限公司健康药物部	云南白药集团有限公司	扬子江药业集团有限公司

数据来源：根据非处方药物协会官方网站整理，见 http://www.cnma.org.cn/。

从表 12 - 5 还可以看出近几年来我国 OTC 品牌排名没有太大的变化，综合排名靠前的 OTC 生产企业都有自己的主打产品作为品牌支撑。在 OTC 产品的各个品类中综合排名第一的产品见表 12 - 6。从中可以发现，它们的共同特点是产品广告投入大，逐渐形成了一定的品牌效应。

表 12 - 6　　　　　　　　　2016 年中国 OTC 产品综合排名第一名单

分类	中成药	化学药
感冒咳嗽类	999 感冒灵颗粒/胶囊	快克　复方氨酚烷胺胶囊
止咳化痰抗过敏类	修正肺宁颗粒	开瑞坦　氯雷他定片
解热镇痛类	天士力　穿心莲内酯滴丸	芬必得　布洛芬缓释胶囊
维生素与矿物质类	—	钙尔奇 D　碳酸钙 D3 片
消化类	江中健胃消食片	斯达舒　维 U 颠茄铝胶囊 II
皮肤外用类	希尔安　伍舒芳　金蝉止痒颗粒	999 皮炎平
儿科类	（消化）　丁桂儿脐贴	优卡丹　小儿氨酚烷胺颗粒
妇科类	碧凯　保妇康栓	达克宁　硝酸咪康唑栓胶囊
生活方式类	—	毓婷　左炔诺孕酮片
五官科	太极　鼻窦炎口服液	（眼科）闪亮　复方门冬维甘滴眼液
咽喉类	都乐　金嗓子喉片	—
补气补血类	东阿阿胶	—
头痛失眠类	天士力养血清脑丸	—
骨伤科类	云南白药	—

数据来源：根据中国非处方药物协会官方网站整理，见 http：//www.cnma.org.cn/。

（二）零售药店发展现状

1. 政策利好零售药店发展

党的十九大提出深化医药卫生体制改革，全面取消以药养医，健全药品供应保障制度。自从 2009 年新医改方案出台以来，政府一再表露全面取消以药养医，减轻国民看病就医负担的决心。与此同时，我国医药政策频出，政府颁布了一系列医改政策①（表 12 - 7），其中重点旨在规范药品占比，鼓励医药分开；探索药店门诊，放宽资质审评。这些政策将推动药店零售行业进一步做大做强。

———————————

①　中国产业信息网：《2017 年中国零售药店市场并购及未来发展趋势分析》，见 http：//www.chyxx.com/industry/201703/505100.html。

表 12 - 7　　　　　　　　与药店行业相关的医改政策简述

政策核心	发布日期	文件名称	相关内容
规范药品占比，鼓励医药分开	2015 年 5 月	关于印发医药卫生体制改革，2014 年工作总结和 2015 年重大工作任务的通知	对公立医院补偿由服务缴费、药品加成和财政补贴变为服务缴费和财政补贴两个渠道
	2015 年 5 月	关于全面推开县级公立医院规格的综合意见	建立县级公立医院运行机制，破除以药养医
	2015 年 5 月	关于城市公立医院综合改革试点的指导意见	建立公立医院运行机制，破除以药养医，降低药品和医用耗材费
	2016 年 7 月	关于促进医药产业健康发展的指导意见试点工作部分分工方案	完善社会力量举办医疗机构的发展环境，明确禁止医院限制处方药外流
探索药店门诊	2015 年 6 月	关于落实完善公立医院药品集中采购工作指导意见的通知	大力发展现代医药物流，探索由社会零售药店、医保定点药店承担医院门诊药事服务实现形式和途径
	2015 年 12 月	关于完善基本医疗保险定点医药机构协议管理的指导意见	取消"基本医疗保险定点零售药店资格审查"和"基本医疗保险定点医疗机构资格审查"，改为直接由医保经办机构与定点医药机构签订服务协议

2. 零售药店数量

根据国家食品药品监督总局的数据，截至 2016 年 11 月底，全国零售药店达到 447034 家，其中零售单体药店 226331 家[①]，从表 12 - 8 以及图 12 - 2 我们可以看出零售药店数量增速趋于平稳，2009 年之后增长率有所下降。

表 12 - 8　　　　　　2009—2016 年我国零售药店数量及增长率

年份	2009	2010	2011	2012	2013	2014	2015	2016
药店数（个）	387870	392317	423788	423723	432659	434920	448059	447034
增长率（%）	6.10	2.87	5.10	- 0.02	2.11	0.52	0.029	- 0.002

---

① 国家食品药品监督管理局官网整理，见 http：//www.sda.gov.cn/WS01/CL0001/。

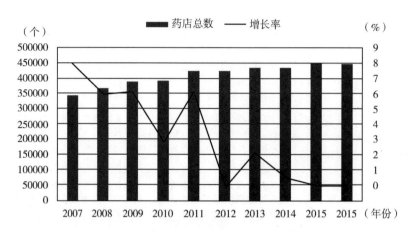

图 12 - 2　2007—2016 年我国零售药店总数统计

数据来源：国家食品药品监督管理局官网整理，见 http：//www. sda. gov. cn/
WS01/CL0001/。

3. 零售药店连锁率

2016 年，以上市公司为代表的大型零售药店连锁企业兼并速度加快，零售药店连锁率持续提升。我国药店零售连锁企业数量不断增加，具体趋势见图 12 - 3。截至 2016 年 11 月，零售药店连锁企业 5609 家，零售市场规模 3697 亿元，同比增长 9.5%，零售药店连锁企业门店 220703 家；零售连锁率已达到 49.4%，同比提高 3.7 个百分点。① 销售额前 100 位的药品零售企业门店总数达 54391 家，占全国零售药店门店总数的 12.2%；他们的销售总额 1070 亿元，占零售市场总额的 28.9%，同比上升 0.3 个百分点。其中，7 家全国龙头企业的销售总额 475 亿元，占全国零售市场总额的 12.8%，同比上升 0.8 个百分点；14 家区域零售连锁企业的销售总额 292 亿元，占全国零售市场总额的 7.9%，同比下降 0.1 个百分点；排序最后一位的企业销售额由 2015 年

① 数据来源：国家食品药品监督管理总局：《2016 年度食品药品监管统计年报》，网站：ht-tp：//www. cfda. gov. cn/WS01/CL0108/172895. html。

的 1.1 亿元增长到 2016 年的 1.4 亿元。① 数据显示，全国龙头企业市场占有率较 2015 年略有提升，区域零售连锁企业市场占有率略有下降。美国的零售药店连锁率在 75% 左右，相较而言，我国零售药店的集中度和连锁率较低，这与我国零售药店发展起步较晚有关。

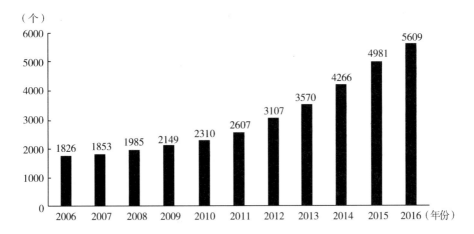

图 12 - 3　2006—2016 年我国零售药店连锁企业数量走势

数据来源：中国食品药品监督管理总局官方网站整理，见 http：//www.sda.gov.cn/WS01/ CL0001/。

4. 零售药店服务人次

按照第六次全国人口普查数量（以 133972 万计）来算，我国平均每店服务人数及增长率见图 12 - 4。从图中我们可以看到最近几年我国每家药店服务人次增长率为负数，每家药店服务人数在减少，2015 年平均每药店服务人次下降到 3000 以下，但 2016 年零售药店数量总体下降导致每店服务人次比 2015 年略高，平均每 2995 人拥有一家药店，但每家药店服务人次仍然低于 3000。

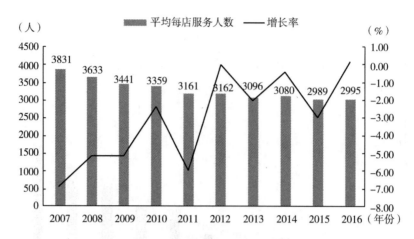

图 12 - 4　我国平均每店服务人数及增长率

数据来源：国家食品药品监管总局南方医药经济研究所：《2017 年中国医药市场发展蓝皮书》、国家食品药品监管总局官方网站资料整理，见 http：//www. sda. gov. cn/WS01/CL0001/。

5. 零售药店销售结构

据国家食品药品监督管理总局南方医药经济研究所发布的《2017 年度中国医药市场发展蓝皮书》的数据显示，零售药店销售额保持增长态势，但增速有所放缓，具体数据见图 12 - 5，2017 年上半年销售额达到 1813 亿元，同比增长 8.0%。[1]

随着零售药店的发展，药店销售的内容逐渐多元化，包含了药品、食品、药妆品、日用品等。据中国医药商业协会典型样本城市零售药店 2016 年品类销售统计（见图 12 - 6），零售药店销售额中的药品类居主导地位，占零售总额的 80.2%，其中西药占 46.0%（化学药品占 38.7%、生物制品占 7.3%）、中成药占 27.3%、中药饮片占 6.9%；非药品销售占 19.8%，其中食品（含保健食品）占 11.6%，医疗器械（含家庭护理）占 5.7%，而药妆品、日用品和其他商品这三类总占比

---

① 数据来源：国家食品药品监督管理总局南方医药经济研究所：《2017 年度中国医药市场发展蓝皮书》，网站：http：//health. qq. com/a/20170807/029927. htm。

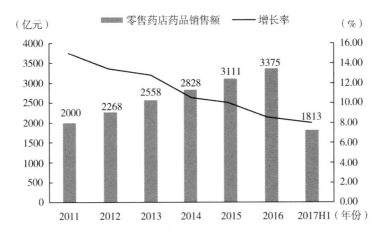

图 12-5　2011—2017 年上半年零售药店终端销售

数据来源：国家食品药品监督管理总局南方医药经济研究所：《2017 年度中国医药市场发展蓝皮书》，网站：http://health.qq.com/a/20170807/029927.htm。

不足 3.0%。[①]

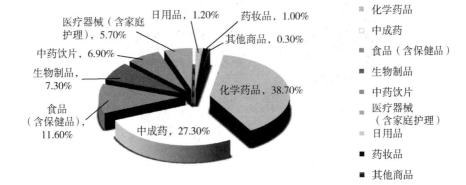

图 12-6　2016 年典型样本城市零售药店销售品类结构

资料来源：中华人民共和国商务部：《2016 年药品流通行业运行统计分析报告》，网站：http://www.gov.cn/xinwen/2017-06/15/content_ 5202641.htm。

———————————

6. 注册执业药师数量

据国家食品药品监督管理总局统计，截至 2016 年 12 月 31 日，全国注册执业药师总数达到 342109 人，同比增加 84476 人；全国每万人口注册执业药师数为 2.5 人，同比增 31.6%。社会药店的执业药师 298016 人，占注册总数的 87.1%，药品批发企业 35434 人，占注册总数的 10.35%，药品生产企业、医疗机构分别为 3346 人、5313 人，分别占注册总数的 0.98% 和 1.55%。执业药师按地域分布情况如图 12 - 7，其中东部地区 154017 人，中部地区 79884 人，西部地区 73218 人，东北地区 34990 人，分别占注册总数 45.0%、23.4%、21.4%、10.2%。从执业药师专业分布情况来看，药学类专业 125256 人，中药学类专业 54232 人，医学专业 65319 人，中医学专业 24958 人，其他专业 72344 人；药学类（中药学类）专业占比 52.5%。①

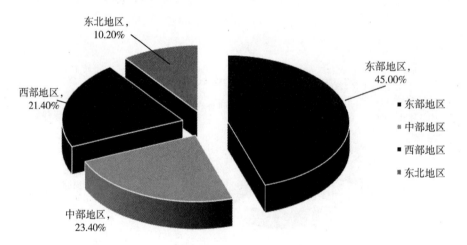

图 12 - 7　2016 年我国执业药师按地域分布情况

数据来源：国家食品药品监督管理总局：《2016 年度执业药师队伍发展情况》，网站：http://www.gov.cn/xinwen/2017 - 06/15/content_ 5202641. htm。

2017 年 8 月 18 日，我国药品零售行业盛会——西普会发布的相关

---

① 数据来源：国家食品药品监督管理总局：《2016 年度执业药师队伍发展情况》，见 http://www.sfda.gov.cn/WS01/CL0108/168746. html。

数据显示，大部分药店尚未达到每店配备 1 名执业药师的标准。百强连锁企业整体执业药师配比为 0.76。其中百强连锁企业执业药师配比大于等于 1 的只有 22 家，仍有 78 家企业的执业药师配比不足 1。但总体来看，百强连锁企业拥有的执业药师数量近两年大幅增长，越来越接近监管政策的要求。①

7. 网上药店

根据《互联网药品交易服务审批暂行规定》，互联网药品交易服务包括为药品生产企业、药品经营企业和医疗机构之间的互联网药品交易提供的服务，药品生产企业、药品批发企业通过自身网站与本企业成员之外的其他企业进行的互联网药品交易，以及向个人消费者提供的互联网药品交易服务。目前我国网上药店主要是依据相关管理规定向个人消费者提供的互联网药品交易服务的零售连锁企业，主要有两种模式：B2C（企业对顾客）和 O2O（线上对线下）模式。

根据国家食品药品监督管理总局公布的数据，截至 2017 年 11 月我国拥有网上药店 682 家，整体来看网上药店分布在我国东中部经济发展较快、交通便利的省份，拥有网上药店数最多的前 10 名省份分别是广东省、江苏省、浙江省、山东省、北京市、四川省、重庆市、福建省、安徽省以及河南省，其中广东省的网上药店最多，有 150 家，江苏省和浙江省并列第二，分别有 57 家，但数量远远少于广东省。②

从商务部《2016 年药品流通行业运行统计分析报告》来看，2016 年我国药品网上销售总额达 612 亿元。其中，B2C 业务销售额 36 亿元，占医药电商销售总额的 5.8%。B2C 业务中移动端占 46.0%。订单总数 4305 万张，订单转化率 86.3%。网站活跃用户量 11162 万，平均客单价 148 元，平均客品数 11 个，B2C 日出库完成率 96.5%③，具体的药品流通直报企业 B2C 模式销售结构见图 12-8。

---

① 范南虹、安慧娟：《药品零售百强榜单出炉》，《中国医药报》2017 年 8 月 23 日。

② 数据来源：国家食品药品监督管理总局官方网站整理，见 http：//app2. sfda. gov. cn/data-searchp/gzcxSearch. do？formRender = cx。

③ 数据来源：中华人民共和国商务部：《2016 年药品流通行业运行统计分析报告》，网站：http：//www. gov. cn/xinwen/2017 - 06/15/content_ 5202641. htm。

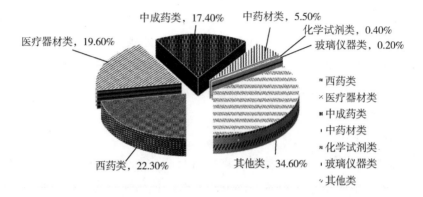

图 12 - 8　2016 年药品流通直报企业 B2C 业务销售结构

数据来源：中华人民共和国商务部：《2016 年药品流通行业运行统计分析报告》，网

站：http：//www. gov. cn/xinwen/2017 - 06/15/content_ 5202641. htm。

O2O 模式主要将线下商务的机会与互联网结合在一起，让互联网成为线下交易的前台。2017 年初发布的《国务院办公厅关于进一步改革完善药品生产流通使用政策的若干意见》中提出了推动"互联网 +药品流通"，推广"网订店取"、"网订店送"模式，这就预示着实体医药零售将大规模进军到 O2O 领域中。

三　我国 OTC 与零售药店管理存在的问题

（一）OTC 竞争激烈，市场存在价格战

国家食品药品监督管理总局《处方药转换为非处方药评价指导原则（试行）》中明确规定对于符合"应用安全、疗效确切、质量稳定、使用方便"要求，并且各种属性均应体现"适于自我药疗"的处方药，可以按照相应的程序转化为 OTC。最近几年由于国家打击以药养医、狠抓处方药营销领域的商业贿赂，越来越多的企业转型进入 OTC 领域，仅 2016 年 12 月国家食品药品监督管理总局就公布了 24 种处方药转换为非处方药。此外自葛兰素史克等涉及的多起外企医院贿赂事件后，外企为了规避风险，通过并购快速布局中国 OTC 市场，如拜耳收购滇虹事件。随着外企的进入和处方药的转型，我国 OTC 行业竞争将更加激

烈。OTC 的竞争在价格方面最为明显，而 OTC 的价格主要由市场进行调节，政府一般只起到监管的作用。许多 OTC 经销商为了占有市场份额，达到自己的销售考核指标，盲目地给零售药店高毛利，来获得药店经理人的首推，从而提高销量，导致恶性竞争。这种现象短期来看能够帮助营销团队达到考核指标，但是从长远来看会损害整个行业的整体利益，不利于 OTC 的行业长期健康发展。

（二）OTC 违法广告普遍存在

从 OTC 产品的综合排名来看，广告对于这些产品销售的促进作用是毋庸置疑的。为了争夺 OTC 市场，各个企业必将对自己优势产品扩大宣传。食品药品监督管理局发布的"2014 年第 1 期违法药品医疗器械保健食品广告汇总情况的通报"显示，2014 年通报并移送同级工商行政管理部门查处的药品违法广告 55654 条次，说明我国药品广告存在严重违规现象。[①] 从 2016 年国家食品药品监督管理总局查处的 7 起 OTC 虚假广告来看[②]，大部分 OTC 企业为了自己的利益，在广告中往往会过分夸张宣传药物疗效，使用模糊词误导消费者。例如：辽宁康泰药业有限公司生产的药品"舒筋定痛片"，该产品通过电视媒介发布虚假违法广告，宣称"筋骨同治的特效药，当天服用当天见效，一个疗程风湿骨病全根除"等。这些广告词与药物的具体疗效不符合，存在严重误导广大消费者的行为。面对这些情况，政府相关部门必须进行严格监管。

（三）零售药店执业药师数量不足，存在执业药师"挂证服务"现象

从上文中我国执业药师的数量来看，社会药店的执业药师 298016 人，占注册总数的 87.1%。2016 年我国总的执业药师中研究生 6644 人，本科生 100514 人，大专生 122711 人，中专生 112240 人，本科及以上学历只占 31.3%。全国平均每万人口注册执业药师数为 2.5 人。[③]

---

① 朱嘉亮、白玉萍：《规范 OTC 广告监管的对策研究》，《食品与药品》2014 年第 16 期。
② 国家食品药品监督管理总局关于 10 起虚假宣传广告的通告（2016 年第 169 号）。
③ 数据来源：国家食品药品监督管理总局：《2016 年度执业药师队伍发展情况》，网站：http://www.gov.cn/xinwen/2017 - 06/15/content_ 5202641. htm。

而国家发展和改革委员会制定的《"十三五"国家药品安全规划》中提出我国执业药师服务水平要显著提高，每万人口执业药师数超过 4 人，所有零售药店主要管理者具备执业药师资格、营业时有执业药师指导合理用药。2017 年 1 月 1 日起施行的《执业药师业务规范》中规定执业药师业务活动包括处方调剂、用药指导、药物治疗管理、药物不良反应监测、健康宣传教育等。2007 年的《药品流通监督管理办法》规定：经营处方药和甲类非处方药的零售企业、执业药师或者其他依法经资格认定的技术人员不在岗时，应当挂牌告知，并停止销售处方药和甲类非处方药。由于目前我国执业药师数量还不能达到要求，高学历执业药师比例偏低，部分地区和药店缺乏执业药师，导致部分药店为缩减成本进行执业药师"挂证"服务，不能对消费者进行合理的用药指导。2017 年 11 月 22 日国家食品药品监管总局查处部分省份经营企业中执业药师"挂证"行为有 65 人。这些药店并没有执业药师来上班，在零售药店的只有推销药品和收费给药的零售员，有时还在没有执业药师的情况下销售处方药。这样药店不能指导消费者合理用药，给消费者用药安全埋下隐患，使得公众满意度低。

（四）零售药店地区分布不平衡，部分偏远地区居民购药不便

近年来，快速增多的零售药店在给居民带来便利和实惠的同时，随之也出现了药店分布密度不尽合理所带来的一系列问题。2014 年，我国学者对我国 31 个主要城市拥有零售药店所服务的区域大小进行比较，分析不同地区零售药店的可及性。结果显示，31 个城市药店服务区域的居民便利性大体可分为五大层次：第一层次，每家零售药店服务面积在 10 平方公里以上，包括拉萨、南宁、呼和浩特、兰州、哈尔滨、银川、重庆 7 个城市；第二层次，每家零售药店服务面积为 7—10 平方公里，包括乌鲁木齐、西宁、合肥、昆明、福州 5 个城市；第三层次，每家零售药店服务面积为 4—7 平方公里，包括南昌、石家庄、长春、太原、贵阳、杭州 6 个城市；第四层次，每家零售药店服务面积为 2—3 平方公里，包括西安、济南、长沙、海口、天津、沈阳、南京、北京、郑州、武汉 10 个城市；第五层次，每家零售药店服务面积在 1 平方公

里以下，包括成都、上海、广州。①

以上数据都是我国省会、直辖市和具有代表性的大中型城市，从31 个城市的数据可以看出：整体上，居民享受到的购药服务水平和环境处于不平衡状态。经济发达地区人口密集，药店也多，零售药店的可及性高，而地区偏远、交通状况较差的地方药店偏少，造成居民购药不方便，药店可及性低。这进一步凸显了我国地区发展不平衡，卫生资源配置不合理的现象。

（五）网上药店发展面临困境

首先，网上药店的药品质量参差不齐，消费者维权困难。网上存在许多没有正规牌照的"黑店"，网络卖药犯罪成本低廉，且违法方式多变，商家与网络平台间存在责任不清、相互推诿的现象。而消费者又普遍缺乏相应的医药专业知识，不能很好地鉴别真伪，是容易受欺骗的弱势群体，维权困难②。这导致部分消费者对网上药店不信任，从而制约网上药店的长远发展。

其次，我国网上药店物流配送机制不完善。网上药店大多采取门店送货与第三方物流相结合的方式来进行药品配送。但医药物流的特殊性在于，药品有着严格的批号管理，并且有些药品对温度非常敏感，需要冷链配送；此外，一些药品是易碎品，一旦包装损坏，容易造成污染。药品自身或配送过程若出现问题，如何划分责任也存在争议。我国具有药品配送资质的第三方物流并不多，企业自建物流成本较高，覆盖能力也较低，很容易失去网上交易的优势③。

最后，网上药店相关政策不完善。国家食品药品监督管理局 2017年 11 月发布的《网络药品经营监督管理办法（征求意见稿）》再次明确，向个人消费者销售药品的网站不得通过网络发布处方药信息，更不能销售处方药。之前政策对于网络销售处方药有过松动的信号，但是现在又明确限制，缩小了网上药店的药品经营范围，如何协调处方药与网

---

①　王淑玲：《31 城市药店布局密度样本解析》，《医药经济报》2014 年 7 月 14 日。

②　陈怡：《网上药店现状及优缺点分析》，《江苏科技信息》2015 年第 22 期。

③　刘丹蕾、邱家学：《探讨我国网上药店发展的问题和思路》，《上海医药》2012 年第 1 期。

上药店的关系仍需要进一步探讨。同时网上药店并未与医保、新农合等医疗保障体系对接，在网上药店购药支付时还不能使用医保卡，消费者无法享受到与实体药店等同的优惠，这样就把很多能享受医保福利的消费者挡在了门外。而我国网上药店的发展起步较晚，相关政策和法规还有待进一步完善，监管部门的责任也需要更加明确，网上购药与医保接轨还需要时日。①

四　OTC 与零售药店未来展望

（一）大健康观念下，OTC 市场前景广阔，零售药店经营多元化和专业化

十九大报告提出，中国特色社会主义进入新时代，我国社会主要矛盾已经转化为人民日益增长的美好生活需要和不平衡不充分的发展之间的矛盾。人民对于美好生活的需要包括大健康、治未病、养生、保健延年益寿等。近几年来随着新一轮医改的逐渐深入和大健康理念的发展，OTC 市场的变革与创新已经拉开了序幕，《"健康中国 2030"规划纲要》中提出，从上层建筑方面构建国民健康发展蓝图。这提高了国民的自我健康意识，推动了大健康产业的发展，给健康管理、慢性病管理、患者教育带来了新活力。

在大健康观念下，今后有更多的产品转换为 OTC。OTC 行业将会有更多的能够治疗日常小病的产品进入，尤其是中成药转为 OTC 的品种将会更多，定型装药食同源类中药饮片将成为 OTC 市场最大的增长明星品类。再加上国家打击以药养医、狠抓处方药营销领域的商业贿赂，导致越来越多的符合"应用安全、疗效确切、质量稳定、使用方便"要求，"适于自我药疗"的处方药按照相应的程序转化为 OTC。此外，随着中国大陆对外企福利政策的削减，外企在大健康观念的影响下，也开始重视 OTC 产品与市场营销。预测 2020 年，我国 OTC 药品市

---

① 陈怡：《网上药店现状及优缺点分析》，《江苏科技信息》2015 年第 22 期。

场规模将位居全球第一。①

对于零售药店来说，新医改带来的既有挑战，也有机遇。随着一系列医改政策的相继推出，未来药品零售市场容量将极为广阔，面对这些变化，零售药店将来要拉长自己的产品线、扩大经营品种，利用原研药和品牌药提升药店产品质量和档次，适当扩大经过一致性评价的仿制药数量。满足群众对于日常保健和自我药疗等多方面需求，打造特色经营和多元化经营手段。同时适当弱化对于保健品和生活用品的销售，体现药店的专业水平。

（二）零售药店整合大幕拉开，通过品牌力打造竞争优势

当前，药品零售行业集中度较低，上市企业数量相比较少，尚处于上市发展初期。近年来国家出台的一系列政策，医药分开已成为必然趋势，未来药品配置的"主市场"将会由医院转移到零售药店。同时政策鼓励零售药店连锁化经营，通过多种方式做强做大，实现跨区域发展。所以零售药店将成为上市公司竞相追求的对象，将在资本市场的助力下加速整合，不断实现强强联合。随着多家上市零售连锁企业跑马圈地、扩张网点，中小型单体药店将主动或被动地接受洗牌，行业整合势必加剧，零售药店连锁率将不断提升。面对这种情况，已经有部分企业一方面以网上药房、中医馆、药（美）妆店、DTP 药房、药店联盟等多种形式，推动行业创新发展。另一方面，企业要加强药店员工素质和综合实力，建立企业文化，塑造美好企业形象，进而提升自己的品牌影响。

（三）创新运用大数据，实现零售药店精准服务

消费者主权时代的到来意味着消费者开始在市场交易中掌握实际的主动权。相较于处方药，OTC 更能体现出消费者主权时代的特征，要赢得以消费者为主导的 OTC 市场，药品零售企业需要探索运用大数据，提升专业化的服务能力，通过建立消费者药历，实现精准服务。通过线上、线下的联动，进行口碑引流，以及大数据精准顾客画

---

① 新华网：《2017 中国药品零售产业信息发布会举行，业界专家聚焦非处方药市场发展》，见 http://news.xinhuanet.com/health/2017－08/20/c_ 1121511939.htm。

像，定制消费者活动，同时挖掘品类增长点，以品类为导向实现业务增长，并在此基础上进一步提升专业化程度。通过大数据来了解消费者的需求，并持续提供给消费者所诉求的高品质产品和专业化的服务，最终提升消费者自我保健的意识，建立消费者对于药品零售企业和制造商的信任以及紧密联系。[①]

（四）开展 MTM 服务模式，实现零售药店慢性病综合管理

2015 年中国慢性病药总体市场规模 7323 亿元，慢性病药占整体药品 53.3% 的销售份额，同比增长 7.3%。慢性病患者的用药需求已经逐渐从过去的重产品转变为重"产品 + 服务"，药店必须从售卖药品的角色向专业服务、引导至慢性病康复系统管理的角色转变，药店的经营模式也正在向服务性、医疗性延伸，通过品类管理、专业服务等系统化手段，提升患者的用药依从性。所以在零售药店，针对慢性病患者的药物治疗管理（Medication Therapy Management，MTM）将成为未来零售药店的核心竞争力。MTM 是一种药店服务模式也是一种商业模式，是美国医疗保险服务中心在 2004 年推出的一个项目计划，是美国老人医疗保险中增加的药品福利管理的一项配套措施，其目的是让从保险中受益的老年患者获得药物治疗利益的最大化，促进药师与其他医疗团队成员的相互协作，促进患者疾病治疗监护的连续性。其中核心要素包括 5 个：药物治疗评审，个人药物记录，药物相关活动计划，干预和（或）提出参考意见，以及文档记录和随访。目前已经在美国推行十多年，覆盖了医院、社区医院、药店等多个领域。2014 年，辉瑞公司支持中国执业药师协会将 MTM 模式引入中国，并翻译出版了《如何开展药物治疗管理（MTM）服务——药师指南》。这种模式提高了执业药师服务效率和服务的连续性，指导消费者合理用药，增加用药安全性。今后药店转型核心就在于药店所提供的软性服务，由简单的"卖药"服务向健康服务转变，为消费者提供更专业的健康指导以及更贴心的综合治疗方案。所以针对慢性病管理的 MTM 模式将是大势所趋，是零售药店转型

① 新华网：《2017 中国药品零售产业信息发布会举行，业界专家聚焦非处方药市场发展》，见 http://news.xinhuanet.com/health/2017 - 08/20/c_ 1121511939.htm。

的未来方向。

（五）OTC 和零售药店的互联网经营探索性发展

一方面，面对"互联网 +"的发展机遇，药品流通企业以及行业外的互联网企业均表现出极大的信心。全年网上药店数量仍在逐年增长，各种新型的医药电商模式不断涌现，B2B 逐步向 B2C、O2O（线上到线下）等模式转型，传统商业贸易逐步向现代综合服务转型。如国控天津运用物联网技术构建与医院合作的全新服务模式，由 PC 端向移动端转换，为电商差异化、多样化发展引领方向。药品供应保障和患者健康服务体系进一步完善，以及 O2O 的电子商务平台的线下实体药店网络和药品配送网络，实现"网订店取"、"网订店送"等线上线下联动目标，加快线上线下融合进程。

但另一方面，网上药店发展面临困境。网上药店竞价搜索排名、广告费等造成运营成本高；网络购药物理配备体系不健全；产品质量参差不齐，伪冒假劣产品使得消费者信任度降低；政策法规不健全，定点医疗保险并没有与网上药店接通等，网上药店的发展面临许多困难。

尽管如此，网上药店的发展仍然是大势所趋。一方面，网上药店作为产品的提供方，首先要提供多方面的产品信息，包括药物经济学、循证医学以及药物不良反应信息等，帮助消费者更好地选择和使用药品，促进用药安全，其次要打造核心竞争力不能仅仅依靠广告和竞价搜索排名，而是要靠产品的质量和药学服务，提升网上药店服务人员的专业素质，配备足够的网上执业药师，指导消费者合理用药。另一方面，政府部门作为监管者，要完善网上药店监管体系，严厉打击非法售药，假冒伪劣产品，保证网上药店合法营业者的正当权益，营造良好氛围，促进市场的健康运行。目前整个医药流通行业对于互联网售药仍旧处于探索性发展阶段，政府正在酝酿一个更加安全合理的网络售药政策，相信"十三五"期间政府在加强网络售药监管的同时网上零售药店的总体规模仍然会持续扩大。

参考文献：

［1］杨卫平：《山西省医药制造业竞争战略研究》，硕士学位论文，山西财经大学，2003 年。

［2］邓燕萍：《我国网上药店现状调查分析研究》，硕士学位论文，广东药学院，2012 年。

［3］孟令全、连桂玉、陈玉文：《医药电子商务的新医改效应》，《中国药学会药事管理专业委员会年会暨"国家药物政策与药品管理法修订研究"论坛》，2009 年。

［4］刘佳：《医药商业集中度与规模经济的实证研究》，硕士学位论文，上海交通大学，2015 年。

［5］王实倩：《我国医药电子商务 O2O 模式发展的机遇与挑战》，《电子商务》2015 年第 8 期。

［6］张祎：《首都实体店网上零售的问题及其发展对策探讨》，《现代商业》2014 年第 28 期。

［7］边明、许佳、马扬：《2016 年北京市执业药师注册数据报告》，《首都食品与医药》2017 年第 7 期。

［8］区政强：《慢性病管理是零售药店发展的重点方向》，《上海医药》2017 年第 7 期。

（华中科技大学　胡银环）

第十三章 我国执业药师制度实施、问题与展望

　　药品作为一种特殊的商品，具有调节人的生理机能，预防、治疗、诊断人的疾病的功能。它的生产、流通、储藏和使用都具有极强的专业性。消费者必须在专业人士指导下才能够安全使用，不合理的使用药物将给消费者带来严重的健康风险。根据世界卫生组织（WHO）的报道，全世界有将近一半的药品是以不恰当的方式处方、调配和出售的，其中1/2 的患者未能正确使用药物，全球有 1/7 的人不是死于自然衰老或疾病，而是死于不合理用药，此外，患者中约 1/3 的人死于不合理用药而非自然疾病。①

　　面对这种情形，药品生产、流通、经营企业和药品使用单位的药学专业技术人员被赋予了保卫公众健康的重大社会责任。为了确保我国的药学技术人员能够履行好这一责任，政府必须对这些人员进行严格的行业准入控制和依法监管。为此我国制定了执业药师这一执业资格制度。执业药师作为确保药品质量和药学服务质量的中坚技术支持力量，肩负着重大的社会责任和公众利益。

---

　　① World Health Organization Promoting rational use of medicine：core components 2002 – 09. Http：// apps. who. int/medicinedocs/pdf/h3011e/h3011e. pdf.

一　执业药师制度相关概念及其历史沿革

（一）执业药师

1. 概念

我国执业药师这一概念出现的比较晚，药师这一称谓是随着 19 世纪国外医学的发展逐渐传入我国医疗领域才出现的专有名词。

执业药师是负责提供药物知识及药事服务的专业人员。药剂师负责审核医生所处方的数种药物中有否出现药物相互作用，并根据病人的病历、医生的诊断，为病人建议最适合他们的药物剂型、剂量。同一时间，他们亦会教导病人服用药物时要注意的事项和服用方法。

执业药师制度是执业资格制度的一种。是国家对于肩负着群众用药安全责任的药学技术人员所采取的一种行业准入制度。

执业药师在《执业药师资格考试实施办法》上的准确定义是：合格地通过了国家统一组织的资格考试，获取了《执业药师资格证书》并且经过有关部门的注册登记，在药品生产、流通、销售、使用单位中进行执业的药学技术人员。可见执业药师是药学技术人员的一部分，但药学技术人员不一定都是执业药师。

2. 岗位职责

《执业药师资格制度暂行规定》第四章中规定了执业药师的岗位职责主要有以下四点：第一，遵守职业道德和执业岗位，维护药品质量，保障公众的用药安全；第二，严格执行《药品管理法》及我国有关药品生产、流通、销售、使用以及研发的各项法规及政策。有责任阻止并举报其用人单位不遵守《药品管理法》及相关法规的行为；第三，在执业范围内实施药品质量的监督和管理，杜绝单位的违规行为；第四，为患者进行药学服务，并且对处方进行审核及监督调配。

3. 分类

我国的执业药师根据其证书的执业类型主要可以分为药学和中药学两种，根据其所从事的工作性质或其执业范围可以分为生产、批发、零售、使用四个方面。

（二）执业资格

1. 概念

执业资格的概念被涵盖于职业资格这一大概念之内。职业资格制度在我国始于 1994 年颁布的《劳动法》，其中第 69 条规定："国家确定职业分类，对规定的职业制定职业技能标准，实行职业资格证书制度，由经过政府批准的考核鉴定机构负责对劳动者实施职业技能考核鉴定"；随后人事部在 1995 年颁布了《职业资格证书制度暂行办法》（人职发〔1995〕号）正式确立了我国的职业资格制度。截至 2016 年年底，我国共有 2358 万人获得了专业技术人员资格证书。[①]

所谓执业资格，指的是政府通过准入控制来对某些肩负较大社会责任的，关系到公共利益的，具有较强社会通用性的专业技术工作进行的监管。是专业技术人员依法独立开业或独立从事某种专业技术工作所需要的学识、技术和能力的必备标准。[②] 其往往具备完善的管理措施和严格的法律规定，具有强制性。从国家行政管理的角度来讲，执业资格的实质就是一种许可，即对于特定的一般禁止行为的解除，是某种权力的体现。[③] 本章所讨论的执业药师，就是一种典型的执业资格。执业资格的运行体制主要包括"考前培训、资格考试、继续教育、注册管理、执业监管"五个方面。

2. 意义

一是评价意义，通过政府或社会学术团体举办的考试，来评价专业人员是否具备执业资格。只有当专业人员的学识、技能达到某一基准时，才能获得相应的执业资格。所以说，执业资格是社会对个人的鉴定性评价。二是激励意义，专业人员可凭借执业资格取得没有执业资格的人不能取得的专业性职位，为获得工作的权利和更好的报酬提供了基

---

① 人力资源和社会保障部：《2016 年度人力资源社会保障事业发展统计公报》，见 http://www.mohrss.gov.cn/SYrlzyhshbzb/zwgk/szrs/tjgb/201705/W020170531358206938948.pdf，2017 - 10 - 25。

② 张建平、周宇升：《执业药师立法与药学高等职业教育改革》，《中国药师》2008 年第 7 期。

③ 张文承：《我国医师执业资格制度及其若干冲突研究》，硕士学位论文，中国医科大学，2010 年。

础，因此该制度对专业人员不断提升自己的专业技术有很强的激励作用。三是选拔意义，使专业技术水平不过关的专业技术人员能够被考试所淘汰。四是保障意义，专业人员素质的高低关系到国家财产和人民生命的安全，通过严格的资格审查和考试，以此保证资格的获得者在德才方面的素质能达到某一基准，从而为保证国家和人民生命财产安全奠定了基础。[①]

（三）我国执业药师制度的历史沿革

1. 萌芽期

1994 年 3 月 15 日，是我国执业药师行业最为重要的一天。在这一天，我国原医药管理局会同人事部第一次联合制定中华人民共和国《执业药师资格制度暂行规定》（人职发〔1994〕3 号），确立了我国执业药师制度。此后又出台了《执业药师资格认定办法》（人职发〔1994〕10 号）、《执业药师注册登记管理办法》（国药人字〔1994〕429 号）、《执业药师资格考试实施办法》（人发〔1999〕34 号）和《执业药师继续教育管理办法》（国药管人〔2000〕334 号）等后续细则。此后逐步对上述的制度进行了相应的改革和完善。

1999 年在改革中提出"五个统一"的考试模式，即统一名称、统一管理、统一考试、统一政策和统一注册，并对原有的执业药师考试专业进行了进一步的细分。

2. 不断完善期

2001 年和 2002 年，随着《中华人民共和国药品管理法》（主席令第 45 号）和《中华人民共和国药品管理办法实施条例》（国务院令第 360 号）两部重量级法规的出台，执业药师制度的践行获得了一定法律层面的扶持。这些法律制度的确立，是当时政府相关部门考察国内医药行业发展的现状做出的正确而及时的选择。

2004 年 8 月，由国家食品药品监督管理局（SFDA）发布的《药品生产监督管理办法》（局令第 14 号）规定，开办药品生产企业的申请

---

① 彭克加：《浅谈执业资格制度》，《中国水利》2000 年第 12 期。

与审批，必须配备有依法经过资格认定的药学技术人员、工程技术人员及相应的技术工人，但这里所指的"药学技术人员"是否必须为国家执业药师或其他依法经资格认定的人员表述得并不明确。

2006 年 12 月，经 SFDA 审议通过并自 2007 年 5 月 1 日起正式施行的《药品流通监督管理办法》（局令第 26 号）规定，经营处方药和甲类非处方药的药品零售企业，当执业药师或其他依法经资格认定的药学技术人员不在岗时，应当挂牌告知，并停止销售处方药和甲类非处方药。为了进一步加强药品监督管理、规范互联网药品交易，SFDA 于 2005 年 10 月发布了《互联网药品交易服务审批暂行规定》（国食药监市〔2005〕480 号），要求向个人消费者提供互联网药品交易服务的企业，应当由执业药师负责通过网络进行实时咨询。

自 2007 年 5 月 1 日正式实施的《处方管理办法》（中华人民共和国卫生部令第 53 号）规定，处方由取得药学专业技术职务任职资格的药学专业技术人员审核、调配、核对。而药学专业技术职务任职资格是依照《卫生技术人员职务试行条例》取得的，包括中药、西药人员，职称包括药士、药师、主管药师、副主任药师、主任药师。即使取得国家执业药师资格，也必须取得药学专业技术职务任职资格才能获得对处方的审核、调配和核对权。

2009 年 9 月发布的《中共中央、国务院关于深化医药卫生体制改革的意见》中明确规定，应规范药品的临床使用，发挥执业药师指导合理用药与药品质量管理方面的作用；随后，国务院印发的《医药卫生体制改革近期重点实施方案（2009—2011 年）》（国发〔2009〕12号）指出，要完善执业药师资格制度，零售药店必须按规定配备执业药师为患者提供购药咨询与指导。

2010 年，由原卫生部印发的《二、三级综合医院药学部门基本标准（试行）》（卫医政发〔2010〕99 号）提出，我国要实施临床药师制，并明确规定二、三级医院应当培养并配备临床药师或专科临床药师。

2011 年，《医疗机构药事管理规定》（卫医政发〔2011〕11 号）要求，医疗机构应当配备临床药师，临床药师应当全职参与临床药物治疗工作，对患者进行用药教育，指导患者安全用药。但上述两份文件均未提及医疗机构配备执业药师的规定。

3. 稳定发展期

2012 年，国家出台《中华人民共和国食品药品安全"十二五"规划》，规定到"十二五"末，所有药店和医院药房都要配备专业的执业药师。

2013 年，新一届政府领导人李克强同志更是提出要建立严格的食品药品安全制度，解决我国日益严重的食品药品安全问题。随着我国医疗改革的深入，实行医药分开已经成为党和国家的共识。

2014 年，政府工作报告再次把医疗改革放在重要的位置。这些都为我国执业药师制度的完善提供了制度层面的支持。截至 2016 年年底，全国获得执业药师资格认证的人员已经达到 649163 人，其中已经注册人数为 342109 人，执业药师的人数增加较快，职业药师的整体从业水平也得到明显提升。这些专业执业药师为我国居民用药安全提供了人力资源的保障。

从执业药师的后备人才的培养和资格认定方面，我国目前主要采用各大中专医学院校专业培养模式，通过考试获得执业药剂师证书并经过国家食品药监部门的审核注册，就可以开展执业药师工作。在执业药师继续教育方面，我国主要采用自我教育的形式，有时也开展政府相关部门主导下的执业药师继续教育考核工作。而且近几年政府主导的执业药师继续教育培训逐渐在一些地区形成常态化。总体上看，我国执业药师实行的终身制度，只要获得相关执业药师的资格证书并经过注册就可以长期开展执业药师工作，除非发生重大医疗事故，否则不会轻易吊销执业药师从业资格证书。

表 13 - 1　　　　　　　　　　历年我国执业药师相关制度

时间	制度	要点
1994 年	《执业药师资格制度暂行规定》	国家在药品生产和流通领域实施执业药师资格制度。凡从事药品生产、经营活动的企事业单位，在其关键岗位必须配备有相应的执业药师人员
1995 年	《执业中药师资格制度暂行规定》	国家在中药生产和中药流通领域实施执业中药师资格制度。凡从事中药生产、经营活动的企事业单位，在其关键岗位必须配备有执业中药师资格的人员
1995 年	《执业药师资格认定办法》	实施资格考试前认定两批执业药师，认定范围是从事药品生产、经营岗位上的高级专业技术人员。本办法对申报条件、认定组织、认定程序和认定要求都进行了说明
1995 年	《执业药师资格考试实施办法》	凡欲成为执业药师者，须参加国家执业药师资格考试，考试合格，方可获得执业药师资格。执业药师考试由全国统一进行，实行全国统一大纲、统一命题、统一组织的考试制度
1996 年	《执业中药师资格考试实施办法》	对于考试时间、考试科目、申请程序以及相关考务工作进行了明确规定
1997 年	《中共中央国务院关于卫生改革与发展的决定》	提出我国要建立药师等专业技术人员执业资格制度，不断完善城乡卫生技术职称评定和职务聘任工作
1998 年	《国务院关于机构设置的通知》	成立国家药品监督管理局，负责制定执业（中）药师资格认定制度，指导执业（中）药师资格考试以及注册等相关工作
1999 年	《执业药师资格制度暂行规定》（修订）	执业药师是指经全国统一考试合格，取得《执业药师资格证书》并经注册登记，在药品生产、经营、使用单位中执业的药学技术人员
1999 年	《执业药师资格考试实施办法》	规定了考试日期、考试科目以及具体的考务安排工作
2000 年	《执业药师注册管理暂行办法》	持有《执业药师资格证书》的人员，经向注册机构申请注册并取得《执业药师注册证》后，方可以执业药师身份执业。执业药师按照执业类别、执业范围、执业地区注册
2000 年	《处方药与非处方药流通管理暂行规定》	销售处方药、甲类非处方药的药店必须配备执业药师
2001 年	《中华人民共和国药品管理法》	明确规定药品生产、经营企业及医疗机构必须具备依法经过资格认定的药学技术人员

续表

时间	制度	要点
2002 年	《中华人民共和国药品管理办法实施条例》	要求医疗机构中负责审核和调配处方的药剂人员必须是依法经过资格认定的药学技术人员
2009 年	《关于深化医药卫生体制改革的意见》	提出不断完善执业药师制度，保障人民群众安全用药
2011 年	《药品生产质量管理规范》	生产管理负责人、质量管理负责人以及质量受权人都应当至少具有药学或相关专业本科学历（或中级专业技术职称，或执业药师资格）
2012 年	《国家药品安全"十二五"规划》	自 2012 年开始，新开办的零售药店必须配备执业药师。到"十二五"末，所有零售药店、医院药房在营业时必须有执业药师指导合理用药
2013 年	《药品经营质量管理规范》	要求按照国家相关规定配备执业药师，负责处方的审核，指导患者合理用药
2015 年	《执业药师继续教育管理试行办法》	实行分级管理，并建立备案、统计年报工作制度，以建立科学的继续教育体系
2015 年	《执业药师徽章佩戴管理规范》	共设五级徽章，执业药师佩戴徽章上岗，表明身份，提高责任和荣誉感
2015 年	《执业药师业务规范（试行）》	明确规定了执业药师在进行处方调剂、用药咨询、药物警戒、健康教育等活动时应当遵循的准则

二 我国执业药师队伍发展现状及问题

（一）执业药师队伍建设与发展情况

从 1994 年开始，我国的执业药师资格制度已走过了 20 余年的历程。1998 年国家药品监督管理局的组建实现了对执业药师的统一管理。同时设立了专门的人员与机构来负责执业药师的管理工作，修订并完善了执业药师管理相关的规章和办法，执业药师资格制度法律体系已基本形成，执业药师已成为药品生产、销售、使用领域保证药品和药学服务质量及人民用药安全有效的不可缺少的药学技术力量。在党和政府的高度重视与支持下，执业药师队伍不断壮大，到 2016 年 12 月底，全国累计共有 649163 人取得了执业药师资格，执业药师的整体素质在不断提高，执业药师在各自的岗位上指导人民安全、有效、合理、经济的使用药品，发挥着越来越重要的作用。

表13-2　　　　　　　　历年执业药师资格考试情况

年份＼类别	报名人数（人）	实考人数（人）	参考率（%）	合格人数（人）	合格率（%）
1995	28289	17799	63.9	2609	14.7
1996	12157	7585	62.4	1757	23.2
1997	9566	6231	65.1	1447	23.2
1998	8487	5457	64.3	1598	29.3
1999	28223	20896	70.4	5843	28.0
2000	46262	39716	85.8	11361	28.0
2001	63942	53656	83.9	16043	29.6
2002	137776	117110	85.0	35317	25.4
2003	123974	106767	86.1	18900	12.8
2004	136629	113767	83.3	14587	12.8
2005	113922	91370	80.2	16610	18.1
2006	105838	84407	79.8	14174	16.8
2007	108881	86576	79.8	9472	10.9
2008	107862	84333	78.2	9479	11.2
2009	125205	93984	75.1	11461	12.0
2010	132755	100569	75.8	11183	11.1
2011	145970	109717	75.2	14403	13.1
2012	188074	146874	78.1	25969	17.7
2013	402359	329886	82.0	51865	15.7
2014	840189	702459	83.6	137188	19.5
2015	1121400	937700	83.6	235000	25.2
2016	884700	728600	82.4	151093	20.7

1. 执业药师准入

根据《执业药师资格制度暂行规定》以及《执业药师资格考试实施办法》等规定，可以将我国执业药师在准入方面的要求概括为两个层次：一是对报考条件的要求，只有满足学历、专业、实践时间的相关要求才可参加执业药师资格考试；二是要求必须通过执业药师资格考试，只有考试合格者方可申请注册执业药师。

（1）报考条件

执业药师的报考条件主要包含学历、专业以及实践时间三个方面的要求，如表 13-3 所示。在学历要求上，我国执业药师的报考学历跨度较大，最低学历可以是中专，最高学历可以是博士；在专业要求上，除了药学、中药学可以报考之外，其他相关专业也有报考资格。2014 年以前，我国在相关规定中并没有对"相关专业"进行明确说明，直到 2015 年发布的《2015 年国家执业药师资格考试报考专业参考目录》中才对所有的报考专业进行统一的说明①；实践时间方面，我国规定必须满足一定的工作年限，根据学历的层次不同实践时间长短也有所不同，长可达 7 年，而博士则可以直接参加考试。另外，如表 13-3 所示，符合相关条件之一的具备国家高级专业技术职务的人员，可报考执业药师免两科考试。

表 13-3　　　　　　　　　2017 年执业药师资格考试报考条件

类型	学历	专业	实践时间
考全科	中专	药学、中药学或相关专业	从事药学或中药学专业工作满 7 年
	大专	药学、中药学或相关专业	从事药学或中药学专业工作满 5 年
	本科	药学、中药学或相关专业	从事药学或中药学专业工作满 3 年
	第二学士/研究生班/硕士	药学、中药学或相关专业	从事药学或中药学专业工作满 1 年
	博士	药学、中药学或相关专业	直接报考
免两科	中专	中药学徒、药学或中药学专业	连续从事药学或中药学专业工作满 20 年
	大专及以上	药学、中药学或相关专业	连续从事药学或中药学专业工作满 15 年

（2）执业药师资格考试

我国执业药师资格考试包括药学类考试以及中药学类考试。药学类考试科目包括药学专业知识一、药学专业知识二、药事管理与法规以及

---

①　左根永：《省际报考规则的差异与标准化》，《医药经济报》2015 年 7 月 1 日。

药学综合知识与技能;中药学类考试则包括中药学专业知识一、中药学
专业知识二、药事管理与法规以及中药学综合知识与技能。在考试内容
上,2015 年执业药师考试的内容和科目结构在朝着"以用定考"、"以
用为先"、"以人为本"、"以业为重"的方向上有所改变①,但基础理
论知识仍占较大比重,药学实践的考核内容仅占 25%;在考试形式上,
执业药师的四科考试均采用的是笔试的形式,考试题型全部设置为选择
题,并且在 2015 年增加了 C 题型,即配合案例设置独立的选择题;在
考试周期上,采取两年的时间为一个滚动周期,两年内通过全部四门科
目的考试者可以取得执业药师资格证书,未全部通过者须在下一年度通
过前年未通过的科目,才可取得执业药师资格证书。

从 1995 年开始,执业药师考试、注册制度实施,并已成为一项
常规的工作。每年的执业药师的报名、考前培训、命题组卷及考试,
国家都有严格的规定。资格认证的考试形式与内容也在发展中逐步完
善。但由于报考资格的限制与考试标准的严格,十几年来,执业药师
资格考试的实际参考人数从没达到报考人数的 90% 以上,合格率也一
直没有超过 30%,2015 年是历史上报考人数最多的一年,但合格率
仅为 25%。

至今,我国已经举办过 20 余次全国执业药师资格考试。纵观
1995—2016 年我国执业药师资格考试报考情况可以发现,新医改之后
我国报考执业药师的人数逐年增多,特别是在"十二五"期间,报考
规模迅速扩大,2013 年的执业药师资格考试报考人数多达 40 余万人,
到 2015 年报考人数创历史新高,激增到 112 万余人,如图 13 - 1 所示。

另外,据人力资源和社会保障部人事考试中心提供的统计数据可以
发现,我国执业药师资格考试合格者的数量也在逐年增长,到 2015 年
我国拥有执业药师从业资格的人数为 937700 人,执业药师队伍不断扩
大,然而在分析了 1995—2016 年我国执业药师资格考试参考人数和合
格人数的变化后,可以看到我国执业药师资格考试的合格率普遍较低,

① 《勇于担当、开拓进取,努力加快我国执业药师制度建设——周福成主任在全国执业药师
注册管理研讨会上的总结讲话》,见 http://www.doc88.com/p - 9783657859656.html。

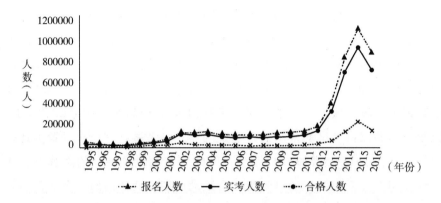

图 13-1 历年执业药师资格考试报名人数、实考人数和合格人数

2010 年合格率最低仅为 11.12%，2015 年合格率达到最高也仅为 25.16%，也就是说在执业药师资格考试的参考者中通过者的比例始终没有超过 3/10，具体数据如图 13-2 所示。据文献资料的统计，2007—2011 年美国的执业药师资格考试合格率基本都在 90% 以上，可见两国执业药师考试的合格率差异是非常大的。

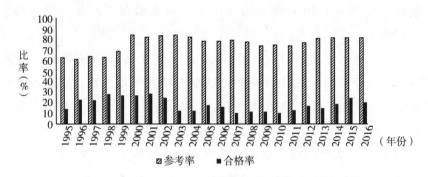

图 13-2 历年执业药师资格考试的参考率与合格率

虽然我国药学技术人员参加执业药师资格考试的热情高涨，但是能够通过考试获得执业资格者却不到 3/10，在一定程度上也造成了执业药师"不够用"的问题，反映了我国执业药师资格考试的内容设置和高等药学院校的药学人才培养可能存在问题。

2. 执业药师注册

《执业药师注册管理暂行办法》是我国开展执业药师注册相关工作的指导文件，其明确规定持有《执业药师资格证书》的人员必须在注册机构进行注册，在取得《执业药师注册证书》之后才具备执业药师的执业身份。目前，我国有 20 余万人取得执业药师注册证书，执业于医药行业的各个关键岗位上，为公众提供药学服务。[①] 我国执业药师注册制度的关键内容主要分成四个方面，分别为：注册管理机构、首次注册、再次注册以及注册取消。我国负责执业药师注册工作的单位为国家食品药品监督管理总局以及各地方药品监督管理局。首次提出注册申请的人员必须持有《执业药师资格证书》，除此之外鉴于执业药师的职业特殊性，在身体健康的前提下还明确规定了一些行为道德的要求，如遵纪守法、遵守职业道德、坚持在执业药师岗位上工作等。为了使执业药师有效执业，强制性要求执业药师继续学习，我国制定了执业药师再注册制度对执业药师进行长期的监管，规定执业药师注册证书的有效期为 3 年，完成继续教育学习要求的执业药师在期满之前的 3 个月内必须再次申请注册，否则执业药师注册证则失效。当然，为了对注册执业药师进行行为的规范，我国制定了取消注册资格的监管制度。执业药师如果在工作岗位上有违法违规行为的，如受刑事处罚的，受开除行政处分的，吊销《执业药师资格证书》的，以及因健康或其他原因不能从事执业药师业务的，一经发现则可以取消其执业药师注册证。另外，执业药师可以按照不同的执业领域选择注册，执业领域包括药品的生产、经营以及使用领域。

据统计，2015 年我国注册的执业药师 257633 人，执业药师注册率仅达 62.3%，还有 37.7% 的执业药师未进行注册。执业药师资格证书的闲置造成了资源的浪费，也在一定程度上导致了我国执业药师的缺口。通过对我国人口数以及目前注册执业药师人数的分析，结果显示我国每万人口执业药师数仅为 1.9 人。然而，当前发达国家每万人口就有

---

① 《2015 年 10 月全国执业药师注册情况》，见 http://www.exam8.com/yixue/yaosh。

10—20 名注册执业药师，我国台湾地区每万人口配备的执业药师数量
也达到了 12 人。① 通过与发达国家和地区的执业药师配备情况进行比
较，可以看出我国执业药师在数量上仍然存在较大缺口，难以满足当前
社会公众的用药需求。

同时，执业药师分布严重失调且药品零售企业配备率低。2015 年，
在我国持有执业药师注册证书的人员一共 257633 人，其中在药品批发
企业从事工作的执业药师有 33350 人，执业于药品零售企业的执业药师
有 218497 人，注册于药品生产企业的有 2982 人，而注册于医疗机构的
执业药师仅为 2804 人，分别占执业药师总数的 12.9%、84.8%、1.2%、
1.0%。由图 13 - 3 可以看出，我国的绝大部分执业药师都注册在药品
经营领域，特别是药品零售企业，而选择注册在药品生产企业和医疗机
构的执业药师则为极少数，执业药师在我国的分布存在严重失调的现
象。另外，虽然我国执业药师大部分都注册在药品零售企业，但是由于
药品零售企业基数庞大，我国药品零售企业的执业药师配备率仍然不
足。2015 年，我国药品零售企业有 453038 家，而分布于药品零售企业
的执业药师人数为 218497 名，相当于每家零售药店仅拥有 0.48 名执业
药师，也就是说目前我国并没有达到每家零售药店至少配备一名执业药
师的要求。

3. 执业药师继续教育

在执业药师的培养中，执业药师继续教育制度是不可或缺的辅助性
制度，关系着执业药师执业能力的持续提高，从而密切关系着社会公众
的用药安全。为了更加有效地开展执业药师的继续教育工作，我国
2015 年开始实行《执业药师继续教育管理试行办法》，对于教育监管机
构、教育形式以及教育内容均进行了一定程度的改革。

目前，执业药师继续教育工作变"政府管"为"协会管"，实行严
格的分级管理，建立了统一的继续教育体系。由中国药师协会取代国家
药品监督管理局的职能，全面管理和指导我国执业药师继续教育相关工

---

① 《〈中国医药报〉对执业药师发展建设进行全方位深度报道》，见 http://www.cqlp.org/
info/link.aspx? id = 2592&page = 1。

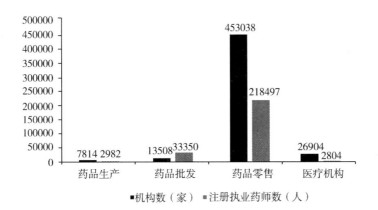

图 13 - 3　2015 年我国执业药师注册分布情况

作，各省级（执业）药师协会具体管理其所在区域内执业药师继续教育的相关工作，包括开展继续教育机构的确定与管理，组织开展执业药师继续教育，并评估继续教育的质量等。另外，还设立了执业药师继续教育工作委员会，协助中国药师协会进行相关工作，包括制定继续教育的发展规划、指引纲要，以及示范性网络课程等文件。执业药师参加中国药师协会或省级药师协会组织的继续教育学习，按学分制授予成绩。通过培训并且考核合格的执业药师，以每 3 学时授予 1 学分的规定记录学分，并且每年继续教育累计的学分至少要有 15 学分[1]，在执业药师注册证有效期内至少累计到 45 分。在执业药师继续教育形式上，我国现在不仅保留着面授的方式，同时还积极开展了远程网络等便捷方式进行授课。由于我国各区域的经济发展水平不一，对于开展远程教育课程所需的硬件设备以及师资力量的配备也不尽相同，因此我国目前仍以集中面授的形式开展继续教育。在执业药师继续教育的内容上，我国目前开展的课程涵盖药事管理相关法律法规，药物合理使用的技术规范，药物治疗管理与公众健康管理等专业知识。

我国执业药师的准入门槛较低，中专以上的学历均可以参加执业药师资格考试，使得我国执业药师的学历分布存在多样性。据统计，2015

---

[1]　国家中医药管理局：《执业药师继续教育管理试行办法》，《中国执业药师》2015 年第 9 期。

年我国执业药师群体中有 2.2% 为硕士、博士及更高学历者；本科学历者 86920 人，占 33.7%；大专、中专及以下学历者多达 165014 人，占比大于一半，为 64.1%，如图 13－4 所示。正是我国执业药师学历准入的门槛设置较低，导致我国执业药师队伍的整体学历层次较低，在某种程度上降低了社会公众对于执业药师的认可度。同时，据统计，在药品零售企业中大专及以下学历人员占比更高，为 68.8%，这也表明了药品零售企业在满足药品可及性的基础上，执业药师还需不断提高学历才能满足人民群众日益增长的药学需求。通过对 2015 年执业药师群体的专业背景进行分析，发现药学专业的执业药师有 113531 人，中药学专业的执业药师有 46691 人，其余均为非药学类的专业。非药学背景的执业药师在整个队伍中占 37.81%，这部分执业药师在药学专业基础知识上是与药学背景执业药师存在差距的，从而也影响了执业药师队伍的整体素质。

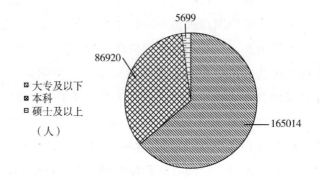

5699

86920

165014

■ 大专及以下
■ 本科
□ 硕士及以上
（人）

图 13－4　2015 年我国执业药师学历情况

随着科技的发展，药品及医学知识的更新以及药学服务理念的变化，执业药师的工作也面临着更多的挑战。因此，执业药师需要进行继续学习，从而持续地补充知识以应对新的变化。我国执业药师继续教育一般是集中面授的形式，而许多执业药师工作繁忙，继续教育与工作之间造成了一定的冲突。在 2009 年湖北省的一项执业药师抽样调查中，报名参加继续教育的人员中约有 1/5 的人员在报名之后没有参与培训学习，完成一半以上课程的人员占 33%，未完成继续教育学习的理由主要是"没有时间"。由此可见，我国执业药师继续教育的形式难以满足执业药师的需求，当前如此之高的缺课率严重降低了我国执业药师继续教育的质量。近年来，我国为了加强继续教育的灵活性，积极开展网络远程授课，使得执业药师可以在网络上自行下载课件自主学习。然而，有调查研究数据表明，执业药师中大部分人认为继续教育没有根据不同类别来设置课程，针对性不强，并且继续学习的课程偏重于专业知识和基础理论，实用性不够，因此使得继续教育流于形式，并未对执业药师的继续学习产生明显的影响。

（二）我国执业药师制度存在的主要问题

1. 药师认定"双轨制"长期存在，药师角色界定较为模糊

自 1999 年 4 月开始实施的《执业药师资格制度暂行规定》指出，经 SFDA 资格认定的，在药品生产、流通、使用岗位执业的药师称为国家执业药师；而根据《卫生技术人员职务试行条例》的规定，经卫生行政主管部门认定，取得卫生专业技术职务的中药、西药人员，也是具有卫生专业技术药师任职资格的可以简称为药剂师或职称药师。尽管《执业药师资格制度暂行规定》要求，对于已取得国家执业药师资格认证的人员可根据工作需要到医疗机构聘任主管药师或主管中药师专业技术职务，但由于客观原因在实际工作中执行起来难度极大。由此，"双轨制"并存造成"国家执业药师"、"药师"、"临床药师"、"药学专业技术人员"、"药学技术人员"等职业名称的表述界定模糊，导致药学工作者在执行法律法规时出现偏差，同时对自身角色的定位较模糊。

2. 药师管理法律法规体系不完善、不健全

由于当前我国的执业药师和职称药师管理规定分别是由不同主管部门制定，很容易产生一系列问题：其一，不同部门在不同时期制定的药学专业技术人员管理规定是产生药师"双轨制"的制度原因。其二，部门规章的法律效应较低，执行刚性不够，药师的权利和义务难以明确，其法律地位难以得到保障，从根本上影响了药学专业技术人员能动性的发挥。其三，相应的责任追究和处罚措施力度不够。如根据《药品流通监督管理办法》规定，药品零售企业在执业药师或其他依法经

过资格认定的药学技术人员不在岗时销售处方药或甲类非处方药的，要责令限期改正，给予警告；逾期不改正的，处以 1000 元以下罚款。但笔者认为，没有国务院层面的法律法规或规范性文件的指引，我国将很难建立起一套具有可实际操作的统一、规范的药师职业体系，药师"双轨制"将很难被打破。

3. 药师总量偏少、注册比例偏低、区域分布不均衡

据统计，截至 2015 年年底，全国有 413536 人通过了执业药师资格考试，总量仍偏少；由《2016 中国卫生与计划生育统计年鉴》可知，2015 年全国取得卫生技术人员任职资格的药师（士）达 423294 人。[①]在药师增量有限的情况下，"盘活"两种药师的"存量"，增强其流动性，使两轨资质互认，探索药师多点执业是解决当前药师数量不足的一个有效办法。

从执业药师的注册情况来看，截至 2016 年 12 月 31 日，全国注册的执业药师达 342109 人，注册比例仅为 52.7%，明显偏低。这可能与相当部分在医疗机构执业的药师虽已取得国家执业药师资格但并未能在本单位注册有关。

2016 年，注册的执业药师按区域分布：东部地区 154017 人，中部地区 79884 人，西部地区 73218 人，东北地区 34990 人，各地区人数均有所增长，东部地区吸引了更多执业药师。

从执业药师在药学不同领域的注册数据来看，截至 2016 年 12 月，在药品生产企业注册的占 0.98%，在药品批发企业注册的占 10.36%，在社会药店注册的占 87.11%，在医疗机构注册的占 1.55%。社会药店的执业药师配备数量正在逐步增加。执业药师在医院的注册率一直偏低，按照当前的"双轨制"政策，医院药房只需在营业时有执业药师在岗，对数量无具体要求。实际上，执业药师在药品生产、流通企业主要是负责药品的质量管理，在零售药店和医疗机构等使用领域主要是指导患者合理用药，医疗机构职称药师与国家执业药师流动性均较小。

---

① 国家卫生和计划生育委员会：《2016 中国卫生和计划生育统计年鉴》，中国协和医科大学出版社 2016 年版，第 25 页。

４. 药学教育与药师培养不匹配，继续教育流于形式

当前我国药学类人才培养覆盖中专、大专、本科、硕士及博士多层次学历，但药学教育模式"一刀切"现象严重，不同层次的教育目标定位不清晰。药学高等教育模式以工业药学和创新人才培养为主，教学内容以化学学科为主、以医学学科为辅，药学毕业生比较适合在药品研发、生产和检验等领域工作，在指导药品合理使用领域则相对不擅长。临床药学专业是2008年教育部审批设置的，虽然部分高校开设了临床药学专业，但培养体系还处于不健全、不成熟的状态。从执业药师继续教育来看，流于形式的问题不容忽视。从面授到现在的网络授课，不论从事药品生产、经营还是从事药品使用的执业药师，所接受的继续教育内容均基本相同，而且理论性太强，与药师的实际工作相脱节，实际效果并不明显；且继续教育授课时间未考虑执业药师的业余时间实际情况，执业药师疲于应付的情况较常见，以至于继续教育的效果无法得到验证和保证。

三　新医改背景下我国执业药师制度发展策略与展望

2009年，国家发布的"新医改"文件也对执业药师作了相应的规定。医改作为国家层面医药行业的最高指导性文件，将执业药师纳入文件中，这对执业药师建设具有重要意义，笔者以为应从以下几个方面探讨执业药师未来的发展路径：第一，执业药师在数量和规模上将迎来一个增长期，我国执业药事管理模式也将面临挑战，缓解这种挑战需从国家顶层设计考虑如何协调人员增长、规模壮大带来的一系列管理问题。第二，执业药师工作内容可以理解为两个方面，即指导合理用药与开展和实施质量管理工作。目前我国在药品使用的主要环节，诸如医疗机构、社会药店已经配备的执业药师岗位，在指导合理用药方面均不同程度地受到"以药养医"问题的影响，如何协调发挥执业药师合理用药和"以药养医"的矛盾，这是执业药师队伍建设的重要内容之一。第

三，执业药师的另一个重要工作内容即确保药品质量，发挥人员技术优势处理过程质量管理的问题，这也是世界各国医药行业普遍采用的手段和方法。但不同于欧美等发达国家，我国执业药师不能算作一个法律保护的工种，只有在法律层面承认这一工种，才可能落实这个工种的职责。目前我国管理医药行业的主要法律即为《药品管理法》，该法案中对于人员的要求，仅笼统的表述为药学技术人员，换个角度说，执业药师作为药学专业技术人员，在国家法律层面没有得到认可。因此，执业药师建设应从国家医改指导性文件上升为国家法律层面的内容。笔者建议在未来修订"药品管理法"时，考虑将执业药师制度纳入《药品管理法》中，甚至颁布单行"执业药师法"。

（一）建立健全执业药师相关法律法规

1. 加快制定《执业药师法》

随着全国执业药师队伍的不断壮大，国家药品管理环境的变化以及公众医疗需求的不断提高，以往的规章制度已经不能满足当前执业药师队伍的管理和运作，与执业药师相关的各类矛盾日益凸显，这将严重影响我国执业药师队伍的健康发展，阻碍药品合理使用的全面推广，对医疗安全和公众健康构成了潜在危害。据 WHO 统计，全球死亡的患者中有 1/3 与不合理用药相关，而药物滥用或不合理使用导致的药品不良反应（ADR）发生及疗效下降还将间接增大社会医疗费用和新药研发的开支，增加社会资源的浪费。因此，通过立法明确对执业药师的准入条件及药学服务过程进行有效控制的权利和义务，提高药学服务的效率和水平，进而满足公众合理用药的需求。

在我国，由于立法的严重滞后，尽管我国建立了执业药师相关的制度体系，但是很多现实问题无法绕过立法而解决，比如执业药师的权利没有相应的保障，配备政策得不到落实，各执业领域人员分布不均以及社会认可度低等。这些问题如果得不到解决，将严重阻碍执业药师在未来的良好发展。虽然我国近 10 年十分注重执业药师的培养和执业药师队伍的建设，在历次的医改文件中也提到执业药师相关政策的完善，但由于没有执业药师法的强制性保障，这些制度也就是"纸上谈兵"，未能贯彻落实。因此，我国亟须制定颁发《执业药师法》。

2. 酌情修订《药品管理法》

《药品管理法》是我国的药品基本法，是医药行业监督管理法律体系的核心。自 1985 年实施、2001 年修订以来，《药品管理法》在促进医药行业的健康发展等方面发挥了重要的作用，但是由于缺乏执业药师配备、职责、奖惩的相关规定，现行的《药品管理法》与新修的《药品经营质量管理规范》（GSP）以及《药品生产质量管理规范》（GMP）中关于执业药师的要求不配套，已逐渐不能适应我国执业药师队伍发展的需要。因此，在制定《执业药师法》的同时，需要修订《药品管理法》与之形成合力，使《执业药师法》更具说服力和执行力，从而帮助执业药师真正地发挥作用。

3. 探索药师多点执业

在对原有执业药师相关法律法规进行调整修订的同时，对于执业药师管理过程中出现的问题也要积极探索新的政策制度。目前，面对执业药师数量短缺的现状，实行执业药师多点执业也是呼声甚高的一个解决方案，并且广东省已经开始实施"执业药师多点执业"的试点工作，鼓励不在社会药店工作的执业药师利用其业余时间参与到社会药店工作。但在广东省发布的《关于在广东省珠三角地区药品零售企业推行执业药师多点执业试点工作的通知》中，仅对执业药师多点执业的资格条件以及注册管理标准进行了规定，没有明确规定零售药店中专职执业药师和多点执业药师的数量。[①] 对于执业药师多点执业过程中可能出现的"挂靠"现象，没有具体的认定条款和依据，对于"挂靠"行为的惩处，也没有明确统一的标准。因此，我国需要总结执业药师多点执业试点工作的经验，借鉴美国执业药师兼职的相关规定，开始探索制定执业药师多点执业的相关政策，对于多点执业的执业药师行为进行规范，明确在兼职期间其应该承担的职责以及相应的惩处规定。

此外，对于我国药品零售企业规模大，执业药师数量少，不能满足

① 杨彦春：《执业药师能不能多点执业》，《首都食品与医药》2015 年第 23 期。

需求的问题，也有不少研究者提出建立药品零售企业分级管理的机制，使未能配备执业药师的零售药店缩小经营范围，缓解执业药师需求缺口的压力。目前，江苏、江西、山东以及湖北等省市已经展开了药品零售企业分级分类管理的试点。湖北省宜昌市于 2015 年 3 月起实行药品零售企业分级分类管理的试点工作，其根据药学技术人员配备、设施设备配制、信息化管理水平以及药学服务能力等指标，将药品零售企业进行分级，并匹配一定的经营范围。药品零售企业一共分三个等级，经营范围也依次扩大。一级药品零售企业仅可以销售非处方药，二级药品零售企业除了非处方药之外，还可以销售部分的处方药以及中药饮片，三级药品零售企业则可以销售所有药品。不同级别的药品零售企业，对于配备执业药师提出了不同的要求。一级药品零售企业可以不用配备执业药师；二级药品零售企业负责人应具备执业药师，或从业药师，或药学中级以上专业技术职称，并配备执业药师，或从业药师，或药学中级以上专业技术职称且具有一年以上药品经营管理工作经历的药学技术人员负责处方审核；三级企业负责人应当具备执业药师资格，并配备执业药师或从业药师负责处方审核。[①] 这种将药品零售企业进行分级分类的方法，一方面使药品零售市场更加健康，可以防止处方药乱卖而导致的滥用药物等现象，另一方面也可以使部分不需要配备执业药师的企业减少不必要的负担，从而减小执业药师的缺口。因此，建议我国制定药品零售企业分级分类管理的规章制度，对药品零售企业进行统一管理。同时，为了督促药品零售企业进行诚信经营，在建立药品分级分类准入标准的同时，还需细化相关的监管制度，防止不配备执业药师的零售药店超出经营范围进行销售。

（二）完善执业药师管理体制与机制

1. 理顺药品监督部门与卫生管理部门间对于执业药师管理的权责关系

食品药品监督部门和卫生部门之间关于执业药师的矛盾，一方面是

---

① 李蕴明：《湖北分级管理试点活化药师资源》，《医药经济报》2015 年 3 月 27 日。

部门利益的纠葛，另一方面这种矛盾也是我国医药产业分开的改革目标与"以药养医"的现状相矛盾的一个缩影。要化解这种矛盾，宏观层面上要求政府加大财政补贴，解决医院绝大多数收入来自药品销售的问题，结束"以药养医"的现状。此外无论是食药监部门还是卫生部门都应该认识到，执业药师制度是一个在市场经济条件下能够切实维护公众用药安全，避免不合理用药和药害事件的有效制度。考虑到公众利益的维护，作为政府机构，建立和完善执业药师制度是义不容辞的责任。

在实际操作层面，我们不能单纯地等待《执业药师法》出台后，以法律的强制性将执业药师制度推广到卫生系统。为了执业药师工作的顺利推进，笔者建议卫生部门和食药监督部门都应该做出一定的让步，比如卫生部门必须重视医疗机构内大量考取执业药师资格的人员的存在，在处方审核和药学服务的层面充分发挥执业药师在临床上的作用，通过执业药师制度的推广的执业切实保障公众的用药安全。而对于食药监部门来说，既然药品使用单位的执业药师完全不会在食药监部门进行注册，倒不如将药品使用单位的注册许可权限交给卫生部门，让卫生部门管理其下属医疗机构的执业药师。只有明确了两部门之间的权限，执业药师制度才能真正发挥起应有的作用。

2. 设立执业药师专业管理机构

从长远发展的角度来看，我国执业药师在管理机构方面，应当借鉴西方国家专业管理机构的做法，建立医疗权威人士组建的管理机构。当然，建立这种专业管理机构，不是要弱化政府相关职能部门的管理效能，更不是去行政化，而是在继续发挥政府相关职能部门管理效率的前提下，明确各个部门之间的管理权责，真正让相关部门发挥自己的管理效能。

我国将来要组建的专业管理机构，人员要精选，真正选择那些具有雄厚医学专业素养并在行业内部具有较高威望的人士进入管理机构。人员不可过多，否则会影响管理效率。在专业管理机构内部，我们也要进行相关职能的明确划分。如借鉴英国的做法，我们也可以设立相关执业药师准入管理部门，继续教育管理部门和行业规范管理部门等相关职能部门，提升整体管理效率。要逐渐从政府管理为主过渡到专业管理部门为主，处理好政府相关部门在职权上与专业管理部门之间的关系，防止出现管理冲突现象。政府相关管理部门由于在专业程度上不如专业管理部门那么高，因此要把自己的位置适当下调，变成主要配合专业管理部门的工作，加强对整个行业的管理规范作用，提升自己宏观管理层面的调控作用。① 专业管理部门一经建立，要经常开展与其他国家相关部门的交流与合作，结合行业发展的实际情况，及时调整管理内容和管理方式，实现专业管理部门管理效能与时俱进，不断向前发展。总之，改革完善我国现有对执业药师的管理方式，建立专业管理部门，提升管理效率，是我国未来执业药师制度建设必须要重视的重要环节。

（三）改革执业药师资格准入及注册制度

1. 区分不同岗位执业药师资格考试的内容

执业药师资格考试内容的设置在一定程度上影响着执业药师的工作能力，进而影响着社会公众所能享受到的药学服务质量。在 2015 年的执业药师资格考试中，考试内容出现了大幅度的修订，并且借鉴国外执业药师资格考试的内容设置，适当增加了药学服务的相关内容，开始转变"重理论轻实践"的观念。但是，有关考试部门仍未注意到执业药师资格考试的内容存在针对性不强的问题。不同工作领域要求执业药师所具备的专业知识和技能是存在明显差异的。如果只是简单地将考试内容标准化到一张考卷中，是不能够充分考察出考生的实际执业能力的。② 为了最大限度地发挥执业药师资格考试的价值和作用，在注重药学实践与药学服务考核的同时，应该对不同岗位的考试内容进行区分和细化，有针对性地考察相应岗位上的实用技能。比如，应以 GMP 和药剂学等学科为重点科目考察在药品生产相关岗位上的执业药师；在药品经营领域的考生则以 GSP 为重点考察内容；对于在医疗机构工作的执业药师，则应该重点考察如何获取和分析患者信息，如何提供经济有效的药物资

---

① 胡燕、贾红英：《日本、美国和英国执业药师制度对我国的启示》，《医学与社会》2011 年第 24 期。
② 赵淼、唐旭：《执业药师资格考试的不足及其对策》，《医药导报》2009 年第 3 期。

料和策略等内容。另外，我国执业药师资格考试还可以借鉴美国执业药师资格考试的特点，增设一些预测性的题目，为下一次考试命题方向提供参考，以适应未来的医药发展水平。

2. 改革执业药师资格考试形式

我国的执业药师资格考试均为笔试的形式，并且只有选择题的考核题型。而发达国家和地区在考试形式上更具灵活性和科学性。在2015年的考试中，我国借鉴了北美执业药师考试试题的形式，设置了C型题，即针对分析案例单独设置的独立选择题。这种题型的改革增强了考试的实用性，加强了对药学服务技能的考察。同时，除了笔试考核之外，我国执业药师资格考试可以增加实操内容的考察，采用情景模拟的方式以考察考生实际处理问题的能力。[1] 此外，美国依托计算机调整技术的机考形式也将是我国执业药师考试方式改革的一个趋势。

我国执业药师资格考试每年仅有一次，因此可以借鉴发达国家地区资格考试的设置方法，适当增加每年考试次数到2—3次，可以在一定程度上缓解药师"供不应求"的现状。同时，可适当延长考试周期，由2年调整为3—4年，以提高执业药师报考的积极性，提高执业药师考试的报考率和合格率。

3. 形成规范的执业药师实习制度

在我国，执业药师一经注册就成为正式从业人员，在执业药师注册环节，我国一直比较宽松。只要成功获得相关执业药师资格证书，经过一段时间就能够比较容易地成为注册执业药师。[2] 这种方式比较简单，有时候经常出现弄虚作假的现象。因此，笔者建议在常规笔试和面试的基础上，最好还要加上严格的执业药师实习环节，即通过笔试和面试后相关人员只是初步获得了从业资格，但是要想正式成为注册执业药师，

---

[1]　项瑞、谭志伟：《2015年新版〈国家执业药师资格考试大纲〉剖析》，《中国药事》2016年第1期。

[2]　应刚、李智、刘盈盈等：《临床药师与药店执业药师药学水平现状调查》，《首都医药》2004年第5期。

成为正式上岗人员，必须通过一定时间的实习期，获得相关实习证明才能够正式成为注册执业药师。

我们可以借鉴英国的做法，英国规定获得相关药剂师资格证书的医疗人员，还需要经过至少半年的实习考验时期，并规定实习结果必须达到良好以上才能够正式成为专业药剂师。[1] 如果没有达到相关要求，最多再提供一次实习机会。如果还是没有获得良好以上的实习证明，就注销他的执业药剂师资格证书。这样严格的制度下，造成即使获得执业药师资格证书的人员也不敢掉以轻心。他们会更加积极主动地从事实习工作，进而提升他们在正式上岗前的专业实践能力。我国也要建立严格的执业药师实习制度，让他们改变以往错误的理念，认为只要通过考试就万事大吉，使他们产生职业危机感，真正重视自己专业实践能力的提升。

（四）完善执业药师教育体系

1. 改革药学教育模式

我国自实行《药品分类管理制度》后，执业药师的工作重点已由药品生产企业转向药品经营企业和医疗机构，医疗机构与药品零售企业在经营药品的过程中要面对大量的患者，要对患者和医师提出的用药咨询、配伍禁忌、联合用药等问题进行解答。因此，药学教育机构所面临的执业药师知识结构的不合理问题尤为突出。美国药学院校在对药学专业学生的培养过程中除了要求学习基础课程之外，在课程设置上还增加了临床药学与医学方面的课程。[2] 这样的课程设置更有利于学生就业后尽快适应工作的需要。我国目前高等药学教育的专业设置基本上以化学内容为主，而在药学专业课程的基础上同时开设临床药学、实行临床药师制所需的诊断学、治疗学等与临床相关的课程，可以使药学专业毕业生到医院后很快适应工作岗位的需要，参与临床合理用药的指导服务，以适应医院实行临床药师制度的需要。

---

[1]　孙长安、侯巍、曲有乐：《从执业药师制度谈药学教育改革》，《黑龙江医药科学》2003年第6期。

[2]　袁妮、邵蓉：《国内外执业药师制度比较》，《上海医药》2007年第4期。

另外，我国应该在药学教育的学制体制上进行调整，一方面大力发展专业型药学学位，专门培养执业药师，另一方面通过将四年制本科药学教育增加为五年制，从而增加医学知识的学习课程，争取与国际水平接轨。

2. 建立差异化的继续教育体系

不同学历、不同专业以及不同工作岗位上的执业药师对于药学知识的需求是存在差异的。针对上述不同背景的执业药师药学知识的需求不一致，我国执业药师继续教育也应该围绕着实用性、针对性的原则，建立差异化的执业药师教育体系。一方面，可以根据学历背景以及工作性质设置不同的继续教育课程。对于学历层次较低人员，应建立"继续教育＋学历提升"的课程体系，在补充基础知识的同时将其向更高的学历层次培养；对于非（中）药学专业背景的执业药师则应当设置菜单式药学专业课程，以补充其专业知识的短板；对于在不同工作岗位上执业的人员则有针对性地设置相应课程，如药品生产企业的执业药师应加强药品质量控制、生产管理的知识；药品批发企业执业药师增加药品保管储藏的知识，医疗机构执业药师增加基础医学以及新药相关信息的知识。另一方面，还可以将执业药师的课程设置为必修、选修以及自修几个层次。必修的课程均为需要重点掌握的基础课程，而选修课程则可以适当加大知识面，增加一些交叉学科或者边缘学科的课程，使学有余力的人员全面系统地丰富自身的知识结构。自修则可以用撰写论文、阅读专业期刊、参加研讨会、学术会、培训等兑换学分。在继续教育的时间和方式上，建议将面授的必修课程和选修课程的学习时间调整为每年两次，而通过网络开展的远程教育课程则可以更灵活地安排时间。

3. 加强执业药师队伍监管

由于《执业药师法》的缺失，我国对于药师的行为规范缺少强制性的约束。目前可以通过建立相关的执业药师考核办法以及诚信档案，来强化对于药师的监管。监管部门可以按年度定期对执业药师的执业活动进行检查考核，并明确规定考核内容、考核标准、考核方式等。执业药师年度考核相关政策的制定有利于引导其规范自己的执业活动，也有利于监管部门及时跟踪并进行监督管理。此外，我国还可以利用执业药师注册的网络系统，建立相关的诚信档案，加强外部监管。执业药师的工作表现均以信用分值的形式记录在系统中。执业药师的执业行为失信后，其材料将被送到当地的执业监管部门，一经核实则依照处罚程序对执业药师进行惩处。如果该失信行为被纳入失信数据库，则执业药师的再次注册将受到禁止。执业药师诚信系统以公开透明的方式实现全国共享，政府、执业单位以及社会公众都可以查阅到执业药师的诚信记录。通过执业药师年度考核办法以及诚信档案系统的建立，将我国执业药师的政府监管、自律管理、群众监督有效地衔接起来，进一步完善了监管体系，为相关制度的实施奠定了基础。①

综上所述，要解决我国目前执业药师发展中存在的诸多问题，必须采取强有力的应对措施，要从法律、行业、执业药师、管理机构、招生就业等多个方面采取切实有效的解决措施。我国执业药师行业的发展，是医疗卫生体制改革不能忽视的重要方面，甚至关系到我国医疗卫生事业发展的成败。我们要充分借鉴西方国家在此领域的成功经验，积极主动地"走出去"，引进这些国家在执业药师制度建设中有益的东西，最终结合自己国家行业发展的特色，完善并创新我国自己的执业药师管理制度。总之，只有充分重视执业药师群体的发展，才能够真正推动我国医疗卫生事业的长远健康的发展，才能够为我国居民提供及时的医疗保障，维护人民的生命健康安全。

参考文献：

[1] 崔文波：《国家执业药师资格认证管理制度研究》，硕士学位论文，复旦大学，2013 年。

[2] 容楠：《武汉市自我药疗人群利用药师服务的现状及影响因素研究》，硕士学位论文，华中科技大学，2007 年。

[3] 时蔓：《高职教育与职业资格证书制度结合的研究》，硕士学位论文，天津大学，2008 年。

---

① 李朝辉：《试论我国执业药师执业监管体制的完善》，《中国药房》2013 年第 1 期。

［4］宋丽丽、李阳杰：《浅谈我国政府推动执业药师制度改革的举措与效果》，《中国药事》2014 年第 11 期。

［5］王宏、彭真军：《医疗机构执业药师有关立法的问题与对策》，《中国医院管理》2008 年第 6 期。

［6］杨世民：《我国执业药师立法的必要性和可行性研究》，《中国执业药师》2012 年第 8 期。

［7］桑晓冬、李佳朋、陈敬等：《美国药师继续职业发展模式介绍及对我国的启示》，《中国药房》2017 年第 3 期。

［8］覃春菀：《我国执业药师资格制度与高等药学教育改革探析》，硕士学位论文，郑州大学，2009 年。

［9］刘丹丹、陈玉文：《加强零售药店执业药师管理的思考》，《中国药学会药事管理专业委员会年会暨"国家药物政策与药品管理法修订研究"论坛》，2009 年。

［10］孟凡莉：《我国药学技术人员继续教育的理论与实证研究》，博士学位论文，沈阳药科大学，2009 年。

［11］王美麒、张广政：《我国执业药师的现状及对策探讨》，《中国卫生标准管理》2017 年第 10 期。

［12］姚毅、庞会明：《中药临床药师的培养现状及对培养方式的建议》，《中国药师》2015 年第 6 期。

［13］廖沈涵：《加大执业药师工作力度，保障人民群众用药安全、有效、经济、合理》，《中国药师》2001 年第 5 期。

［14］刘会佳、韩晓亮：《完善我国执业药师资格制度探讨》，《医学信息》（下旬刊）2013 年第 12 期。

［15］吕锐：《在药品生产企业中全面实施执业药师制度的思考》，《中国药师》2010 年第 2 期。

［16］杨洁、谢宝平、田园新等：《针对执业药师资格考试优化成人教育课程的探索》，《山西医科大学学报》（基础医学教育版）2010 年第 12 期。

［17］张敏芳：《丹阳市药品零售企业药学服务调查研究》，硕士学位论文，东南大学，2014 年。

（华中科技大学　白　雪）

第十四章 我国罕见病用药的现状、问题与思考

世界卫生组织（WHO）定义的罕见病为患病人数占总人口数 0.65‰—1‰的疾病。[①] 目前已知的罕见病病种达 6000 种至 8000 种之多，其中约 80% 的罕见病由遗传缺陷引起，而约 50% 的罕见病在患者出生时或儿童期即发病，通常病情较严重、进展快、死亡率高。[②] 诊断、治疗和预防罕见病的药物，被称为"罕用药"，又被称为"孤儿药"。由于罕见病相对常见病受累人群少，发生率低，所以罕见病患者的利益保障往往容易被忽视。用于治疗罕见病患的罕用药在中国遭遇了研究匮乏与供给困难的双重困境。

一 中国罕见病药品的研究、使用和保障现状

近年来，中国社会各界人士已逐步关注和重视罕见病与罕用药领域的研究。如在全国人大会议上，人大代表孙兆奇自 2006 年连续四年提出关于罕见病患者救助的建议；中华慈善总会于 2009 年成立罕见病救

---

① Gerhard, Nahler, Annette, Mollet, Dictionary of Pharmaceutical Medicine 3rd Edition, *Springer Vienna*, 2009, p. 127.

② 吴诗瑜、张勘：《中国建立罕见病研究和防治策略的机遇与未来挑战》，《上海医药》2011年第 10 期。

助办公室；2010 年，中国罕见病开始进入实质研究阶段。

（一）　罕见病与罕用药科研创新资助情况

当前，我国没有专门针对罕用药研发的资金投入政策，研究经费也主要来源于国家自然科学基金。如表 14 - 1，我国 2008—2013 年国家自然科学基金委员会（NSFC）资助排名前三位的罕见病和罕用药项目显示，我国罕见病研究涉及的领域主要为恶性肿瘤、血液造血系统和神经系统疾病。其中，恶性肿瘤、血液造血系统项目占总项目的 77.3%。[①]

表 14 - 1　　2008—2013 年中美罕用药科研基金项目涉及疾病系统类型

罕见病类型	中国 NSFC 批准的项目	
	总数量	比例（%）
恶性肿瘤	1453	46.4
血液和造血系统	968	30.9
神经系统	284	9.07
其他疾病	113	3.61
心血管和呼吸系统	105	3.36
传染性疾病	65	2.08
器官移植	57	1.82
中毒	48	1.53
消化系统	17	0.55
内分泌系统	10	0.32
代谢系统	9	0.29
泌尿生殖系统及性激素	2	0.06
骨骼—肌肉类	1	0.03
感觉器官	0	0
总计	3132	100

注：中国的科研项目包括 NSFC 批准的罕见病医学和罕用药药学、药理研究项目。

2011—2015 年，国家自然科学基金共批准了罕见病相关研究 548 项，囊括疾病基础研究、疾病诊断、药物作用机制研究、药物临床前

---

①　陈昕、熊潇磊、龚时薇：《中美政府资助罕见病与罕用药科研基金项目的比较分析》，《中国医院药学杂志》2016 年第 12 期。

研究等多方面。总投入约 2.73 亿元，年均资助金额为 5460 万元。关轶茹等①对 273 种罕见病进行检索，发现仅 45 种疾病获得资助，不足16.5%，如表 14 – 2。

表 14 – 2　中国 2011—2015 年国家自然科学基金罕见病研究资助情况
（按疾病类型统计）

疾病类型	疾病数量（种）	获得资助的疾病种类（项）	获得资助的项目数量（项）	总资助金额（万元）	每项平均资助金额（万元）
不正常细胞增生（瘤）	4	1	13	604	46.5
骨及软骨病变	13	3	81	3758.2	46.4
呼吸循环系统病变	9	1	1	280	280
肌肉病变	12	1	4	243	60.8
结缔组织病变	6	0	0	0	—
免疫疾病	11	3	202	10085	49.9
脑部神经系统病变	31	9	78	3445.5	44.2
内分泌疾病	17	3	4	92	23
皮肤病变	14	3	8	223	27.9
其他未分类或不明原因	13	3	10	863.5	86.4
染色体异常	9	2	4	136	34
肾脏泌尿系统病变	6	0	0	0	—
先天畸形综合征	31	4	12	591	49.3
先天性代谢异常	83	6	11	379	34.5
消化系统病变	6	1	41	2014	49.1
血液疾病	8	5	79	4578	57.9

（二）中国罕用药上市情况

龚时薇等对 2012 年美国、欧盟及日本上市的罕用药在我国的上市情况进行研究发现：美国、欧盟及日本批准的罕用药的种类（A）为408 种，中国批准的罕用药种类（B）为 165 种，所以，中国市场的可获得率（B/A）为 40.4%。如表 14 – 3 所示，在中国销售的大多数罕

---

① 关轶茹：《中美罕见病和孤儿药科研创新扶持比较研究》，《中国药学杂志》2016 年第13 期。

用药是用于治疗癌症，在中国市场具有最高上市率的是治疗泌尿生殖系统疾病的药品。[①]

表 14-3　2012 年 ATC 类别的罕用药在美国、欧盟、日本和中国的上市情况

ATC　上市罕用药　类别	中国/美国		中国/欧盟		中国/日本		中国/美国 + 欧盟 + 日本	
	N	%	N	%	N	%	N	%
代谢系统	6/42	14.3	1/12	8.3	6/19	31.6	10/43	23.3
血液和造血系统	7/40	17.5	1/3	33.3	4/11	36.4	9/31	29.0
心血管系统	6/9	66.7	1/5	20.0	4/7	57.1	6/13	46.2
皮肤病	1/4	25.0	0/0	—	0/0	—	1/4	25
泌尿生殖系统及性激素	8/10	80.0	0/1	0	1/2	50	7/10	70
激素制剂，不含性激素和胰岛素	15/36	41.6	1/3	33.3	3/7	42.9	9/19	47.3
抗感染药	12/32	37.5	0/2	0	28/43	65.1	32/58	55.2
抗肿瘤和免疫调节剂	53/136	39.0	10/28	35.7	40/66	60.6	55/124	44.4
血癌	20/45	44.4	6/13	46.2	12/18	66.7	23/45	51.1
其他癌症	23/43	53.5	4/9	44.4	6/12	50.0	16/35	45.7
肌肉骨骼系统	5/12	41.7	0/0	—	2/7	28.6	6/12	50.0
神经系统	9/31	29.0	1/6	16.7	3/11	27.3	10/33	30.3
抗寄生物产品，杀虫剂和驱虫剂	4/17	23.5	0/0		2/3	66.7	5/12	41.7
呼吸系统	2/10	20	0/2	0	1/3	33.3	2/9	22.2
感觉器官	2/8	25	0/0	—	1/4	25	5/12	41.7
均值	9/34	26.5	1/3	66.7	1/2	50	8/28	28.6
总计	139/421	33.0	16/65	24.6	96/185	52.4	165/408	40.4

但目前我国罕用药基本完全依赖进口，陈敏等的研究也发现 2014 年美国、日本、澳大利亚和欧盟出台罕用药目录，上市药物共 1133 种，覆盖疾病类别 26 个。[②] 用药位列前三的分别为抗肿瘤药物 329 种，内分泌、营养和代谢疾病药物 168 种，血液系统疾病药物 122 种，占所有

---

① Gong, S., Wang, Y., Pan, X., et al., "The Availability and Affordability of Orphan Drugs for Rare Diseases in China", *Orphanet Journal of Rare Diseases*, 2016, pp. 11-20.

② 陈敏:《我国进口孤儿药可及性的调查研究》,《中国药学杂志》2017 年第 8 期。

药物的 29.04%、14.83% 和 10.77%。其中，中国近 10 年进口罕用药数量持续增长，但数量不及国外上市的三成。

（三）中国罕用药的可负担性现状

中国人民大学李莹等在 2013 年"关于我国罕见病相关政策制定的探讨——基于罕见病群体生活状况调研的分析"调查中发现罕见病患者的年均治疗费用显示为：苯丙酮尿症患者人均约 2 万元，肌萎缩侧索硬化症患者人均 5.5 万元，肢端肥大症人均 10 万元，戈谢氏病人均治疗费用高达 200 万元。[①] 史录文教授在 2014 年，针对我国城镇和农村居民就多种羧化酶缺乏病、苯丙酮尿症、肌萎缩侧索硬化症等 5 种罕见病的可负担性进行分析，如表 14 - 4 所示，5 种罕见病引起的灾难性支出人口比例在 0.167‰以下，而一旦生病用药，就遭受灾难性医疗支出，可能导致全国近 460 万人致贫。[②] 董咚等通过对全国 1771 名罕见病患者的调查表明：平均而言，2015 年罕见疾病患者的个人医疗支出是其个人收入的 3 倍，高于其家庭收入的 1.9 倍，因此，超过 90% 的被调查者无法靠自己谋生。[③]

龚时薇等 2012 年对我国 12 个省市的 24 家三级医疗机构进行问卷调查，根据调查数据显示，31 种罕用药在全国 12 个省 24 家三级公立医院的可获得率的平均值为 20.8%（非常低）。在一个治疗周期中，23 种罕用药的平均治疗费用约为 4843.5 美元，相当于中等收入城市居民人口 505.6 天的人均纯收入（城市高收入人口 187.4 天的人均纯收入）或中等收入农村居民 1582.8 天的人均纯收入（高收入农村居民人口为 657.2 天人均纯收入）。除了高三尖杉酯碱注射液外，22 种罕用药是不能被中国大多数居民负担的。即便是 5% 的自付费用，也只有三种仿制药能为中等收入居民人口所负担，而高收入城市居民能负担的为七种药物仿制药。

---

① 李莹：《关于我国罕见病相关政策制定的探讨——基于罕见病群体生活状况调研的分析》，《中国软科学》2014 年第 2 期。

② 信枭雄、管晓东、史录文等：《基于 5 种罕见病可负担性评价的我国罕见病保障机制研究》，《中国药房》2014 年第 5 期。

③ Dong Dong, Yiou Wang, "Challenges of Rare Diseases in China", *The Lancet*, 2016, p. 1906.

表 14 - 4　　　　　　　　5 种罕见病的可负担性和致贫情况汇总

罕见病	患病率	年人均治疗费用（万元）	城镇			农村		
			相当于居民年人均可支配收入（万元/年）	致贫率（%）	致贫人口（万人）	相当于居民年人均纯收入（万元/年）	致贫率（%）	致贫人口（万人）
多种羧化酶缺乏病	1/60000	0.6	0.28	0.0011	0.07	0.86	0.0089	0.54
苯丙酮尿症	1/16500	2	0.92	0.0350	2.34	2.87	0.0606	3.66
肌萎缩侧索硬化症	1/20000	5.5	2.52	0.0472	3.15	7.88	0.0500	3.02
肢端肥大症	1/20000	10	4.59	0.0500	3.34	14.33	0.0500	3.02
戈谢氏病	1/100000	200	91.70	0.0100	0.67	286.64	0.0100	0.60

（四）中国罕见病保障体系

在报销政策方面，相关部门已提出罕见病用药可以使用优先审评程序进入绿色通道，但卫生行政管理部门基于医保支出压力的考虑，至今未制定和实施相关政策。我国医疗保险制度覆盖率达 98% 以上，但目前市场上销售的 130 种罕用药纳入医保的仅 57 种，能全部报销的仅 10 种。[①] 我国虽然尚未建立全国统一的罕见病保障政策，但有部分城市已做出了相应尝试：2011 年上海成立了罕见病专科分会，山东省在 2011 年先后成立了山东省医学会罕见病专科分会以及山东省罕见病防治协会，同时，山东省医科院成立了专门开展罕见病研究的省级重点实验室，进行省内病人管理，开展罕见病登记和调查。其中，青岛市作为我国罕见病医疗保障制度的先驱者，目前已将重症肌无力、白塞氏病、BH4 缺乏症、多发性硬化、血友病、指端肥大症、原发性肺动脉高压 7 种罕见病纳入门诊大病的覆盖范围中，同时享有大病医疗救助，包括特药救助等；对于农村居民，血友病与 BH4 缺乏症目前已纳入新农合大病医保范围。[②] 2011 年，广东省设立罕见病预防和治疗基金；2011 年

---

① Dong Dong, Yiou Wang, "Challenges of Rare Diseases in China", *The Lancet*, 2016, p. 1906.

② 梁土坤、尚珂：《青岛模式：罕见病医疗保障制度的实践与展望》，《社会保障研究》2014 年第 3 期。

10 月，安徽省铜陵市出台了罕见病医保新办法，给予罕见病患者特殊照顾；2016 年 1 月 1 日，浙江省人力社保厅、省民政厅、省财政厅和省卫计委联合下发《关于加强罕见病医疗保障工作的通知》，将戈谢病、苯丙酮尿症、渐冻症纳入浙江省罕见病医疗保障范围。[①] 2016 年 1 月 4 日，国家卫生和计划生育委员会官网发布消息，成立了第一个国家级的"罕见病诊疗与保障专家委员会"，该委员会的成立在我国罕见病诊疗和罕用药供应、研发历史上具有里程碑意义。

二 中国罕见病用药的主要问题研究

（一）罕见病和罕用药缺乏明确界定标准

2010 年，中华医学会医学遗传学分会首次定义中国的罕见病为"患病率 <1/500000 或新生儿发病率 <1/10000 的遗传性疾病"[②]，但始终缺乏罕见病明确的官方界定，仅有部分地方性、职业性和传染性的罕见病有流行病学官方资料报道，然而对于大部分的非传染性的和慢性的罕见病缺乏流行病学研究，所以我国目前并未建立自己的罕见病目录，从而无法确定罕见病的类型，使人们对罕见病的认识模糊，影响罕用药的有效供应。[③] 罕见病缺乏明确的界定标准，罕见病患者病例则无法进行数量统计，更容易发生罕见病误诊、漏诊，罕用药的生产、流通和使用单位的执行者没有可遵循的国家标准和选药原则，医药费用报销无据，权利保障工作难于落实。

（二）罕见病的诊断水平低

由于罕见病的每个病种患病人数少，医务界和全社会对其了解较少，国内对罕见疾病的研究和治疗当前还处于初始阶段，研究罕见病的机构、专家稀缺，罕见病的范围及诊疗标准尚未界定，据统计，中国应

---

① 熊贵彬、刘丹：《罕见病社会救助网络组织的现状及作用——基于罕见病关爱中心调研》，《社会福利》（理论版）2014 年第 11 期。

② 陈永法、伍琳：《我国罕见病界定标准初探》，《中国卫生政策研究》2014 年第 10 期。

③ 龚时薇：《促进我国罕见病患者药品可及性的管理策略研究》，博士学位论文，华中科技大学，2008 年。

用于临床的罕见病诊断项目仅 20 余种，大部分罕见病患者长期被误诊、漏诊，不能得到及时有效的治疗。① 我国 30% 以上罕见病患者要看 5—10 个医生；44% 的患者被误诊为其他疾病，如将成骨不全症（"瓷娃娃"）误诊成缺钙；将运动神经元病（"渐冻人"）误诊成脑瘫；最初症状显现到最后确诊需要 5—30 年时间；75% 的患者治疗方案不正确和不规范。② 如核黄素反应性脂质沉积性肌病如果诊断明确，只需要补充维生素即可控制病情，而若延误诊断和治疗则后果严重。

（三）罕见病法律保障机制缺失③④

美国于 1983 年就率先颁布了《孤儿药法案》（Orphan Drug Act，ODA），给予了罕用药快速审批、7 年独占期、税费减免等政策鼓励，促使美国众多医药企业开始致力于罕用药的研发和生产。据统计，美国在出台《孤儿药法案》前，罕用药上市数量不足 10 个，而截至 2014 年 11 月，获批上市的罕用药达 477 种。遗憾的是，我国国家层面还没有针对性的罕见病立法，相关内容散见于规范性文件和部门规章之中。如《药品注册管理办法》（2007 年修订版）中的表述："治疗艾滋病、恶性肿瘤、罕见病等疾病且具有明显临床治疗优势的新药实行特殊审批。"该规定由于其适用条件未明确，操作程序不具体，法律约束力相对有限，导致罕用药的特殊审批制度实施效率较低，使得罕用药上市迟缓。⑤ 且我国罕用药进口也相对滞后，截至 2011 年，在美国已上市的 360 种罕用药中，中国上市 58 种，仅占 16%，上市时间平均比美国晚近 3 年⑥。罕见病法律保障机制缺失，罕用药短缺，患者"无药可治"。

（四）医药产业缺乏利润动机

在市场机制下，医药企业把投资成本高低和市场需求量的多少作为

---

① 刘晓琳、张海波、张鹏：《国外罕见病用药市场开发现状》，《中国医药技术经济与管理》2010 年第 11 期。

② 吴诗瑜、张勘：《关于建立罕见病研究和防治策略的思考》，《中国卫生资源》2011 年第 5 期。

③ 程岩：《罕见病法律制度的困境与出路》，《河北法学》2011 年第 5 期。

④ 柴月：《我国罕见病立法刍议》，《新西部》（理论版）2015 年第 15 期。

⑤ 同上。

⑥ 陈敏：《我国进口孤儿药可及性的调查研究》，《中国药学杂志》2017 年第 8 期。

产品研发生产的重要参考指标，而罕见病发病率低，用药人群少，市场小、研发成本高的特性，令医药企业的产品利益最大化无法在此实现。如美国非罕用药仅需 5.4 年，而罕用药临床试验期则达 8 年，无疑推迟了罕用药的上市时间，临床实验周期的增长，迫使研发成本增高。Tufts（塔夫茨药物研发中心）提供的数据显示：2000 年一个罕用药新药的平均开发成本约为 8.02 亿美元。又比如亚力兄制药公司生产的艾库组单抗（Soliris），用于治疗阵发性夜间血红蛋白尿（PNH）——一种致命的血液病，美国仅 4000—6000 人患有此病，销售市场极小。医药产业缺乏利润动机，而丧失罕用药研发生产动力，导致我国罕用药供应严重短缺。[①]

（五）罕用药的可负担性差

一方面，罕用药本身成本高，且治疗同一罕见病的药品种类少，每类药品的生产厂家少，罕用药的可替代性很低，罕用药市场供不应求，所以普遍价格昂贵。据 2010 年《福布斯》杂志调查显示，全球最昂贵药物排行榜上有 9 种罕用药上榜，如已成为 I 型戈谢病的标准治疗药物的伊米苷酶（Imiglucerase）是全球最昂贵的药品之一。而伊米苷酶是中国目前治疗戈谢病唯一可获得的特异性治疗药物，据研究显示，2010—2015 年戈谢病患者每人年均用药金额为 91.86 万元，个人几乎无法承担。[②]

另一方面，有的罕见病患者需长期甚至是终身用药，负担极重，而医疗保险补偿严重不足，使部分患者不得不因经济负担过重而放弃治疗。据《南方周末》报道，我国有 2000 名银屑病患者，仅有进口药品可治疗此病，每个成年患者年均药费超 200 万元，且需终身用药，很少银屑病患者能够自行买药。目前我国虽有部分罕见病患者参与医保，但因保险类型的不同，报销比例为 10% 至 50%，总体偏低。[③] 且有超过

---

① 孔建：《我院伊米苷酶用药分析及其对罕见病用药保障体系的启示》，《中国药学杂志》2016 年第 15 期。

② 同上。

③ 龚时薇：《提高我国罕见病患者用药可及性的管理策略研究》，《中华医院管理杂志》2010 年第 2 期。

80%的罕见病患者未加入任何商业保险，不仅因为患者购买能力低，还因为大部分商业保险将罕见病列为免责条款。

（六）罕用药的供应及时性差

我国幅员辽阔，人口众多，罕见病患者散见于人群，罕用药需求具有时间上的不确定性和地域上的分散性，在没有有效信息平台的前提下，获取信息极其困难。如临床比较罕见的腹膜假黏液瘤，一种低度恶性肿瘤，该病散发，国内外文献报道不多，更缺乏大宗的病例报告和专业的治疗中心，绝大多数医生对手术过程和术后愈合判断不准，而错失正确的治疗方案。[1] 当某时某地出现罕用药缺货或者断货的情况时，卫生系统不能做出迅速反应和启动应急机制，而使罕见病患者不能得到及时的药物治疗。

三 针对我国罕见病和罕用药问题的政策建议

（一）明确罕见病与罕用药的界定

事实上，罕用药的界定标准是以罕见病为目标界定的。我们首先应整合现有资源，可考虑由公共部门牵头，开展罕见病发病情况的调查统计，同时建立长期的流行病学调查工作机制，构建我国罕见病的数据库。以此为基础，再结合我国现阶段的经济状况和社会保障水平，来制定罕见病的流行病学标准。并应强调罕见病性质的严重性以及罕用药对其治疗的不可替代性。只有赋予罕见病法律层面上的定义，才能给予罕见病切实的法律保障。

（二）加强罕见病研究，提高诊断水平[2][3]

将罕见病知识普及医药院校，在相应的高等医药院校教材中加入"罕见病"章节，教授内容包括罕见病的概述、流行病学、病理药理、

---

[1] 常峰、商晓婷：《基于定价和补偿角度探讨罕用药价格规制体系》，《中国新药杂志》2015年第7期。

[2] 那姝美、杨悦：《我国罕见病医疗保障用药体系的研究》，《中国执业药师》2016年第4期。

[3] 王萍、张宇飞：《英国罕见病应对策略及其对我国的启示》，《医学与法学》2016年第2期。

临床表现、诊断标准和治疗方案等，专业涉及临床医学全专业、放射、检验、药学等辅助学科。卫生部门应当组织相关的医学专业化培训，加强对医护人员的继续教育，从各级学术研讨会中强化对罕见病的再认识，提高我国罕见病的诊断水平。医院应配备必要的罕见病检测设备，组织成立罕见病防治医学会和专家远程会诊，对罕见病患者进行筛查和确诊，减少因误诊或漏诊造成的疾病干预和治疗时机延误。

（三）加强罕见病立法，建立覆盖药品生命周期的激励制度

由于罕用药市场机制及其规律本身失灵，那么寻求立法层面的调节机制便具有相应的必要性。罕用药立法，建立一套系统性的全面覆盖罕用药生命周期的激励制度，有效缓解罕用药市场失灵的问题，在为企业提供潜在回报的同时，也为罕用药的研发和生产注入强大推力。[1][2] 首先，罕用药上市前，增加研发资金投入，鼓励引进国际资源，引用和仿制罕用药，如在美国和日本上市的罕用药中，有近 30% 的罕用药在一定范围内属于仿制药。[3] 同时，国家可适当给予资金补助，在产品上市后分批追回资金。其次，罕用药上市审批过程中，设置快速审批机制和优先审批机制，缩短审批时间。[4] 最后，罕用药上市后行政保护：给予新药 7 年至 10 年的市场垄断权[5]，同时适当放宽定价，减免税收，增加企业利润空间，鼓励生产。[6]

（四）将可治疗的罕见病纳入大病医保范围，提高报销比例[7]

在卫生政策制定进行价值判断时，不应只考虑经济价值，还须将罕见病严重程度、治疗可替代性等社会价值考虑在内，逐步将罕见病患者

---

① 沙苗苗：《我国孤儿药立法之激励性制度探究》，《哈尔滨职业技术学院学报》2016 年第 4 期。

② 张奇林、宋心璐：《美国罕用药市场的激励机制及其启示》，《中国卫生政策研究》2016 年第 2 期。

③ 那姝美、杨悦：《我国罕见病医疗保障用药体系的研究》，《中国执业药师》2016 年第 4 期。

④ 信枭雄：《国内外孤儿药注册制度比较研究》，《中国药学杂志》2013 年第 15 期。

⑤ 陈昕、熊潇磊、龚时薇：《中美政府资助罕见病与罕用药科研基金项目的比较分析》，《中国医院药学杂志》2016 年第 12 期。

⑥ 杨莉：《罕用药独占制度研究》，《中国药事》2010 年第 1 期。

⑦ 潘多拉：《罕见病防治应当纳入医保》，《中国卫生人才》2011 年第 4 期。

急需的特效药物纳入医疗保险药品目录。例如，青岛 2012 年规定将两种罕见病同其他 11 种大病列入新农合大病救助报销范围。① 浙江省2015 年将渐冻症、苯丙酮尿症、戈谢病纳入本省大病保险用药报销项目。② 并且适当提高医疗保险的报销比例，如广州市于 2006 年将血友病正式列入基本医疗保险门诊特定目录内，80% 以上的高额医药费由社会医疗保险基金承担。虽然罕见病患者个体医疗费用高昂，但人数不多，其费用仅占医药保险基金中很小的一部分，多数地区均可承担。③

（五）建立多元筹资机制，提高患者用药可负担性

以我国现有医疗保障体系为基础，政府发挥主导作用，以医院、商业保险机构、慈善组织等社会机构为辅，形成多元筹资渠道。如，国家将罕用药研发基金纳入财政预算，建立专项研发基金；医院根据自身医疗资源情况，降低或减免罕见病患者的诊疗费用；商业保险行业不该拒绝罕见病患者投保；慈善机构组织慈善拍卖活动等来为罕见病患者募捐等。还可以通过引用某一地区或国家某一典型罕用药的平均价格与该地居民平均收入的比值，较为直观地反映罕见病患者用药的可负担性情况，专门制定针对罕见病患者及家庭的经济救助和社会救助，以此来减轻罕见病患者的经济负担，提高患者抵抗疾病风险的能力。④ 如意大利政府于 2007 年就已建立罕见病治疗的专项基金，且由卫生部、民政部等部门成立"罕见病国家管理委员会"来负责该基金的管理与使用。⑤

（六）推行专业药房的罕用药销售模式

专业药房是从根本上改变了分销收费的服务方式，令罕用药的生产者直接绕过传统的销售渠道，将药品直接配送给患者，一方面因其专业性产生规模效应，另一方面简化了药品的销售程序。我国可借鉴专业药

① 程岩：《罕见病法律制度的困境与出路》，《河北法学》2011 年第 5 期。
② 丁锦希、季娜、白庚亮：《我国罕见病用药市场保障政策研究》，《中国医药工业杂志》2012 年第 11 期。
③ 何文炯：《加快建立罕见病保障机制》，《中国社会保障》2015 年第 3 期。
④ 赵夏茵、刘永军：《罕用药品可及性评价指标探析》，《现代商贸工业》2013 年第 9 期。
⑤ 钟军、郜文、霍记平等：《罕见病医疗保障的国际比较研究》，《药品评价》2014 年第 6 期。

房的罕用药销售模式，在各省份或地级市设立专业药房，将罕见病患者纳入顾客群。通过专业药房可以将罕见病患者、医生、制药企业、支付方联系起来。专业药房为患者及时提供药品和使用指导，并起到监控药品和治疗计划的依从性的作用；向医生介绍罕见病药品，医生在处方中需要罕见病药品时，可联系专业药房向患者提供药品；通过与制药企业谈判，来提高订单量并获得药品折扣，促进罕用药的生产销售。[①] 专业药房通过专业性与靶向性销售，主要扩充了罕见病患者的药物获取渠道，提高了罕用药物获取的及时性，从而增强了罕用药的可获得性。

（七）建立全国罕见病信息数据库

在罕见病信息数据库建立方面主要包括患者信息库和生物样本资料库。如欧洲罕见病协会（Eurodis）和美国的国家罕见病组织（NORD）等，为加强罕见病信息服务。罕见病患者信息库的建立，可利用我国现有的医疗和信息平台，将数据库与患者、医疗机构、医药部门、研发单位等组成统一整体。医疗机构在罕见病患者就诊时，规范整理患者信息，把分散的、未达到临床实验数量标准的罕见病患者集合起来，并及时上报罕见病临床病例诊治信息和罕用药不良反应。且根据医疗机构的医疗资源进行整合，成立罕见病会诊中心，有效信息资源共享，以利于罕见病病例的搜集汇总，以及罕用药上市后试验数据的采集。还可将治疗某一罕见病优势突出的几家医疗机构组合，有利于制定个体化最佳治疗方案。医药企业可以此掌握罕用药的研发和生产信息，及时更新药品的供应和短缺情况。值得注意的是，在信息收集时须先确定合理的收集范围、信息收录的形式、信息源的种类，以确保数据信息的权威性和完整性，数据库内部分信息免费对外开放。2017 年由冯时等人主持的国家重点研发计划精准医学研究重点专项罕见病队列研究，将首次建立全国罕见病注册登记平台，以建立健全包括罕见病多中心临床资料库和生物样本库的两大国家数据库。[②]

---

① 许燚、王英晓、龚时薇：《美国罕见病用药的专业药房销售模式研究》，《中国药事》2011 年第 12 期。

② 张冀：《建立中国罕见病医疗保障体系的几点探讨》，《哈尔滨医药》2014 年第 2 期。

罕见病生物样本资料库的建立，可以医院为依托，与罕见病患者或其家属签订知情同意书，再采取相关技术提取各类样本，这些样本包括细胞、组织、血液、DNA、RNA、蛋白、引物等，以完善罕见病样本的临床、遗传以及分子生物学信息，再录入相应的生物样本信息库，并对样本进行定期质量检查。[①] 罕见病样本库的建立，有助于诊断疾病类型，预测疾病进展和实施早期干预措施，同时还可用于新药研发和紧急救治。

四　罕见病用药研究前景与展望

对 2004—2010 年 FDA 批准的所有罕用药及具有癌症适应症的非罕用药进行比较发现，两者获取 FDA 批准上市的关键实验数据存在明显区别。罕用药进行随机、双盲的实验明显较少，参与实验的病例数较少，导致罕用药研发和上市困难，在一定程度上阻碍了罕见病研究和罕用药研发的进程。[②] 而相较国外，中国人口基数大，罕见病病例数相对大，将罕见病资源优势转化为科研优势是我国罕见病和罕用药研究的有利条件之一。

（一）罕用药未来市场的商业价值巨大

罕用药研发已成为世界各国极为关注的领域，目前每年全球销售额超 10 亿美元的品牌药中，就有 18 种已在美国 FDA 获得罕用药资格。据估计，罕用药的市场增速是非罕用药的两倍，预计到 2020 年，罕用药全球销售额将达到 1780 亿美元，接近处方药销售总额的 20%，因此，罕用药市场展现巨大商业价值。[③] 而我国罕用药严重依赖进口，药物可及性低，患者的经济可负担性差，在我国未来生物医药产业发展中，罕用药的研发生产将成为发展亮点。

---

① 郑雪妮、段小红：《口腔罕见病与遗传病生物样本库的建立与完善》，《实用口腔医学杂志》2016 年第 6 期。

② 冯时、刘爽、张抒扬等：《罕见病研究与孤儿药研发》，《国际药学研究杂志》2017 年第 2 期。

③ Mariz, S., Reese, J. H., Westermark, K., et al., "Worldwide Collaboration Fororphan Drug Designation", *Nat Rev Drug Discov*, 2016, pp. 440 – 441.

（二）罕用药的适应症拓展推动制药企业发展

随着政策支持力度的不断加大，各项目单位和制药企业向罕用药倾斜资源，助力罕用药研发生产。而后续研究中发现，很多罕用药的适应症可得到拓展，如来那度胺，2005 年获得 FDA 批准治疗骨髓增生异常综合征，2006 年获批治疗多发性骨髓瘤，2013 年获批治疗套细胞淋巴瘤，到 2017 年用于多发性骨髓瘤患者自体造血干细胞移植（auto-HSCT）后的维持治疗。从罕用药做起，再拓展多适应症，已成为当前制药产业药物开发的重要策略。汤森路透的分析表明，2011 年的十大罕用药中，6 种罕用药针对超过一种罕见病适应症，总体潜在收入的平均最高值为 343 亿美元，而只针对一种罕见病适应症的药物仅有 81 亿美元。[①]

（三）罕见病机制研究提示常见疾病新药研发的新思路

大多数罕见病是单基因遗传性疾病，单基因遗传性罕见病的疾病机制研究，可以为常见疾病的新药开发提供新的作用靶点。如家族性肾性糖尿病是由 SLC5A2 基因突变导致的肾葡萄糖重吸收障碍，SLC5A2 基因表达钠—葡萄糖共转运体（SGLT2），为肾近端小管中负责葡萄糖重吸收的转运体，那么减少 SGLT2 表达量的抑制剂，即可减少肾对葡萄糖的吸收，控制 2 型糖尿病患者的血糖水平，起到治疗 2 型糖尿病的效果。目前，卡格列净、瑞香烷、依帕列净等数个针对 SGLT1 或 SGLT2 的抑制剂已被批准应用于 2 型糖尿病的治疗。[②]

五　结论

我国目前罕见病和罕用药现状问题明显：罕见病缺乏明确定义，诊断水平低，法律保障机制缺失，医药产业缺乏利润动机，罕用药可负担性和供应及时性差，罕见病信息共享平台尚未建立等。这些问题已成为

---

① 汤森路透，辉瑞制药：《孤儿药的经济潜力》，《科学观察》2013 年第 1 期。

② Angelopoulos, T. P., Doupis, J., Sodium-Glucose linked transporter2（SGLT2）inhibitors-fighting diabetes from a new perspective, *Adv Ther*, 2014, pp. 579 – 591.

制约我国罕见病研究和罕用药产业发展的瓶颈，使我国罕见病患者诊疗和用药需求的满足存在较大缺口。研究针对所呈现问题提出政策建议：明确罕见病和罕用药界定标准，提高医生的诊断水平，建立覆盖药品生命周期的激励制度，将可治疗的罕见病纳入大病医保范围，推行专业药房的罕用药销售模式，建立多元筹资机制和全国罕见病注册登记平台。随着精准医疗的推进及生物技术的发展，罕用药蕴含着巨大的市场潜力和社会价值，我国政府应促进建立罕见病与罕用药从研发到使用的激励与保障机制体系。

（华中科技大学　　夏梅君　　龚时薇）

第十五章　我国抗菌药物使用现状、
问题与政策建议

　　我国是抗菌药物的生产和使用大国。抗菌药物广泛应用于医疗卫生、农业养殖等领域，在治疗感染性疾病挽救患者生命、防治动物疫病提高养殖效益以及保障公共卫生安全中发挥了重要作用。但是，由于抗菌药物滥用，抗菌药物耐药性增长，已经成为一个严重的公共卫生问题。抗菌药物耐药尤其是多重耐药菌的出现，造成有效临床治疗延迟，医疗成本增加，人群发病率和死亡率增加，最终影响人类健康。此外，还会对社会发展带来其他不利影响，如加剧环境污染，带来生物安全威胁，制约经济发展。

　　医疗卫生、农业养殖等领域抗菌药物不合理使用是导致抗菌药物耐药的重要原因，我国在抗菌药物管理方面已经不断加大工作力度，积极参与世界卫生组织、世界动物卫生组织、联合国粮农组织等国际组织应对细菌耐药交流合作，并逐步制定了抗菌药物应用和耐药防控相关制度，取得了有目共睹的成绩。2012 年 4 月 24 日，卫生部出台了《抗菌药物临床应用管理办法》84 号，此办法标志着我国抗菌药物临床应用管理迈入制度化的轨道。① 2016 年 8 月 5 日，国家卫生计生委等 14 部门联合制定了《遏制细菌耐药国家行动计划

---

　　① 《抗菌药物临床应用管理办法》，2012 年 4 月 24 日，见 http://www.cnrud.com/a/201305/1042.html。

(2016—2020 年)》①。2017 年 3 月 13 日，为进一步加强抗菌药物临床应用管理，国家卫生计生委办公厅印发了《关于进一步加强抗菌药物临床应用管理遏制细菌耐药的通知》②，这些国家层面的制度、政策奠定了我国抗菌药物应用管理的基础，明确了抗菌药物科学管理的策略和细菌耐药问题综合治理的措施。

基于此，本章就我国当前抗菌药物的使用现状进行梳理，总结我国抗菌药物使用和管理中存在的问题，并提出可行性的政策建议，以期促进抗菌药物的合理应用和科学管理。

一　抗菌药物使用现状分析

（一）医疗机构抗菌药物使用情况

1. 基于全国抗菌药物临床应用监测数据抗菌药物临床使用现状

人民卫生出版社于 2016 年出版了《中国抗菌药物临床应用管理和细菌耐药现状》一书，此书基于抗菌药物临床应用监测网的中心成员单位的监测数据（成员单位包括 192 所三甲医院，其中 181 所综合医院，11 所专科医院）③研究了我国抗菌药物临床应用管理和细菌耐药现状。下面将根据此书中全国抗菌药物临床应用监测的相关数据对抗菌药物临床使用现状进行分析。

（1）抗菌药物使用率

监测网中心成员单位住院患者抗菌药物使用率，门诊患者抗菌药物使用率均呈现逐年下降的趋势。住院患者平均抗菌药物使用率从 2010 年的 67.3% 下降到 2015 年的 39.1%。其中，住院患者（手术组）抗菌药物使用率从 2010 年的 97.3% 下降到 2015 年的 64.0%；住院患者（非手术组）抗菌药物使用率从 2010 年的 48.5% 下降到 2015 年的 25.6%。门

---

① 《国家卫生计生委办公厅　关于进一步加强抗菌药物临床应用管理遏制细菌耐药的通知》，2017 年 3 月 13 日，见 http://www.carss.cn/Policy/Details/365。

② 同上。

③ 国家卫生和计划生育委员会：《中国抗菌药物临床应用管理和细菌耐药现状》，中国协和医科大学出版社 2016 年版，第 5 页。

诊患者抗菌药物使用率从 2010 年的 19.4% 下降到 2015 年的 9.4%（见表 15 - 1）。

表 15 - 1　　　　　　　　　　抗菌药物使用率　　　　　　　单位：%

年份 \ 抗菌药物使用率	住院患者（平均）	住院患者（手术组）	住院患者（非手术组）	门诊患者抗菌药物使用率
2010	67.3	97.3	48.5	19.4
2011	59.4	86.3	41.5	16.2
2012	44.2	72.3	26.7	14.1
2013	43.8	69.9	28.9	11.3
2014	40.3	65.7	26.2	9.5
2015	39.1	64.0	25.6	9.4

资料来源：国家卫生和计划生育委员会：《中国抗菌药物临床应用管理和细菌耐药现状》，中国协和医科大学出版社 2016 年版。

（2）手术组不同切口抗菌药物使用率

如图 15 - 1 所示，2010 年以来手术组预防用药使用率呈下降趋势，其中，手术组 I 类切口抗菌药物使用率从 2010 年的 95.4% 下降到 2015 年的 45%；II 类切口抗菌药物使用率从 2010 年的 99.1% 下降到 2015 年的 79.2%；III 类切口抗菌药物使用率除了 2014 年为 96.4%，其余年份均为 100%。

（3）抗菌药物消耗金额

自 2010 年到 2015 年，中心成员单位住院患者抗菌药物消耗量呈逐年下降趋势。2015 年住院患者人均抗菌药物费占人均总药费的比例为 10.4%，累计消耗抗菌药物 6491.89 万个 DDD，累计抗菌药物消耗金额为 1248198.57 万元。此外，通过对比中心成员单位 2010—2015 年手术组与非手术组患者人均抗菌药品费的变化发现，两组均呈下降趋势，且下降趋势大体一致。如图 15 - 2 所示，其中，2010—2012 年手术组和非手术组人均抗菌药品费有较大降幅，2013—2015 年基本维持稳定。

如图 15 - 3 所示，自 2010 年到 2015 年，抗菌药物占药品总收入比例呈下降趋势，从 2010 年的 19.7% 降至 2015 年的 11.3%，下降 8.4 个百分点，在 2014 年降至最低点 11.0%。其中，2010 年至 2012 年降幅最大。

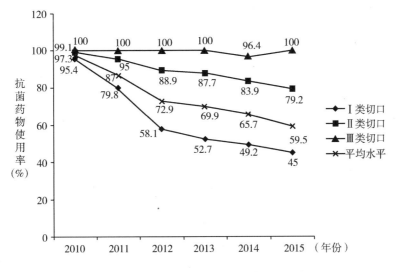

图 15 - 1　手术组不同切口抗菌药物使用率

　　资料来源：国家卫生和计划生育委员会：《中国抗菌药物临床应用管理和细菌耐药现状》，中国协和医科大学出版社 2016 年版。

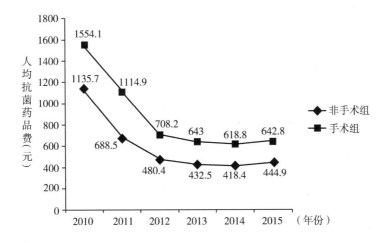

图 15 - 2　2010—2015 年手术组与非手术组患者人均抗菌药品费的变化

　　资料来源：国家卫生和计划生育委员会：《中国抗菌药物临床应用管理和细菌耐药现状》，中国协和医科大学出版社 2016 年版。

2015 年抗菌药物占药品总收入比例有略微回升，上升 0.3 个百分点。

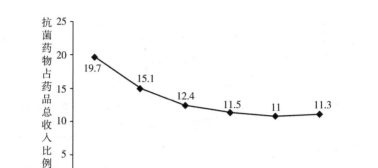

图 15 - 3　2010—1015 年抗菌药物占药品总收入比例的变化

资料来源：国家卫生和计划生育委员会：《中国抗菌药物临床应用管理和细菌耐药现状》，中国协和医科大学出版社 2016 年版。

（4）抗菌药物用药合理情况

①抗菌药物使用品种

数据显示，2015 年使用最多的抗菌药物前三位依次为三代头孢菌素、喹诺酮类药物和二代头孢菌素，分别占总消耗量的 15.68%、13.2%、12.15%。头孢菌素类 + 酶抑制剂和青霉素类 + 酶抑制剂的消耗量也比较大，分别占 10.36% 和 7.73%。

临床抗菌药物在选择上偏向广谱的品种，在使用强度较大的药物中三代头孢菌素的使用强度较 2014 年有明显上升，上升 1.13 个百分点，重新成为使用量最大的抗菌药物。此外，碳青霉烯类抗菌药物的各项指标均持续上升，提示现阶段临床对该类抗菌药物的依赖性增强。使用最多的抗菌药物品种前三位是左氧氟沙星，头孢哌酮/舒巴坦和头孢呋辛，三种药物使用量占总体构成比为 20.65%。

②首次预防用药时机情况

数据显示，2010—2015 年 I 类切口首次预防用药时机符合《抗菌药物临床应用指导原则》要求，即在皮前 0.5—2 小时用药的比例总体上呈增长趋势。2011 年首次预防用药时机合理的比例较 2010 年下降

4.9 个百分点，2012 年较 2011 年有大幅度上升，上升 17.3 个百分点。2015 年较 2010 年首次预防用药时机合理的比例上升 22.7 个百分点。此外，2010—2015 年手术组平均首次预防用药时机合理的比例逐年增大，2015 年（67.3%）较 2010 年（37.5%）上升 30 个百分点。其中，2012年手术组平均首次预防用药时机合理的比例较 2011 年上升 18.1 个百分点，有较大增幅。总体上我国首次预防用药时机逐步趋于合理，但是不合理的形势依然严峻，仍然有很多病例出现不合理情况，即术前不用，术后或进手术室前几个小时，甚至几天前就开始预防用药，占用药比例的 32.5%，如图 15 - 4。

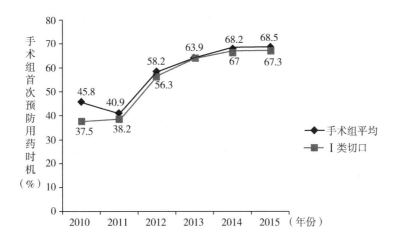

图 15 - 4　2010—2015 年手术组首次预防用药时机情况

资料来源：国家卫生和计划生育委员会：《中国抗菌药物临床应用管理和细菌耐药现状》，中国协和医科大学出版社 2016 年版。

③抗菌药物联合用药率

联合用药上存在不合理使用，在抗菌药物不合理使用构成中，非手术组联合用药不合理的比例大于手术组联合用药不合理的比例。如图 15 - 5 所示，2010—2015 年，中心成员单位住院患者抗菌药物联合用药率呈下降趋势，尤其是手术组住院患者抗菌药物联合用药率呈大幅度下降，从 2010 年的 47.9% 降至 2015 年的 17.8%，降幅超过 30%。非手术组也略有下降，从 2010 年的 28.1% 降至 2015 年的 21.7%。

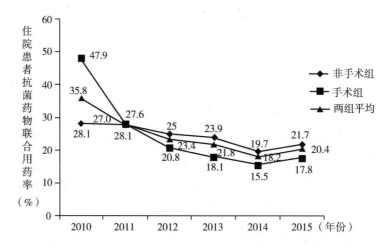

图 15 -5　2010—2015 年住院患者抗菌药物联合用药率

资料来源：国家卫生和计划生育委员会：《中国抗菌药物临床应用管理和
细菌耐药现状》，中国协和医科大学出版社 2016 年版。

2. 基于文献研究的抗菌药物临床使用现状分析

我国目前已经发表了较多的关于抗菌药物临床使用情况的文献，基
于已有文献，将我国门诊患者抗菌药物使用情况以及上呼吸道感染抗菌
药物使用情况进行系统评价，主要研究结果汇总报告如下。

（1）我国门诊患者抗菌药物使用率的系统综述

殷晓旭等学者通过检索中国知网数据库、中国维普科技期刊数据库
和万方数据库以及 Pubmed、EBSCO 等中英文数据库关于中国门诊患者
抗菌药物使用情况的观察性研究，系统评价了我国门诊患者抗菌药物使
用频率研究最终纳入 57 篇符合研究纳入标准的文献，经合并效应值后
Meta 分析结果显示，我国门诊患者抗菌药物使用率合并值为 50. 3%
（95% CI：47. 4%—53. 1%）。在包括有抗菌药物使用的门诊处方中，
74. 0% 的患者处方中包含一种抗菌药物，23. 3% 包含两种抗菌药物，
2. 0% 的患者处方中包含三种及以上抗菌药物。

在亚组分析中，从医院级别来看，在一级医院门诊患者抗菌药物率
平均为 53. 4%，显著高于三级医院门诊患者抗菌药物率 （47. 1%） 和
二级医院门诊患者抗菌药物率 （49. 2%）。从地域分布来看，东部地区

的抗菌药物使用率（47.3%）低于西部地区（57.4%）和中部地区（50.3%）。此外，抗菌药物使用率在不同时期有波动，2005年到2007年抗菌药物使用率存在下降趋势，而在2007年到2009年抗菌药物使用率增加。

（2）我国上呼吸道感染抗菌药物使用率的系统综述

卢祖洵等学者通过Meta分析对我国上呼吸道感染抗菌药物使用率进行了系统评价。其通过检索中国知网数据库、中国维普科技期刊数据库和万方数据库以及Pubmed数据库，最终纳入了45篇符合研究纳入标准的文献。经合并效应值后Meta分析结果显示，我国上呼吸道感染抗生素使用率合并值为83.7%（95%CI：80.6%—86.4%）。此外，亚组分析显示从医院级别来看，在三级医院上呼吸道感染抗生素使用率为76.7%，二级医院为84.8%，一级医院为91.1%。低级别的医院上呼吸道感染抗菌药物使用率高于高级别的医院。从地域分布来看，西部地区上呼吸道感染抗菌药物使用率为83.9%，中部地区为86.6%，东部地区为82.3%，不同地区之间上呼吸道感染抗菌药物使用率差异无统计学意义。再者，其研究还发现在含有抗生素的门诊处方中，79.7%的处方包含一种抗菌药物，18.4%的处方包含两种抗菌药物，1.1%的处方包含三种及以上抗菌药物。

李文敏等学者对我国儿童上呼吸道感染抗生素使用率进行了Meta分析，符合纳入标准的文献共32篇，总样本量54189例。研究发现我国儿童抗生素使用率合并值为89.2%（95%CI：82.2%—96.2%）。从地域分布来看，西部地区儿童上呼吸道感染抗菌药物使用率为93.3%，高于中部地区（88.4%）和东部地区（88.3%）。

（二）零售药店抗菌药物销售情况

国家已出台多项关于零售药店销售抗菌药物的规定，但政策的贯彻和执行并不尽如人意，社区零售药店无处方销售抗菌药物现象依然很常见。据统计，我国抗菌药物的销售额约占零售药店销售总额的30%—40%，药店抗菌药物规范化销售水平低，城乡居民在零售药店不凭处方即可获得的情况增加了抗菌药物的不合理使用风险，因此确保社区零售药店抗菌药物的规范销售和合理使用对于保障人民群众健康水平至关重要。在此背景下，多项调查均以儿童腹泻与成人上呼吸道感染作为模拟病症，采用神秘顾客法对零售药店无处方销售抗菌药物的情况进行实证研究，从而为加强零售药店的抗菌药物销售管理和保障城乡居民健康提供参考。

1. 零售药店抗菌药物非处方销售情况

儿童腹泻和成人上感两类模拟病症在零售药店无处方获得抗菌药物的比率均很高。研究显示：儿童腹泻患者获得抗菌药物的比率为 36%—76%，成人上感患者获得抗菌药物的比率为 60%—97%，经统计分析，药店对两类病症患者销售抗菌药物的情况具有显著性差异，成人上感患者较儿童腹泻患者更容易不凭处方获得抗菌药物。

从不同地域来看，西部地区药店对两类病症患者销售抗菌药物的管理相对较差，而中部地区药店对儿童腹泻患者销售抗菌药物管理较好，东部地区药店对成人上感患者销售抗菌药物管理较好。从药店的规模大小来看，在发达地区、规模较大的连锁型药店对儿童腹泻患者销售抗菌药物的管理相对较好。

表 15 - 2　　儿童腹泻和成人上感患者不凭处方获得抗菌药物情况[1][2][3]

地区	药店数（家）	儿童腹泻	成人上呼吸道感染
		获得抗菌药物 n（%）	获得抗菌药物 n（%）
西安市	102	77（75.5）	99（97.1）
咸阳市	70	49（70.0）	66（94.3）
商洛市	41	28（68.3）	38（92.7）
赣州市	42	15（37.5）	38（95.0）

---

① 数据来源：姜明、方宇等：《陕西省药店凭处方销售抗生素、现状研究》，《中国卫生政策研究》2013 年第 1 期。

② 数据来源：廖芳、陈伟伟等：《赣州市药店凭处方销售抗生素现状研究》，《科技信息》2013 年第 26 期。

③ 数据来源：Jie Chang, Dan Ye, Bing Lv, et al., Sale of antibiotics without a prescription at community pharmacies in urbar China: a multicentre cross-sectional survey, J. Antimicrob Chen other, 2017 Apr 1; 72 (4): 1235 - 1242。

续表

地区	药店数（家）	儿童腹泻	成人上呼吸道感染
		获得抗菌药物 n（%）	获得抗菌药物 n（%）
南京市	97	56（57.7）	59（60.8）
长沙市	83	31（37.4）	67（80.7）

2. 药店工作人员药学服务质量情况

研究结果显示：对于儿童腹泻与成人上呼吸道感染患者，分别约有60%及40%的药店工作人员没有询问患者的病情就提供治疗药品，只有10%左右的工作人员会给出相应的用药建议，表明药店工作人员服务质量较低，基本不按规范程序询问患者的病情、病史和过敏史，很少根据患者病情推荐用药或给出药物治疗建议，药师的在岗率低，缺乏职业药师为患者提供合理用药的指导。因此必须加强对零售药店抗菌药物销售的监管，提高工作人员规范化服务水平，加强我国药师队伍建设，提升职业药师的数量和质量。

（三）居民自服抗菌药物现状

随着我国医疗体制的改革，居民自我保健意识不断增强，已有越来越多的城乡居民对一些常见疾病和健康问题采取自我药疗。自我药疗行为是指个体在没有医师处方的情况下使用药品来处理自我认识到的症状和疾病的行为，包括首次经医师诊断后的慢性病和常见病的控制与治疗。抗菌药物是我国居民自我药疗比较常见的药物种类，然而居民对抗菌药物缺乏正确的认知，容易导致错误的用药行为，进而引起严重的健康问题。

1. 居民自服抗菌药物发生率

多项调查显示，中国城乡居民的自我药疗意愿较高，对于一般的常见病、多发病，在无须住院的情况下，有35%—78%的成年人会选择自我药疗的方式进行治疗，即自行到药店购买抗菌药物，根据个人经验或按照药品说明书自服药，或者服用家庭自备的抗菌药，有61%—75%的居民家中备有抗菌药物。此外，上呼吸道感染是居民自行使用抗菌药物的主要原因，具体依次为咳嗽、咳痰、鼻塞、流涕、咽痛，发热，腹痛、腹泻等。药物以头孢菌素、青霉素类和大环内酯类为主，具体以阿莫西林、氨苄西林、头孢拉定、罗红霉素等使用频率最高，剂型以胶囊和片剂为主。居民对于自服抗菌药物的选择，通常会受到较多因素影响。有报道显示，居民购买常备药的依据依次是根据医生的处方、药师推荐、媒体广告及亲朋好友的推荐。

2. 居民自服抗菌药物常见问题分析

第一，随意增减用药剂量或疗程。主要表现为：患者自己感觉症状消除便自行停药，或药效暂时未明显发挥就任意增加剂量，或为避免出现不良反应而减少剂量或缩短疗程，剩余的药品也是今后不合理使用的隐患。

第二，服药方法不正确。有受访者常将多种药品联用，但随着药品的种类增加，药物之间相互作用的可能性增大，特别对于某些存在配伍禁忌的药品，联合用药更容易引起严重的不良反应。

第三，盲目用药。主要表现为用药者轻信媒体如药品广告的宣传，或根据个人经验或他人推荐用药。抗生素是治疗细菌性感染的首选药物，有研究发现人们在感冒引起发烧、腹泻等症状时抗菌药的使用率可达90%以上，其中在未经确诊的情况下盲目使用抗菌药者高达50%。

第四，不按药品说明书用药。药品说明书是居民自服药的主要依据，但许多患者在用药时并没有阅读说明书的习惯，有的即使阅读了，但觉得说明书内容太复杂，只看用法用量，而忽略不良反应和注意事项，甚至有些受访居民过分相信抗菌药物的疗效而忽其副作用。

（四）非人群抗菌药物使用情况

抗菌药物是目前我国畜牧业中使用最广泛和最重要的抗感染药物，可作为药物饲料添加剂使用，在防治动物传染性疾病、促进畜禽的生长，提高养殖效益方面发挥了巨大的作用。对于兽用抗菌药物在养殖业的使用，调查结果显示，大多数养殖单位能按照兽医的指导合理使用抗菌药物，在饲养过程中不会随意添加抗菌药，否则会增加饲养成本；但个别小规模养殖单位和家庭散养户依然存在滥用抗菌药物的现象，包括过量使用抗菌药物、任意添加低剂量抗菌药物作为长期预防用药、违规使用非药物饲料添加剂的兽药、直接使用原料药、人药兽用等。滥用兽用抗菌药会引起严重的安全性问题：畜禽的细菌耐药性增加，加大了动物疾病防治的难度；药物被排泄到环境中，破坏了生态环境；畜禽产品残留的抗菌药物和耐药菌株经食物链转移到人类，进而危害人类的身体健康。

在政府监管力度不断强化，养殖用药规范程度不断提高的背景下，国家食药监总局近年来的监测数据显示，在各省市对动物产品包括水产品、肉、蛋、奶等进行兽用抗菌药抽检的结果中，鱼类及水产品中抗菌药的检出率最高，其中出现率较高的兽用抗菌药为呋喃类、氯霉素类、喹诺酮类等。此外，畜禽及其产品的兽药残留超标率成逐年降低趋势，近 3 年动物产品出现抗生素残留超标的情况就会得到控制①。因此养殖业只要规范使用抗生素，动物产品不会出现抗生素残留超标的情况。

二　我国抗菌药物使用现状问题分析

为了规范我国抗菌药物应用管理，我国出台了一系列加强抗菌药物应用和耐药控制体系建设的政策和措施，取得了一定的成效，但是在我国抗菌药物应用管理中仍然存在一些不容忽视的问题。

（一）抗菌药物不合理应用的现象广泛存在

1. 抗菌药物滥用严重

世界卫生组织建议，医疗机构抗菌药物使用率不高于 30%。虽然基于抗菌药物监测网的数据显示住院患者和门诊患者抗菌药物使用率均低于 30%，但是基于文献研究的系统评价发现我国门诊患者抗菌药物使用率为 50.3%，上呼吸道感染抗菌药物使用率为 83.7%，远高于发达国家和很多发展中国家抗菌药物使用水平，显示我国抗菌药物滥用严重。

---

① 《兽用抗生素合理应用与食品安全——记兽药安全二十三问》，2016 年 8 月 12 日，见 http://www.cvda.org.cn/a/zhuanyeban/shouyaoanquankepu/2016/0706/19957.html。

2. 抗菌药物选择不恰当

部分临床医师忽视抗菌药物应用的原则,单纯追求近期疗效,达到快速控制病情的目的,往往盲目使用抗菌药物。由于药理知识缺乏,对疾病判断不准确,抗菌药物应用指征不明确等原因,往往忽视抗菌药物潜在的危害或细菌耐药性的发生,且倾向于选用大剂量、联合、广谱的抗菌药物。

3. 用药途径不当

根据《抗菌药物临床应用指导原则 (2015 年版)》轻症患者并能接受口服给药者,应优先选用口服给药。① 但实际的治疗用药给药方式未依据此原则选择,静脉输液应用抗菌药物比例偏大。

4. 临床医师经验性用药

临床使用抗菌药物需要根据病原菌种类和药敏试验来选择抗菌药物种类和剂量,然而很多医院尤其是二级以下医院不具备进行药敏实验的条件,医生主要凭工作经验使用抗菌药物。

5. 兽用抗菌药物合理应用水平较低

养殖业、兽医从业人员抗菌药物使用行为不规范,主体意识、责任意识不强,存在养殖环节违法违规使用兽用抗菌药物的行为。再者,兽用抗菌药物监管薄弱,相关制度规范落实不到位。

(二) 临床药师队伍建设不健全

根据《卫生部医政司关于开展临床药师制试点工作的通知》文件精神,临床药师数量上三级医院不少于 5 名,二级医院不少于 3 名。但实际上仍难以监督指导抗菌药物合理使用,且不少二级及以下的很多医院并没有按规定设置临床药师岗位,临床药师的需求缺口巨大。再者,临床药师队伍素质参差不齐,地区和医院之间发展不平衡,且临床药师普遍存在对自身岗位职责认识不明确、工作积极性不高的问题。此外,我国临床药学起步较晚,很多医疗机构内部对临床药学认识还不到位,对临床药师重视程度不够,传统的医师主导地位使临床药师难以走进临

---

① 《抗菌药物临床应用指导原则 (2015 年版)》,见 http://www.nhfpc.gov.cn/yzygj/s3593/201508/c18e1014de6c45ed9f6f9d592b43db42.shtml。

床参与药物治疗并介入临床用药过程，临床药师参与治疗的团队氛围还没有真正形成。

（三）医疗机构抗菌药物管理的机制尚未建立

根据《抗菌药物临床应用指导原则》精神，要求医疗机构按照"非限制使用"、"限制使用"和"特殊使用"的分级管理原则，建立健全抗菌药物分级管理制度，明确各级医师使用抗菌药物的处方权限。[①] 但是，大部分医院内部没有建立有效的抗菌药物分级管理制度及相应的技术支撑，缺乏合理使用抗菌药物的组织机构及合理使用抗菌药物的规章制度，抗菌药物临床应用管理不够健全；医院抗菌药物的引进、使用、检查等程序不规范，尤其是基层医疗机构，抗菌药物使用的常态化管理工作机制尚未建立。

（四）公众的宣传教育不足，合理使用抗菌药物的意识和水平较低

公众抗菌药物应用中存在认识上的误区，错误地认为抗菌药物是一种特效药、万能药，能够快速治疗各类疾病，甚至是感冒发烧等病毒感染性疾病都选择抗菌药物进行治疗。在出现任何不适症状时自行购买服用抗菌药物的公众不在少数，且有公众对抗菌药物一知半解，对其适应症、用药方法似懂非懂，主动要求医师应用抗菌药物或静脉给药、不遵循医嘱过早或过晚停药、不按常规剂量应用、擅自更换药物时有发生。

（五）我国新型抗菌药物研发能力不足

根据《2016 年度中国药品审评报告》显示，建议批准临床试验的化学药创新药注册申请按治疗领域分类，肿瘤治疗领域药物所占比例最大，占 46%，而抗感染类药所占比重约为 4%。[②] 由于抗菌药物耐药性尤其是多药耐药菌的出现，临床上对新型有效的抗菌药物需求巨大。然而近年来，由于疾病谱死因谱的转变，肿瘤类疾病和心血管系统疾

---

① 《抗菌药物临床应用指导原则（2015 年版）》，见 http://www.nhfpc.gov.cn/yzygj/s3593/201508/c18e1014de6c45ed9f6f9d592b43db42.shtml。

② 国家食品药品监督管理总局药品审评中心：《2016 年度中国药品审评报告》，2017 年 3 月 6 日，见 http://www.cde.org.cn/。

病的发病率上升，全球制药公司纷纷转向癌症和心脏病领域，药企对研发新型抗菌药物的市场驱动力不足。此外，抗菌药物作用机制的新靶点本来就相对匮乏，而我国药企创新研发实力不强，新型抗菌药物自主研发少，仿制药研发多，新型抗菌药物的研发速度已经赶不上耐药速度。

（六）不同数据来源的抗菌药物使用率统计差异显著

我们研究发现，基于全国抗菌药物临床应用监测网数据，监测网中心成员单位门诊患者抗菌药物使用率从 2010 年的 19.4% 下降到 2015 年的 9.4%。而基于现有中英文文献的系统评价显示，我国门诊患者抗菌药物使用率为 50.3%，两种数据来源的统计分析我国门诊抗菌药物使用频率的结果差异显著。综上，反映我国抗菌药物使用现状的最佳数据来源还需要进一步深入研究。

三　抗菌药物使用政策建议

（一）强化对抗菌药物合理使用的管理和监督

抗菌药物的合理使用与整个社会的用药安全性和稳定性息息相关，要从源头上杜绝抗菌药物的滥用，就必须依靠政府部门的力量。为规范抗菌药物临床应用行为，提高抗菌药物临床应用水平，促进临床合理应用抗菌药物，控制细菌耐药，保障医疗质量和医疗安全，政府部门应继续强化对抗菌药物的管理和监督。[①] 具体的措施包括以下三个方面。

1. 完善相关卫生法律及政策法规

通过完善相关卫生法律及政策法规加强抗菌药物从生产到使用整个过程的管理和监督，这是抗菌药物合理使用的根本保障。第一，完善医药产业管理制度。以政策法规的形式引导企业发展新型抗菌药物，支持抗菌药物新品种产业化。推动抗菌药物生产企业兼并重组，鼓励其采用新技术、新设备进行技术改造，促进抗菌药物绿色生产。第二，完善抗

---

① 《抗菌药物临床应用管理办法》，2012 年 4 月 24 日，见 http：//www.cnrud.com/a/201305/1042.html。

菌药物注册管理制度。按照药品审评审批制度改革要求，严格抗菌药物的上市审批。依据政策对用于耐药菌感染相关创新药物、仪器设备以及疫苗加快审评审批。研究建立抗菌药物环境危害性评估制度，在医药、兽药、肥料注册登记环节，开展药物的环境危害性评估。第三，完善抗菌药物生产流通管理制度。加大对生产流通领域抗菌药物的监管力度，严格落实零售药店凭处方销售抗菌药物，禁止抗菌药物网络销售，打击假冒伪劣抗菌药物销售。零售药店须做好处方存留备查工作，对以各种形式规避凭处方销售抗菌药物的行为，加大处罚力度。①

2. 深化医疗体制改革

各级卫生计生行政部门和医疗机构要加强感染科、临床微生物室和临床药学等学科建设，逐步建立涵盖感染性疾病诊疗、疑难疾病会诊、医院感染控制、抗菌药物应用管理等相关内容的诊疗体系，并在抗菌药物临床应用管理中发挥重要作用。② 医院可成立具有专家水准的药事管理组织，由具备较高知识水平和实践能力的临床药师组成，并明确责任人。责任人要切实履行职责，推进抗菌药物临床合理使用。

3. 强化抗菌药物临床应用管理工作的监督检查

虽然已经从国家层面出台了相应的法律法规，但是仍然存在落实不到位的情况，特别是基层医疗机构。因此，政府部门应加大对抗菌药物合理使用相关政策法规执行情况的监督检查，定期汇总并在网络上公开发布检查结果。对未按照有关要求落实工作、问题突出的卫生计生行政部门或医疗机构，应采取相应措施。

（二）建立健全抗菌药物长效管理机制

1. 落实分级应用抗菌药物制度

随着科学研究的深入和医学技术的发展，目前，临床上出现了大量作用特点、作用机制、作用人群和不良反应各不相同的抗菌药物，加大

---

① 《遏制细菌耐药国家行动计划（2016—2020 年）》，2016 年 8 月 25 日，见 http://www.nhfpc.gov.cn/yzygj/s3593/201608/f1ed26a0c8774e1c8fc89dd481ec84d7.shtml。

② 《国家卫生计生委办公厅 关于进一步加强抗菌药物临床应用管理遏制细菌耐药的通知》，2017 年 3 月 13 日，见 http://www.carss.cn/Policy/Details/365。

了合理选择和使用抗菌药物的难度。自 2012 年 8 月 1 日起实施的《抗菌药物临床应用管理办法》明确提出抗菌药物临床应用分级管理模式，根据安全性、疗效、细菌耐药性、价格等因素，将抗菌药物分为三级：非限制使用级、限制使用级与特殊使用级。[①] 据此医师在临床实际应用中就能更加清晰地将抗菌药物加以区分，做出更加合理的选择，保证每一个治疗方案都是经过严格评价和分析用药的结果。

2. 加强抗菌药物相关知识的学习及考核

抗菌药物的专业化管理是建立长效管理机制的关键，专业化管理需要加强技术型人才的培养、储备和充分利用。医院可定期开展抗菌药物合理使用的培训课程，对医师、药师、微生物检验人员和管理人员等相关人员进行继续教育，加强学习《抗菌药物临床应用指导原则》。临床医师应掌握抗菌药物的抗菌谱、适应症和不良反应等相关知识，必须按患者的生理、病理、免疫等状态进行合理用药，严加控制或尽量避免预防、局部应用抗菌药物。只有完成一定课时的继续教育培训并通过考核后才可获得相应级别抗菌药物处方权。这对医疗机构提高合理使用抗菌药物的技术能力和管理能力有一定的促进作用。

3. 建立奖惩结合制度

建立有效的基本药物使用奖惩措施，定期向医院管理部门汇报医师的抗菌药物使用情况，对处方进行合理性点评，查处不合理应用抗菌药物处方。可将医师或有关人员在临床上使用抗菌药物的监测情况纳入该医师或某个科室的绩效考核中去，将考核结果与绩效、职称等挂钩。对监测不合格人员进行相应的惩罚，对于结果合格的医师给予相应的奖励。及时教育督促改正，逐步规范医师处方行为。奖惩结合制度可在一定程度上调动医师使用基本药物的积极性，注意把握抗菌药物的使用原则，合理选择抗菌药物品种和避免给患者开疗程过长或者剂量过大的抗菌药物。从制度上规范医护人员的用药行为，使抗菌药物的合理使用有规范和法规的保证。

---

① 《抗菌药物临床应用管理办法》，2012 年 4 月 24 日，见 http：//www.cnrud.com/a/201305/1042.html。

（三）加强技术人才的培养，鼓励新抗菌药物的研发

1. 加强医药专业学生培养

高等院校应重视抗菌药物合理使用相关人才的培养，培养在数量和专业能力上能满足社会需求的技术人才。可专门增开合理用药相关课程，加强对临床医学、药学、临床微生物及动物医学等专业学生的培养。提高相关专业学生合理使用抗菌药物的水平，增强合理使用抗菌药物的意识。此外，高等院校应加强医药卫生管理学院的建设，重视对相关专业，特别是药品监督与管理和信息管理与信息系统等专业的学生的培养，加强合理使用抗菌药物相关知识的教育及考核，为卫生计生行政部门和医疗卫生机构提供能适应我国卫生事业发展的高水平管理者，为推动我国抗菌药物合理使用相关政策法规的执行及落实提供有力保障。

2. 鼓励新型抗菌药物的研发

新型抗菌药物，特别是具有全新化学结构和新型作用机制的创新药物的研发及上市可以降低广谱抗菌药物的使用强度，从抗菌药物品种选择上改善抗菌药物不合理使用的现状，解决滥用抗菌药物带来的一系列危机。因此，国家可加大新型抗菌药物研发的科研经费支持力度，鼓励高校人才及科研机构申报新型抗菌药物研发相关课题，鼓励经国家自然科学基金、国家重大科技专项、国家重点研发计划或改革前计划国家科技计划（专项、基金等）支持项目产生的成果申报课题[①]，促进新型抗菌药物理论成果转移转化；鼓励课题申报院校与境外（包括港澳台地区）研发机构联合申请。

（四）规范兽用抗菌药物使用和管理

2017 年 4 月，农业部发布《农业部稳步推进兽用抗菌药综合治理》相关条例，指出在研发环节，推动实施兽药非临床研究质量管理规范（兽药 GLP）和兽药临床试验质量管理规范（兽药 GCP），规范研发活动。新兽药注册审批严格遵循人用重要抗菌药、易蓄积残留超标和易产

---

① 《重大新药创制科技重大专项 2018 年度课题申报指南》，2017 年 1 月 25 日，见 http：// www. most. gov. cn/mostinfo/xinxifenlei/fgzc/gfxwj/gfxwj2017/201701/t20170125_ 130776. htm。

生交叉耐药性的抗菌药不予批准，鼓励研制新型动物专用抗菌药。生产经营环节，强制实施兽药生产质量管理规范（兽药 GMP）和兽药经营质量管理规范（兽药 GSP），规范兽药生产经营活动，保证上市兽药产品质量。①

定期对养殖业与兽医从业人员开展抗菌药物合理使用教育培训，组织相关人员学习禁用药清单、休药期制度、药物饲料添加剂使用规范、兽用处方药管理办法等安全用药规定。加强食品饮食卫生方面的宣传和教育，严格限制兽用抗菌药物的销售和使用。提高兽用抗菌药物合理应用水平，促进相关制度规范的落实。加强执业兽医对抗菌药使用的技术指导，规范养殖环节兽用抗菌药使用行为。

此外，相关部门应全面深入开展兽用抗菌药综合治理，实施重要兽用抗菌药和药物饲料添加剂风险评估，明确时间表、路线图，及时淘汰风险隐患品种，制定发布《兽用抗菌药临床使用指南》，进一步规范养殖环节兽用抗菌药使用。

（五）强化信息网络的建设

抗菌药物的现代化管理是一项涉及多个部门的系统工作，对抗菌药物进行全面的、系统的、科学的管理需要信息技术的支持。目前，北京、上海等一线城市已经建立起较规范的细菌药物信息共享中心用于抗菌药物管理，更好地发挥了抗菌药物使用方面的先例和临床表现对于以后临床用药的指导作用，这对其他城市的抗菌药物信息网络建设起到示范和带头作用。各地政府和医疗机构应当认真筹划和积极有序推进抗菌药物信息网络的建设，实现各个部门和科室间信息交流通畅，能够使医生充分了解各地药物使用情况，制定合理的医疗方案，科学选择抗菌药物，发挥信息技术对抗菌药物临床应用管理的技术支撑作用。此外，可建立专门的兽用抗菌药应用监测网络，加强对兽用抗菌药物的管理和监督。

---

① 《农业部稳步推进兽用抗菌药综合治理》，2017 年 4 月 14 日，见 http：//www. moa. gov. cn/zwllm/zwdt/201704/t20170414_ 5561527. htm。

（六）加强公众合理使用抗菌药物的意识和水平

由于社会各阶层受教育程度不同，对合理使用抗菌药物的重要性认识程度也各不一样。此外抗菌药物过于普及，虽然我国食品药品监督总局已经出台相关条例禁止药店无处方销售抗菌药物，但是公众仍然可以在一些零售药店和私人诊所无处方购买到抗菌药物，这就造成患者倾向于不去医院就诊，而自行购买并随意使用抗菌药物。因此，应将合理使用抗菌药物的管理重点由医疗机构扩展至社区居民，积极对居民开展抗菌药物合理应用与细菌耐药科普教育与宣传活动。首先，地方卫生主管部门应联合医疗机构及其专家开展社区教育，可设立合理使用抗菌药物咨询点，普及相关知识，提高公众的合理用药意识。其次，充分利用广播、电视等传统媒体以及互联网、微博等新媒体，对细菌耐药性和抗菌药物的合理使用问题进行广泛宣传，加强公众合理使用抗菌药物的意识和水平。最后，发动社会资源广泛参与，鼓励科研机构、医学院校等深入基层，对合理使用抗菌药物进行宣传。当居民具备了合理使用的基本常识，不仅能纠正自我抗菌药物治疗行为，减少不必要抗菌药物应用，同时也能监督临床医师制定合理的医疗方案。

参考文献：

［1］《抗生素政策趋紧！中央 14 部门联合发布〈遏制细菌耐药国家行动计划〉》，《四川畜牧兽医》2016 年第 11 期。

［2］姜明欢、方宇、陈文娟等：《基于神秘顾客法的陕西省药店抗生素凭处方销售情况研究》，《2012 年中国药学会药事管理专业委员会年会暨"十二五"医药科学发展学术研讨会》，2012 年。

［3］罗佳、尹桃、李湘平等：《长沙市居民药店购买抗菌药的调查》，《中国药师》2009 年第 5 期。

［4］胡银环、张亮：《我国居民自我药疗健康风险的行为干预策略探讨》，《中国药房》2005 年第 18 期。

［5］林薇、金海英、吴伦等：《宁波市江北区社区居民抗菌药物使用及相关药学服务需求的调查》，《中国药房》2016 年第 27 期。

［6］唐美莲、陈晓炜、郑聪毅等：《保定市农村居民自我药疗相关行为调查分析》，

《中国医药导报》2013 年第 4 期。

[7] 何涛、黄金敏：《抗菌药物不合理使用现状及探讨》，《中国执业药师》2014 年第 4 期。

[8] 黄鹤：《抗生素不合理应用的现状分析及管理对策》，《中国医药指南》2016 年第 3 期。

[9] 陈丹、王作艳、陈峰英：《某中医医院 1450 例住院患者抗菌药物使用调查》，《中国感染控制杂志》2014 年第 11 期。

[10] 李诗：《儿童抗菌药物临床应用与主要不良反应研究》，硕士学位论文，贵阳医学院，2014 年。

[11] 王超花：《四省 21 家三甲医院抗菌药物使用情况调研分析》，硕士学位论文，山东大学，2013 年。

[12] 中华人民共和国卫生部：《抗菌药物临床应用管理办法》，《中华临床感染病杂志》2012 年第 4 期。

（华中科技大学　殷晓旭　温州医科大学　张春梅）

第十六章　我国中药使用现状、关键问题与展望

中医药已经有几千年的悠久历史，是我国的国粹，千年来为中华民族的繁荣昌盛做出了巨大贡献，对世界医药的发展产生了很大影响；中医药也是世界唯一保留下来的，具有完整的理论体系和实践经验的民族医药分支。[①] 中医药作为中华文明的杰出代表，是中国各族人民在几千年生产生活实践和与疾病做斗争中逐渐形成并不断发展的医学科学，不仅为中华民族的繁荣昌盛做出了重要贡献，也为世界文明进步产生了积极影响。[②]

中医药在长期的发展过程中，注重整体观念，辨证施治，形成了不同于西方医学的健康观、疾病观，具有丰富的哲学思想和人文内涵，也具有疗效确切、突出治未病、预防保健功能独特、治疗方式灵活多样、费用低廉等特点和优势，可提高人们对卫生服务的可及性及有助于减轻就医费用负担，是我国医疗卫生服务体系的重要组成部分。中医药不仅是我国文化软实力的重要体现，也在防治疾病中发挥着重要的作用。同时，随着人们生活水平的提高、健康观念的变化、疾病医学向健康医学转变、医学模式从生物医学模式向生物—心理—社会医学模式转变，中医药的绿色健康理念逐渐被人们接纳，中医药的独特作用越来越被重视。

---

① 牛倩、王得群、刘耀武：《亳州栽培药材历史的变迁》，《安徽医药志》2012 年第 2 期。

② 中华人民共和国国务院新闻办公室：《中国的中医药白皮书》，2016 年 12 月 6 日，见 http://www.scio.gov.cn/zxbd/wz/Document/1534697/1534697.htm。

中医研究的对象是人体的生理、病理以及疾病的诊断和防治，是在长期医疗的实践过程中逐步形成并发展形成的医学理论体系。中医作为一种医学的名称，最初是指由我国人民长期同疾病做斗争中建立起来的并对应于现代西方医学的传统医学，具有系统的理论体系和独特的诊疗方法。[①] 中药是在中医理论的指导下使用的药物，是用来防治疾病的物质，包括中药材、饮片和中成药。[②]

我国历来重视中医药的发展，在科技水平较低的时代，中医药在预防、治疗古人疾病的过程中发挥了重要的作用。新中国成立以来，我国更加重视中医药的发展，把坚持中西医并重作为新时期的卫生工作方针，鼓励中西医相互学习、互相补充、共同提高，推动中西医两种医学体系的有机结合，全面发展中医药事业，共同维护和增进人们的健康。

在新时期，我国也制定了一系列政策、措施促进中医药事业的发展。在全国卫生与健康大会上，习近平总书记强调，要"着力推动中医药振兴发展"。2016 年，中共中央、国务院印发《"健康中国 2030"规划纲要》，作为今后 15 年推进健康中国建设的行动纲领，提出了一系列振兴中医药发展、服务健康中国建设的任务和举措。国务院印发《中医药发展战略规划纲要（2016—2030 年）》，把中医药发展上升为国家战略，对新时期推进中医药事业发展做出系统部署。2016 年 12 月 25 日，《中医药法》获得通过。《中医药法》的颁布，是中医药事业发展的一个重要里程碑，对于继承和弘扬中医药，保障和促进中医药事业发展具有重要意义。

2017 年 10 月 18 日，党的总书记习近平同志提出要坚持中西医并重，优先发展中医药事业。国家对中医药事业的重视，使得中医药的发展面临着良好的机遇。随着政策的推行，我国中医药事业取得了一定成就，例如中国中医科学院屠呦呦研究员获得 2015 年诺贝尔医学奖。中医药总体规模不断扩大，发展水平和服务能力逐步提高，初步形成了医疗、保健、科研、教育、产业、文化整体发展的新格局，对经济社会发

---

① 梁万年主编：《卫生事业管理学》，人民卫生出版社 2012 年版，第 362 页。

② 秦旭华、金瑞武：《中药概念与内涵的演化》，《中医研究》2006 年第 10 期。

展贡献度明显提升。[①] 但是，我国中医药事业的发展也存在诸多问题。中医药资源总量不足与分布不均衡问题、中药材质量下降问题、中医药高层次人才缺乏问题等。这些都影响了中医药的可持续发展。为探究中医药事业发展状况，选择中药作为研究对象，深入了解中药使用现状、发现使用过程中存在的问题并对原因进行分析，为完善政策提供科学的决策依据，并展望政策未来发展。

一　我国中药发展历程

（一）中药的起源与发展

中药发展历史悠久，中药的起源可追溯到人类的原始社会。中药的发现和应用，经历了极其漫长的实践过程。

原始时代，我们的祖先有可能因偶然吃了某些植物，使原有的疾病症状得以缓解，经过无数次的反复试验，逐步积累了辨别食物和药物的经验，也积累了一些关于植物药的知识，这就是早期植物药的发现。随着人类的进步，人类开始有目的地寻找防治疾病的药物，用药的知识也不断丰富，从而形成了早期的药物疗法。因此，中药起源于人类的实践。"神农尝百草"就是药物起源于人类生产劳动的真实写照。

随着生产力的发展和社会的进步，人们对于药物的认识和需求也与日俱增。同时，对于中药理论的总结以及中药利用的形态也在发生改变。

中药理论方面，随着对中药了解的增多，人类对中药理论的总结逐渐完善，也逐渐系统化、理论化。例如扁鹊提出"望、闻、问、切"的中医诊疗方法，奠定了中医临床诊断和治疗的基础。[②] 中医典籍《黄帝内经》，系统论述了疾病治疗的原则及方法，确立了中医学的思维模式，标志着从单纯的临床经验积累发展到了系统理论总结阶段，形成了

---

① 国务院：《中医药发展战略规划纲要（2016—2030）》，2016 年 2 月，见 http：//www.gov.cn/zhengce/content/2016－02/26/content_5046678.htm。

② 中华人民共和国国务院新闻办公室：《中国的中医药白皮书》，2016 年 12 月 6 日，见 http：//www.scio.gov.cn/zxbd/wz/Document/1534697/1534697.htm。

中医药的理论体系框架。张仲景的《伤寒杂病论》，论述了内伤杂病的病因、病症、诊法、治疗、预防等辨证规律和原则，确立了辨证论治的理论和方法体系[1]。《神农本草经》概括论述了一些药物的配伍和药性理论，这对于安全用药、提高疗效具有十分重要的指导作用，为中药学理论体系的形成与发展奠定了基础。[2]

李时珍的《本草纲目》，在世界上首次对药用植物进行了分类，创新发展了中药学的理论和实践。[3] 后来随着西方医学的传入，出现了中西医结合诊疗的方法，一些学者借用西医的理论来丰富和发展中医理论。

中药理论知识的丰富促进了中药剂型及人类对中药利用形态的改变。在古代，人类利用中药治疗疾病时，由于药物知识的匮乏，大多直接利用中药的原始形态，而不经任何加工。随着实践的丰富和理论的发展。人类意识到把中草药煎成汤剂服用效果会更好。于是，开始服用中药汤剂来治疗疾病。随着进一步的发展，后来出现了把中草药加工成中药饮片。随着西方医学的传入，中药自身的形态也在发生改变。在近现代出现了中成药、中药注射用剂、片剂、滴丸、药膏等形式。现代科学技术的发展，促进了新的生产工艺和生产设备的研发与应用，从而改变了中药利用的剂型和形态。生产技术的进步促进了中药颗粒物的出现，也使中药包装形态发生改变。这使人类利用中药更加快捷、方便，使中药更加普及，也从整体上提高了中药的质量与稳定性，推动了中药事业的不断进步。

（二）中药的内涵与分类

中药是西方医药学传入之后，人们对我国传统药物的总称。在此之前，中药被称为"药"或"毒药"。由于中药在理论上是与中医理论相互依存的，应用上有独特的形式及理论体系，因此认为中药是指在中医药理论指导下，用于预防、诊断、治疗疾病及康复保健等方面的药物，

---

[1]　中华人民共和国国务院新闻办公室：《中国的中医药白皮书》，2016 年 12 月 6 日，见 http：// www. scio. gov. cn/zxbd/wz/Document/1534697/1534697. htm。

[2]　同上。

[3]　同上。

除中药生药外，还包括中药饮片、中药复方以及各种中药制剂。[1]

中药按照不同的标准可以分为不同的类别，其分类方法主要有传统分类方法和现代分类方法。[2] 传统的分类方法概括起来可分为两大系统，即药性分类法和自然分类法。随着现代科学技术的传入，中药新兴学科的建立，一些现代科学的分类方法也被引进中药的分类。诸如中药功效分类、药用部位分类、植物学分类、动物学分类、矿物学分类、中药化学成分分类等方法。我们采用按照中药是否加工及加工工艺的分类方法，把中药分为中药材、中药饮片、中成药。[3] 我国中药材资源品种达到 12000 余种，其中植物药种类 11000 余种、动物药种类 1500 余种、矿物类药 80 余种。《中华人民共和国药典》是我国的国家药品标准。我国先后颁布了 10 版《中华人民共和国药典》，自 1953 年第一版《中华人民共和国药典》到 2015 年版，收载药材的种类明显增加。1985 年版药典的中药材及制品中，实际收载药材 446 种，其中植物药材 383 种，占 86%；动物药材种，占 9%；矿物药材 21 种，占 5%。2015 年版的《中华人民共和国药典》是继 1953 年第一版药典以来的第十版药典。2015 年版的《中华人民共和国药典》目录一部收载药材和饮片 628 个、植物油脂和提取物 47 个、成方制剂和单位制剂 1493 个，两部共计收藏品种 2603 个。

二　我国中药使用现状

（一）中药工业产值状况

2016 年，中药工业总产值 8613 亿元，比上年增加 747 亿元。中药工业总产值占医药产业规模的比重也从 28.55% 增长到 29.20%。其中，中成药制造的收入和利润均大于中药饮片加工的收入和利润（见表 16 – 1）。

---

[1]　梁琦、李艳彦：《由中药本质内涵探讨"现代中药"研发思路》，《中国中医基础医学杂志》2012 年第 1 期。

[2]　李保杰、柴清军：《中药的分类探讨》，《中国中医药现代远程教育》2009 年第 4 期。

[3]　梁万年：《卫生事业管理学》，人民卫生出版社 2012 年版，第 370 页。

表 16 - 1　　　　　　2015—2016 年中药工业收入、利润情况　　　　单位：亿元

年份	中药工业总产值	收入			利润	
		中药饮片加工	中成药制造	中药饮片加工	中成药制造	
2015	7866	1699.94	6167.39	123.90	668.48	
2016	8613	1956.36	6697.05	138.27	736.28	

　　资料来源：中华人民共和国工业和信息化部：2015 年医药工业主要经济指标完成情况，2016 年 7 月 12 日，见 http://www. miit. gov. cn/n1146312/n1146904/n1648366/n1648370/c5130664/content. html；2016 年医药工业主要经济指标完成情况，2017 年 4 月 20 日，见 http://www. miit. gov. cn/n1146290/n1146402/n1146455/c5594232/content. html。

（二）中医类机构、床位、人员数

　　表 16 - 2 所示，2016 年共有 9.6 亿人到中医类医疗卫生机构就诊，就诊人数比上年增加 0.5 亿人次（增长 5.8%）。其中，中医类医院 5.8 亿人次（占 59.9%），中医类门诊部及诊所 1.4 亿人次（占 15.1%），其他医疗机构中医类临床科室 2.4 亿人次（占 25.0%）。

表 16 - 2　　　　　　　　全国中医类医疗卫生机构服务量

	诊疗人次（万人次）	
	2015 年	2016 年
中医类总计	90912.5	96225.1
中医类医院	54870.9	57670.4
中医医院	48502.6	50774.5
中西医结合医院	5401.3	5927.4
民族医医院	966.8	968.7
中医类门诊部	1761.9	1978.3
中医门诊部	1567.4	1757.4
民族医门诊部	2.4	3.0
中医类诊所	11781.4	12517.9
中医诊所	9215.8	9886.0
中西医结合诊所	2446.7	2517.9
民族医诊所	118.8	114.1
其他医疗卫生机构中医类临床科室	22498.3	24058.5

　　资料来源：国家卫生计生委规划与信息司：《2016 年我国卫生和计划生育事业发展统计公报》，2017 年 8 月 18 日，见 http://www. moh. gov. cn/guihuaxxs/s10748/201708/d82fa7141696407abb4ef764f3edf095. shtml? winzoom = 1。

（三）中药纳入医保数量

2009 年版医保目录有中成药（含民族药 45 种）1032 种，2017 年版共有中成药 1238 种（含民族药 88 种）。2017 版医保目录与 2009 年版相比，中成药数量增加 206 种，增长 19.96%。如图 16 - 1 所示，2017 年版医保目录中药所占比例为 49.80%，西药所占比例为 50.20%。

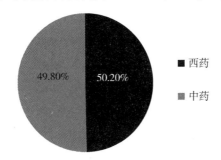

■ 西药

■ 中药

图 16 - 1　2017 版医保目录中药纳入医保比例

资料来源：中华人民共和国人力资源和社会保障部：《关于印发〈国家基本医疗保险、工伤保险和生育保险药品目录（2017 年版）〉的通知》，2017 年 2 月 21 日，见 http：//www. mohrss. gov. cn/SYrlzyhshbzb/shehuibaozhang/zc-wj/yiliao/201702/t20170223_266775. html。

（四）中药国际交流

目前，中医药已传播到 183 个国家和地区。有 30 多个国家和地区开办了数百所中医药院校，培养本土化中医药人才。[1] 目前，我国与相关国家和国际组织签订中医药合作协议 86 个，在海外建立了 10 个中医药中心[2]，中医药使用的范围逐渐扩大。

（五）中药在基本药物制度中的现状

新医改明确提出要建立国家基本药物制度，保障基本药物的供给，从而降低药品费用，缓解"看病贵"的问题。我国于 1979 年引入基本药物概念，1982 年公布第一版国家基本药物目录，至 2012 年

---

[1]　中华人民共和国国务院新闻办公室：《中国的中医药白皮书》，2016 年 12 月 6 日，见 http：//www. scio. gov. cn/zxbd/wz/Document/1534697/1534697. htm。

[2]　同上。

进行了 6 次调整。① 2009 年新医改中正式启动国家基本药物制度建设。因此，2009 年版的《国家基本药物制度》的建立标志着中国建立国家基本药物制度工作的正式实施②，《国务院办公厅关于巩固完善基本药物制度和基层运行新机制的意见》（国办发〔2013〕14 号）也提到了鼓励广大医生使用中医药服务，且医保支付比例应该向基层医疗机构倾斜。③

中药具有使用方便、价格适中、疗效确切的特点，将中药纳入基本药物目录有利于提高基本药物的公平可及，充分发挥中医药的特色优势，降低用药负担。我国于 1996 年开始将中医药纳入基本药物目录，当时中成药 21 类 1669 个品种，西药 26 类 699 个品种；2012 年新版《国家基本药物目录》化学药品和生物制品 317 种，中成药 203 种，共计 520 种（见图 16 - 2）。

（六）中药在公立医院改革中的现状

我国公立医院具有明显的公益性，长期以来，医疗行业认为财政对公立医院的投入不足，医院依靠销售药品及提供医疗服务增加收入，维持运营，由此带来了以药养医、看病贵等问题。为了破除公立医院以药养医的机制，使医院回归公益性，新医改明确要取消药品加成。2017 年 4 月，国家卫计委等七部委联合发布了《关于全面推开公立医院综合改革工作的通知》。通知要求 9 月 30 日前，全面推开公立医院综合改革，所有公立医院全部取消药品加成。由于中药饮片成本较高，而公立医院中药饮片价格较低，为弥补中药饮片在使用过程中的消耗，新医改取消药品加成政策明确了药品加成的取消不包括中药饮片部分。

中药凭借自身的特色优势可以在公立医院的改革中发挥特殊作用。近年来，随着国家对中药发展的重视，中药在公立医院的使用也逐渐增

---

① 梁万年：《卫生事业管理学》，人民卫生出版社 2012 年版，第 296 页。

② 黄明安、周永莲：《基本药物制度下基层中医药发展现状与策略研究》，《中医药管理杂志》2016 年第 5 期。

③ 中国中医药报：《国务院办公厅印发意见完善基层医疗运行新机制鼓励使用中医药服务》，《中国中医药报》2013 年 2 月 25 日。

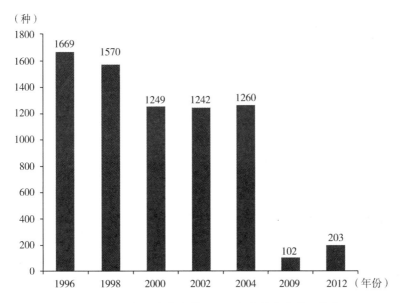

图 16 - 2 历年国家基本药物目录包含的中成药品种数

资料来源：黄明安、周永莲：《基本药物制度下基层中医药发展现状与策略研究》，《中医药管理杂志》2016 年第 5 期。

加。随着中药使用量的增加、使用范围的扩大，中药在医院使用过程中存在的用法用量不当、药物配伍不合理、过度使用中成药等问题受到重视。2017 年 2 月国务院办公厅发布的《关于进一步改革完善药品生产流通使用政策的若干意见》明确要求医疗机构要将药品采购使用情况作为院务公开的重要内容，每季度公开药品价格、用量、药占比等信息；落实处方点评、中医药辨证施治等规定。《意见》的出台有利于进一步加强中药在医疗机构的合理使用，规范用药行为，促进合理用药，保障群众用药安全有效。

（七）中药的定价机制

与西药的定价机制相比，中药的定价机制存在价格不透明、定价机制不完善等问题，中药的价格受药材种植、生产、加工等环节的成本和农产品价格市场影响。

中医医院诊疗服务依赖于医护人员的知识和经验，对检查、化验设备利用较少；药品服务成本高、损耗大，收入结构中药占比高；医疗服务价格偏低，治疗同一种疾病与西医治疗手法相比次均费用低。① 由于中药成本较高，而医疗机构中药的价格较低，使医疗机构提供的中药服务未能得到及时、合理的补偿。新一轮医疗服务价格调整大多调整手术、诊疗护理、检查等服务项目的价格，中药服务项目价格调整较少。北京某三甲医院 2009 年对药品收入和药房服务成本支出数据进行了成本核算，结果显示，虽然中药饮片药品加成率比西药、中成药高 10 个百分点，但收益率反而较低，收益率分别为 10.4%、10.5%、2.8%。②

国家中医药管理局前医政司司长许志仁曾表示，在公立医院改革中要改革公立中医医院补偿机制，制定有利于保持发挥中医药特色优势的补偿政策和办法，还要进一步拓展中医服务项目，体现中医特色优势；在成本核算的基础上，适当提高中医诊疗技术服务价格，充分体现中医诊疗技术的劳务价值；认真测算中药饮片药事服务费，应包括中药饮片的库存、调剂、煎煮等各环节产生的成本；按照医护人员职称等，合理确定辨证论治费；合理确定中药制剂价格，鼓励中医医院研制和应用中药制剂。③

（八）中药的临床使用现状

随着医学模式和人们观念的变化，中药在临床上的使用逐渐增加。中药具有价廉的优势，其在临床上的广泛应用有助于降低医疗费用、减轻患者就医负担，缓解"看病贵"问题。同时，由于中药种类复杂，需要注意的配伍禁忌也较多，这就给中药在临床上的合理使用带来了困难。如果未对中药有全面的了解，不合理辨别中药适用症容易产生中药滥用，导致疗效降低，甚至产生不良反应。目前，随着中医药的快速发展，中药的不合理使用问题逐渐受到重视。中国医药报社收集的 12 场"全国中药注射剂合理使用专家巡讲活动"调查问卷结果显示受训的 5000 名基层医生中，仅有 14.46% 完全了解中药注射剂的作用特点；对

---

① 李芬、王瑾、陈多等：《建立符合中医药服务运行特点的中医医院补偿机制》，《中国卫生政策研究》2016 年第 4 期。

② 樊俊芝、曹莉：《公立中医医院药事服务费补偿问题研究与思考》，《中国卫生经济》2016 年第 10 期。

③ 许志仁：《公立医院改革要落实中医药扶持政策》，《中国中医药报》2013 年 3 月 1 日。

近年来的中药注射剂安全性问题，仅有 8.53% 了解比较全面；对中药
注射剂临床合理使用原则，全面了解的医生也不足 60%。[①]

　　由于患者中药基础理论知识的缺乏以及对中药合理使用认识不足，
患者在使用中药时容易产生服用时间不当、滥用滋补类药品、易受媒体
的影响购买当下热门药品、自身缺乏理性选择的不合理使用问题。中医
治疗疾病多以经验为主，不能像西医那样具有明确的诊断依据。中医师
开具处方以经验依据为主，自主性强，容易产生不合理用药问题。[②]

　　中医治疗疾病经验的积累需较长时间，有的中医师基础理论不足，
用西医的思维来治疗疾病，开出的处方不符合传统中医理论的要求，导
致处方里中药的种类、剂量、配伍都存在问题；在患者就医过程中，部
分医师为了自身利益开大处方，造成了中药的滥用。部分中药虽未取消
药品加成，由于中药成本较高，与西药相比，利润较低，在财政补偿不
足的情况下，部分中医医院为了维持运营，也会过度依靠销售药品来增
加收入，间接导致中药滥用问题。

　　（九）　中药的不良反应监测

　　国家对中医药事业发展的重视、医学模式的转变及人们观念的变化
使中药使用越来越广泛。随着中药的广泛应用，中药不良反应事件也逐
渐增多，中药的安全性问题受到关注。近年来，国家 ADR（药品不良
反应监测中心）病例报告数据库中有关中药不良反应报告的数量和涉
及品种数量有增多的趋势。统计结果显示，2001—2003 年中药不良反
应报告数量占 ADR 报告总数的 13.5%，其中中药注射剂的不良反应报
告占中药不良反应报告总数的 77.2%。[③] 另外据文献报道，有学者对
1980—1999 年近 20 年中药不良反应个案报道研究表明，除滥用、误
用、中毒的病例报告，共发生中药不良反应 2732 例，其中 1980—1989
年发生不良反应 280 例，涉及 143 个品种；1990—1999 年发生不良反应

　　①　《安全评价有序开展　合理用药任重道远》，《中国医药报》2016 年 6 月 3 日。
　　②　唐仕观、黄璐明、黄璐琦等：《常用中药饮片用量调研报告》，《中国中药杂志》2010 年
第 4 期。
　　③　张力、杨晓晖、曹立亚等：《关于我国中药不良反应监测工作现状和发展的思考》，《中国
中西医结合杂志》2005 年第 7 期。

2452 例，涉及 435 种药物；2732 例不良反应个案中，中药注射剂引起的不良反应 1156 例，占总数的 42%。[①] 我国药品不良反应（Adverse Drug Reaction，ADR）监测中心自 1989 年成立以来，经过几十年的努力，我国药品不良反应监测工作更加系统化、科学化、标准化，并初步建立了完善的不良反应监测的法律体系、技术体系、信息监测网络、信息评价与反馈机制和预警机制。[②] 但是，由于中药具有成分复杂、讲究整体观念、辨证施治来治疗疾病的特点，对中药的监测较为困难。

中药不良反应监测以中成药和中药注射剂为主，缺乏对中药饮片的监测，目前我国中药饮片和中药汤剂的不良反应报告很少，和其使用量严重不符，中药不良反应监测重点局限于中成药，而中药注射剂的安全性问题非常突出，且大部分病例报告来自西医院。[③]

（十）中医药纳入基本医疗保险药品目录现状

随着中医药的特色优势受到重视，中药的使用也越来越广泛。但是，中医药纳入医保目录数量有限，医保报销比例较低，一些传统的中医类服务项目未纳入医保。进入医保报销范围的中医类医疗机构多为公立中医医院，而大多中医类诊所没有纳入医保报销范围。2017 年，人力资源和社会保障部网站发布了《国家基本医疗保险、工伤保险和生育保险药品目录（2017 年版）》。在 2017 年版的国家医保目录中，中药增补数量超过预期，而中药注射剂、辅助用药的使用则受到了限制。在 2017 年版药品目录中，西药和中成药部分共收载药品 2535 个，较 2009 年版目录增加了 339 个，增幅约 15.4%。其中西药部分 1297 个，中成药部分 1238 个（含民族药 88 个）。中药饮片部分未作调整，仍沿用 2009 年版药品目录的规定。

（十一）中药执业医师现状

随着对中药服务需求的增加，对中医医师、药师的需求量也在增

① 吕庆丽、方娟娟等：《近 20 年中药不良反应个案报道调查》，《药品不良反应杂志》2001 年第 1 期。

② 范海洲：《中药不良反应监测现状与思考》，《中医学报》2014 年第 7 期。

③ 张力、杨晓晖、曹立亚等：《关于我国中药不良反应监测工作现状和发展的思考》，《中国中西医结合杂志》2005 年第 7 期。

加。目前我国中医类专业人才缺乏，部分中医医师、药师理论基础薄弱、学历层次较低，缺乏高层次专业技术人才，人才缺口较大。另外，由于中医专业人才培养周期较长，中医服务价格过低，中医类服务人才收入不高，中医的吸引力也在减弱。

表 16 - 3　　　　　　2016 年全国卫生机构、中医机构的机构、人员情况

2016 年全国卫生机构、中医机构的机构、人员情况	机构数（个）	职工总数（人）	其中				
			卫生技术人员	内			
				中医执业医师	中医执业助理医师	中药师（士）	见习中医师
全国卫生机构	983394	11162945	8444403	409275	72315	116622	14482
其中：中医机构	49527	1129167	959704	184231	11607	43660	7212
中医机构/全国卫生机构（%）	5.04	10.12	11.36	45.01	16.05	37.44	49.80
卫生部门卫生机构	141997	7317269	6，009571	253030	37801	82696	10958
其中：中医机构	2587	889662	755214	122789	5893	30204	5990
中医机构/卫生部门卫生机构（%）	1.82	12.16	12.57	48.53	15.59	36.52	54.66

资料来源：国家中医药管理局规划财务司：全国中医药统计摘编（1999—2016），见 http：//www.satcm.gov.cn/2015tjzb/start.htm。

通过表 16 - 3 可以看出，2016 年我国中医机构数仅占全国卫生机构数的 5.04%，中医机构的卫生技术人员数占全国卫生技术人数的 11.36%。近年来，随着中医药的快速发展，中医的服务范围和诊疗人次都在增加。

表 16 - 4　　　　　　2015 年、2016 年全国中医类医疗卫生机构数

	2015 年	2016 年
中医类医院	46541	49527
中医医院	3267	3462
中西医结合医院	466	510

续表

	2015 年	2016 年
民族医医院	253	266
中医类门诊部	1640	1913
中医门诊部	1304	1539
中西医结合门诊部	320	355
民族医门诊部	16	19
中医类诊所	40888	43328
中医诊所	32968	35290
中西医结合诊所	7386	7512
民族医诊所	534	526

资料来源：国家卫生计生委规划与信息司：2016 年我国卫生和计划生育事业发展统计公报，2017 年 8 月 18 日，见 http：//www. moh. gov. cn/guihuaxxs/s10748/201708/d82fa7141696407abb4ef764f3edf095. shtml? winzoom = 1。

从表 16 - 4 可以看出，2016 年末，全国中医类医疗卫生机构总数达49527 个，比上年增加 2986 个。其中中医类医院仅增加 272 个，而中医类门诊部及诊所增加 2713 个。规模较小的中医类门诊部及诊所的数量仍占中医类医疗卫生机构数量的较大比例。这类中医类服务机构一般规模较小、医师学历层次低，缺乏高层次的中医类专业技术人才。

三 我国中药使用存在的问题

（一）中药材质量参差不齐，影响中药使用效果

目前，我国中药种植多为分散家种。[1] 在中药材种植环节，为提高中药产量，种植户在中药材生长过程中过量使用化肥、农药，没有按科学的方法来种植中药，造成中药材上面残留农药、化肥，影响中药材质量。一些中药材原产区没有得到良好的保护，生产环境受到破坏，用于种植中药材的土地等要素受到污染，降低了中药材的生产质量。中药材种类繁多，原材料来源复杂，有些中药材种植产地不明，采收时间不清，科属不明确。中药材种植作为中药来源的源头环节，种植质量直接

---

[1] 梁万年主编：《卫生事业管理学》，人民卫生出版社 2012 年版，第 378 页。

影响生产、加工、使用环节中药材的质量。中药材专用生产基地的规模、数量不够，大多数中药材未实现规模化种植。在中药材储存环节，由于储存条件有限，没有达到特定的储存条件要求，中药材在贮存过程中出现发霉等问题，使得中药材的质量下降。大多数中药材的生产仍处于较原始的自然状态，中药饮片加工生产水平低，炮制规范不统一，缺乏科学统一的质量标准，这些都影响了中药材生产、加工的质量。①

（二）中药使用配伍、用法、用量不当

中药资源丰富、使用方便，但中药材品种繁多、配方各异，每一种药材各有自身的疗效特点和适用范围，所以实际应用中存在使用不合理的问题。

辨证不准确。辨证是指运用中医的基本理论来发现疾病产生原因的过程。辨证作为治疗疾病的首个环节，辨证是否准确关系着能否合理用药来治疗疾病。一些中医师自身素质、诊疗水平不高，没有正确掌握中医辨证理论和中药材的适用症，对患者病因诊断不正确，未恰当应用中药材。②

中药与中药、中药与西药配伍不当。中药之间配伍必须遵循中药的配伍禁忌，从"七情配伍"到"十八反"、"十九畏"，都是祖国医学关于药物配伍理论的精髓，功效相近的药物连用可增强疗效，功效不同的药物连用可用于综合征的治疗③；但当病情复杂需要多种中成药特别是相反、相畏药物的中成药同用时要考虑配伍禁忌，慎重用药。对于在中成药中加入西药成分后，这些西药成分与中药配伍后，其药理毒理会有何变化也缺乏明确的临床数据和系统的研究。④ 有的不合理配伍不仅不能发挥联用增效作用，反而会产生新的不良反应或加重原有的不良反

①　王茂、沈绍武、常凯等：《我国中药标准化现状及发展对策研究》，《医学信息学杂志》2013 年第 3 期。

②　郭海洋：《浅谈中成药临床应用存在的问题与对策》，《中国医药指南》2012 年第 1 期。

③　王春荣：《浅析中成药在儿科临床应用中存在的问题与对策》，《甘肃中医》2010 年第 2 期。

④　宋雪英：《含化学成分的中成药与西药配伍应用引起不良反应情况分析》，《浙江中医药大学学报》2008 年第 3 期。

应，如将生物碱类药物（如士的宁、阿托品等）与含生物碱的中药联用，会加重毒副作用的发生。① 因此，中药与西药应注意合理搭配和服用时间间隔问题。

用法、用量不当。与西医相比，中医治疗疾病见效慢。长期以来，中药被认为是安全的、副作用小的。为了追求快速治疗的效果，患者会在服药过程中不遵从医嘱，依从性差，盲目加大药物剂量，认为剂量过少达不到治疗效果，增减剂量对身体没有伤害。② 中医治疗疾病讲究根据患者的个体特征辨证施治。因此，在使用中药时要结合患者个体因素合理确定药物的具体用量，要注意按时按量，以确保临床用药安全有效。

（三）临床用药缺乏规范指导与监管

目前，中成药药品说明书存在说明简单、缺项、不明确等问题③，使得药品说明书不能在临床上指导医生、患者合理、规范用药。部分中成药由于涉及知识产权保护或组方成分过多、过复杂等原因，使其说明书中的主要成分介绍简化，或仅介绍主要成分。④ 由于药品说明书规范不完善、对于药品说明书的书写、更改等缺乏监管，部分企业在药品说明书中的不良反应、禁忌事项等栏目只列有尚不明确字样，不能像西药说明书一样详细列出相关事项，使患者在服用过程中没有用药参考依据，再加上患者药物知识缺乏，认为中药副作用小，随意增加服用剂量，进而增加中药药品不良反应的发生率。

（四）中药专业人才缺乏

随着中医事业的发展，中医治疗疾病的独特作用受到重视，对中医服务的需求量也在增加。而我国中医执业（助理）医师、中药师的人数不能满足需求。同时，中医从业人员业务基础薄弱，缺少高层次中医药人才，继承不足、创新不够。由于中药种类复杂、配伍禁忌较多，在

---

① 戴小慧：《中成药与西药联合应用引起不良反应的情况分析》，《中国药房》2008 年第 15 期。

② 郭海洋：《浅谈中成药临床应用存在的问题与对策》，《中国医药指南》2012 年第 1 期。

③ 梁荣茂：《中成药使用现状及对策分析》，《中国处方药》2016 年第 6 期。

④ 魏桂清：《中药合理用药的探讨》，《中医当代医药》2010 年第 6 期。

使用过程中还需选择合适的剂型及服用方法，大多数患者中药理论知识缺乏，购买药物时易受媒体营销的影响，只选择热门药品，这就需要具备专业基础的中药师给予患者合理的建议，避免盲目用药。

（五）医疗机构中药使用比例下降，存在不合理使用现象

在治疗疾病时，中、西医各有特点。西医治疗周期短、可在短时间内看见疗效；与西医相比，中医治疗周期相对较长，短期疗效不明确。

这也使很多患者在就医时选择西医。在实际用药中，医疗机构倾向使用中草药，中成药的使用比例下降。在一些医疗机构中，中医临床人员中医基础薄弱，用西医的思维为患者诊疗，没有基于传统的中医理论辨证地使用中药，存在盲目使用中药、未按中药适应症使用中药等不规范用药行为；医生在诊疗过程中处于主体地位，患者医疗知识欠缺，双方处于不平等的位置。医疗机构的中药服务价格较低，不能体现医护人员的价值。新医改只调整了部分中医类服务价格，价格调整的范围小、调整的幅度不大，中医类的服务价格仍不能体现其真实成本。一些医生为增加收入，开大处方让患者多拿药，收取医药企业的回扣，导致中药的滥用。

表 16 - 5　　　　　2014—2016 年政府办中医类医院药品收入情况　　　单位：千元

年份	门诊收入中的药品收入	西药收入	中草药收入	中成药收入
2014	22983.39	9153.74	7613.45	6216.20
2015	24468.08	9658.44	8326.58	6483.06
2016	26223.74	10244.70	9316.97	6662.06

资料来源：国家中医药管理局：《全国中医药统计摘编》（1999—2016），见 http://www.satcm.gov.cn/2015tjzb/start.htm。

通过表 16 - 5 可以看出，2014—2016 年，在政府办中医类医院药品收入中，中成药、中草药的收入低于西药收入，其中中成药的收入低于中草药的收入。

（六）中医药服务项目纳入医保比例较低

2009 年版医保目录具有西药品种 1140 个，中成药（含民族药 45 个）1031 个；2017 年版医保目录共有 2535 个品种，其中西药 1297 个，中成药 1238 个（含民族药 88 个）。从医保品种数量来看，从 2009 年版

目录到 2017 年版目录，医保包含的品种总数增加了 364 个，增速为 16.7%。其中，西药的品种数变化不大，主要是中成药数量的上升，但医保目录里中成药的品种数仍低于西医的数量。虽然医保增加了中成药的种类、提高了对中医的覆盖面，但部分传统的中医服务项目没有纳入医保报销范围。

（七）中医药服务价格过低

医疗机构的中医类项目服务价格比较低，不能反映医疗服务的真实成本。新医改明确了要调整医疗服务价格、转换公立医院的补偿机制，而此次医疗机构服务价格的调整主要是提高诊疗、护理类服务的价格，降低检查类服务的价格，中医类服务价格变动较小，这在一定程度上限制了中药的推广和使用。例如：2012 年《全国医疗服务价格项目规范》中中医医疗服务价格项目明显少于西医项目[1]；根据浙江省 2012 年的成本核算结果，针灸科直接成本中劳务成本约占 50%，针灸类服务项目的收费标准均低于实际成本 30% 以上，收费价格最多能覆盖标准成本的 45%。[2]

（八）中药资源分布不均，对外贸易存在风险

随着国家鼓励中药事业的发展，国内、国外对中医药服务需求的增多，中药产量及出口量都在增加。同时，中药在国内外的发展过程中也存在一定的问题。

在国内，由于我国地域辽阔、中药资源种类繁多、部分中药对生长的环境有特殊要求，使得中药资源分布不均、中药事业发展不均衡。例如 2015 年甘肃省中药材种植面积达 388 万亩，产量达 99 万吨，中药材种植面积和产量均位居全国第一。[3] 相对甘肃省，部分省份的中药材种植面积、产量都比较低。在对外贸易及交流中，由于中医药知识产权保护制度不完善，部分中医药知识产权出现流失；与中医药有关的国际标

① 顾善清、刘宝：《全国医疗服务价格项目规范（2012 年版）评析》，《中国卫生资源》2013 年第 4 期。

② 李家伟、杨丽、周晔：《中医针灸治疗项目成本核算与补偿标准研究》，《中国卫生资源》2014 年第 3 期。

③ 《甘肃中药材种植面积和产量均位居全国第一》，《甘肃日报》2016 年 4 月 12 日。

准、规范不完善，使得中医药的出口未能达到部分国家的质量要求，限制了中医药的对外贸易；目前，我国中药企业数量很多，但创新能力不强，对外出口的中药附加值较低，缺乏国际竞争力。近些年来，随着传统医学在日、韩两国的快速发展，日韩中药的对外出口，成为中国的重要竞争对手。从发展现状分析：韩国的中药企业，资本较为雄厚，科研创新能力突出，管理体制先进，质量水平较高，因而具备较好的国际口碑，国际竞争力很强。[①] 1972 年，日本就确定了 210 种汉方药处方配伍标准，近年来已能对其中的任何成分进行分析。当前，我国对中药开发的重视程度和开发力度远远不够，我国出口的中药材到国外后被加工成"洋中药"进口，对我国中药行业带来了很大的冲击。[②]

四 中医药使用展望

（一）建立健全质量标准体系、提高中药质量

从中药的种植、储存、加工、生产等环节入手，加快中药质量标准体系研究与制定，全方位提高中药质量。在中药材种植环节，加强中药材原产区的生态环境保护，制定中药材种植、养殖的技术规范、标准，发展中药材规范化、专业化种植，严格使用农药、肥料，开展中药材残余物检测，提高中药材质量。在技术水平方面，加强对中药材生产过程的质量管理。注重保护中药饮片炮制中药材储存、生产加工环节，制定中药材储存和加工的技术规范，提高中药材储存的传统工艺，支持应用传统工艺生产中药饮片，鼓励运用现代科学技术研究开发传统中成药，鼓励传统炮制技术的继承和创新，严格工艺流程。

（二）提高中医从业人员素质、培养患者合理用药意识

鼓励中医从业人员，特别是基层中医医疗机构人员通过继续教育、师承等方式进一步学习中医理论知识，提高自身素质、诊疗水平，正确

---

① 王军工、郭雪南、蔡霞山：《我国中药的现状与出口面临的形势与对策》，《商场现代化》2017 年第 2 期。

② 郭准：《应加快中药走向世界的步伐》，《中国药业》2010 年第 4 期。

运用中医辨证理论对患者病因进行诊断；熟悉中药材的适用症，恰当地应用中药材。加强对中医类从业人员理论水平和实际技能的考核。积极利用报纸、电视、网络、手机移动终端等媒体形式，鼓励中医类创新媒体的发展，拓展学习中医药知识的途径，宣传中药使用知识、中医药文化知识，增加人们对中药配伍禁忌、中药副作用等知识的了解，从而树立正确使用中药的意识，理性选择适宜自我保健的中药，遵循医生药师的医嘱合理用药，提高依从性。不擅自应用中成药。将传统中医药基础知识纳入中小学课本，开设中医药基础理论课程。同时应设立中医药宣传日，医疗机构及社会组织积极组织开展中医义诊活动，在全社会形成良好使用中医的氛围。

（三）加强临床用药的指导与监管

完善中药说明书制定标准，规范说明书的书写内容，发挥中药说明书在临床上指导医生、患者合理用药的作用。药品生产企业要加强主动监测和研究工作，关注药品在上市使用后的安全性情况。[1] 按照收集到的药品使用不良反应信息，及时修改、完善药品说明书的内容，指导医生和患者合理用药。药品监督管理部门负责审查药物的安全性、有效性和说明书是否符合要求，对于药品说明书中存在的问题，加强药品说明书的规范和管理。加强人员培训，提高医生、患者合理用药的意识。[2]

（四）加强中医药专业人才的培养

通过中医药高等教育、继续教育、师承教育等方式，培养中药专业人才，提高中药从业人员的理论水平，缓解中药专业人才缺口，充分发挥中药师指导患者合理用药的功能，减少中药的不合理使用现象。改革中医教育体系，在中医人才的培养上突出我国传统中医特色，注重中医药经典理论的学习，提高学生理论功底；注重理论与实践结合，增加临床教学环节；鼓励中医从业人员继续学习，培养高层次的中医药人才。[3]

---

① 马辉、杨月明、王瑜歆：《从中药注射剂不良反应探讨药品说明书存在的问题》，《中国药物评价》2013 年第 4 期。

② 同上。

③ 梁万年：《卫生事业管理学》，人民卫生出版社 2012 年版，第 378 页。

继续实施国家名老中医项目，发展中医药师承教育，鼓励支持有丰富中医经验的老中医带徒授业，传授中医药理论和技术方法，培养中医药专业技术人员。

（五）鼓励医疗机构使用中药、加强医院用药监管

对中医类医疗机构及开设中医服务的医疗机构，鼓励优先使用中医药服务项目。对于中医药服务项目，在医保支付上给予倾斜。开展此类医疗机构中医药服务项目提供数量及质量的考核，将考核结果与财政补偿、税收优惠挂钩。

对医院的中药处方进行点评，重点点评中药的用法、用量、中药与中药及中药与西药的配伍情况，并将点评结果与财政对医院的补偿、医院对医护人员的考核挂钩，从而防止大处方，促进临床合理、有效使用中药，减少中药滥用。要定期监测医院的中药占比情况，将监测结果公开。严格中药师准入制度、加强药师的技能培训①，严格医护人员考核制度，定期开展医护人员医德、医风建设，禁止医护人员收取回扣，医护人员的收入不得与科室绩效挂钩。

（六）提高医保对中医药服务的覆盖面

继续加大对中医药发展的扶持力度。扩大医保对中医药服务的覆盖面，把符合报销条件的中医医疗机构纳入医保定点机构；同时，将部分治疗费用低、效果好的传统中医药服务项目纳入报销范围②；对于进入医保的中医类医保定点机构及中医药服务项目提高报销比例，在支付上适当倾斜。

（七）完善中医药服务价格形成机制

改革中医药服务价格形成机制，调整中医药服务类项目价格，缩小中西医服务项目间的差距，建立符合中医药服务特点的补偿机制。③ 科学测算中医药类项目的服务成本，建立服务价格随成本变动而变化的动

---

① 梁茂容：《中成药使用现状及对策分析》，《中国处方药》2016年第6期。
② 梁万年主编：《卫生事业管理学》，人民卫生出版社2012年版，第376页。
③ 李芬、王瑾、陈多等：《建立符合中医药服务运行特点的中医医院补偿机制》，《中国卫生政策研究》2016年第4期。

态调整机制，从而使服务价格能够体现医护人员的劳务价值，提高医护人员的积极性。

（八）促进中药资源均衡分布、加强中医药对外交流

继续实施扶持中医药发展的政策，完善中药种植、生产、加工等环节的质量标准及相关规范。根据各地的气候、地理条件种植具有地域特色的中药材，建立中药材专业生产基地，进行规模化种植。对优先发展中药材产业的地区给予资金、税收等支持，使中药产业成为当地经济发展的重要支柱。进一步加强和相关国家的交流与合作，制定和完善有关中药的标准，从而提高中药出口质量，增强国际市场竞争力。鼓励中药企业加大科研投入、提高创新能力，提高中药出口的技术含量和附加值。完善中药知识产权保护制度，加强中医药在国际交流合作中的知识产权保护，防止核心知识产权流失。

参考文献：

[1] 邹凤玉、邱宇虹、杨春艳等：《中药的知识产权保护》，《中国现代中药》2006 年第 6 期。

[2] 边振甲：《我国药品安全监管现状、问题与展望》，《我国药品安全监管现状、问题与展望》，2003 年。

[3] 毛小莹：《我国中药市场的现状及其发展》，《中国中医药信息杂志》1994 年第 1 期。

[4] 孙利华、王长之：《药物经济学在中药评价中的应用现状及展望》，《中国药师》2015 年第 6 期。

[5] 洪净、王跃生、巢志茂、边宝林：《加强中药化学研究是实现中药现代化的关键和保障——中药化学研究的现状与展望》，《中国中药杂志》2004 年第 29 期。

[6] 蒋永光：《中医药国际发展的几个关键问题——瑞士行医见闻与中医药现状分析》，《中医药现代化国际科技大会》，2010 年。

（北京中医药大学　洪学智　董　波）

第十七章　我国互联网药品交易
现状、问题和展望

十九大报告提出，"推动互联网、大数据、人工智能和实体经济深度融合，在中高端消费、创新引领、绿色低碳、共享经济、现代供应链、人力资本服务等领域培育新增长点"，"全面取消以药养医，健全药品供应保障制度"。

互联网作为信息传播的新载体、科技创新的新手段，发展迅猛、覆盖广泛，是推动我国经济社会发展的重要力量，用互联网思维改造传统行业成为发展大势。中国互联网信息中心（CNNIC）发布的《第40次中国互联网络发展状况统计报告》显示，截至2017年6月，中国网民规模达7.51亿，半年共计新增网民1992万人。互联网普及率为54.3%，较2016年年底提升了1.1个百分点。中国手机网民规模达7.24亿，较2016年年底增加2830万人。我国网络购物用户规模达到5.14亿，较2016年年底增加10.2%，其中，手机网络购物用户规模达到4.80亿。国家统计局数据显示，2016年全国电子商务交易额达26.1亿万元，同比增长19.8%；网上零售交易总额达5.16亿万元，同比增长26.2%；移动购物在网络购物交易规模中占比达到70.7%。以互联网为代表的数字技术正在加速与经济社会各领域的深度融合，成为促进我国消费升级、经济社会转型、构建国家竞争新优势的重要推动力，也是改善民生、增进社会福祉的强力助推器。

"互联网＋"不仅成了万众创新大众创业的重要平台，而且逐渐成为国家的行动战略。制药业是我国国民经济发展的重要支柱产业，药品供应保障制度是我国五项基本医疗卫生制度的重要组成部分，在"互联网＋"国家战略的不断推动下，医药行业也获得了难得的发展机遇，产生了商业模式的重大变革。国家陆续出台相关政策予以扶持与监管，期望规范市场发展、维护患者安全、助力健康中国。但由于药品的健康关联性、专业技术性等特殊属性，我国互联网药品交易的发展存在一些特点和问题。

本章梳理了我国互联网药品交易的发展历程，分析当前互联网药品交易的服务模式及现状，剖析其在发展过程中存在的问题，并为互联网药品交易的持续、有序、健康发展提出一些思考和展望。

一　我国互联网药品交易的发展历程

（一）政策沿革

1999 年 12 月，《处方药与非处方药流通管理暂行规定》出台，提出"处方药、非处方药不得采用有奖销售、附赠药品或礼品销售等销售方式，暂不允许采用网上销售方式"。此时明确禁止网上销售处方药和非处方药。

2000 年 6 月，《药品电子商务试点监督管理办法》出台，提出"药品电子商务，是指药品生产者、经营者或使用者，通过信息网络系统以电子数据信息交换的方式进行，并完成各种商务活动和相关的服务活动"，开始了加强药品监督管理，规范药品电子商务试点的工作。

2004 年 7 月，《互联网药品信息服务管理办法》出台，规定"互联网药品信息服务是指通过互联网向上网用户提供药品（含医疗器械）信息的服务活动"，"互联网药品信息服务分为经营性和非经营性两类。经营性互联网药品信息服务是指通过互联网向上网用户有偿提供药品信息等服务的活动。非经营性互联网药品信息服务是指通过互联网向上网用户无偿提供公开的、共享性药品信息等服务的活动"。要求互联网药品信息服务的网上医药信息服务和解决方案必须获得"互联网药品信息服务资格证书"。

2005 年 9 月，《互联网药品交易服务审批暂行规定》出台，指出"本规定所称互联网药品交易服务，是指通过互联网提供药品（包括医疗器械、直接接触药品的包装材料和容器）交易服务的电子商务活动"。并于之后出台了《互联网药品交易服务现场验收标准一、二（实施细则）》、《互联网药品交易服务系统软件测评大纲》及相关补充通知。规定只有连锁药店企业、药品生产厂家、药品流通企业才具备开设网上药店的资格，严格要求互联网药品交易企业必须同时具备"互联网药品信息服务资格证书"和"互联网药品交易服务机构资格证书"，并规定面向消费者的网上药品销售必须兼容在线交易品种的药物输送系统，同时只允许非处方药网上交易。

2013 年，国家食品药品监督管理总局先后批准河北省、上海市、广东省食品药品监管部门在河北慧眼医药科技有限公司"95095"平台、广州八百方信息技术有限公司"八百方"平台和纽海电子商务（上海）有限公司"1 号店"平台进行互联网第三方平台药品网上零售试点工作，试点期限为一年。

2014 年 5 月，《互联网食品药品经营监督管理办法（征求意见稿）》发布，拟允许取得相应资格证书的互联网平台网售处方药，可以由第三方物流配送平台进行药品或医疗器械的配送。由于现有条件下互联网药品交易的复杂性和监管的挑战性，该意见稿被搁置，未实际落地。也意味着未来仍有较大的发展空间。

2015 年 3 月 5 日，李克强总理在政府工作报告中首次提出"互联网＋"概念。"互联网＋"国家战略的实施进一步推动互联网药品交易政策限制的放宽，让医药电商成为中国经济发展的一大风口。5 月 4日，国务院发布《国务院关于大力发展电子商务加快培育经济新动力的意见》，明确表示"要制定完善互联网食品药品经营监督管理办法，规范食品、保健食品、药品、化妆品、医疗器械网络经营行为，加强互联网食品药品市场监测监管体系建设，推动医药电子商务发展"。同年7 月，国务院发布《关于积极推进"互联网＋"行动的指导意见》，提出要积极探索互联网延伸医嘱、电子处方等网络医疗健康服务应用。

2016年，国家食品药品监管总局分别通知河北省、上海市、广东省食品药品监管局，要求结束互联网第三方平台药品网上零售试点工作。对于取得《互联网药品交易服务资格证书》的实体药店可以继续通过互联网直接向消费者销售药品。并特别强调，所有的药品零售企业，无论是网上交易还是门店交易，都必须严格执行凭医师处方销售处方药的规定。

2017年1月，《国务院关于印发"十三五"深化医药卫生体制改革规划的通知》发布，提出"推动流通企业向智慧型医药网服务商转型，推广应用现代物流管理与技术，规范医药电商发展"。国务院下发《关于第三批取消中央指定地方实施行政许可事项的决定》，将原本由各省局负责的互联网药品交易服务B、C证审批事项均予以取消。同年9月，《国务院关于取消一批行政许可事项的决定》发布，提出"取消互联网药品交易服务A证审批"。

2017年2月，《国务院办公厅关于进一步改革完善药品生产流通使用政策的若干意见》发布，支持药品流通企业与互联网企业加强合作，推进线上线下融合发展，培育新兴业态。规范零售药店互联网零售服务，推广"网订店取"、"网订店送"等新型配送方式。

2017年11月，《网络药品经营监督管理办法（征求意见稿）》发布，强调按照"线上线下一致"原则，落实监管部门责任，规范互联网药品、医疗器械交易行为。要求"网络药品销售者为药品生产、批发企业的，不得向个人消费者销售药品。网络药品销售者为药品零售连锁企业的，不得通过网络销售处方药、国家有专门管理要求的药品等。此前发布的关于网络药品经营的有关规定与本办法不一致的，以本办法为准"。该办法明确规定不得利用互联网进行处方药品交易。

可以看出，我国互联网药品交易的政策伴随着互联网药品交易的实际情况不断调整，同时又引领并影响着互联网药品交易的发展，展现出谨慎放宽、简政放权、严格监管的趋势。

（二）发展阶段

我国互联网药品交易是伴随着互联网技术的提升普及、电子商务模式的演变创新、法规政策的调整完善、医药卫生体制改革的持续深入、群众需求的多元变化等因素而不断发展的，历经了缓慢萌芽到稳健发展的过程。大致可以作如下划分。

1. 第一阶段：缓慢萌芽期（1999—2002 年）

全球互联网电子商务处于过度繁荣甚至泡沫破裂的阶段①，我国的药品生产、流通渠道相对固化，经营环境相对严酷，互联网药品交易服务处于缓慢萌芽期。

2. 第二阶段：探索发展期（2003—2005 年）

我国以阿里巴巴（淘宝网）为代表的互联网电子商务交易平台重新崛起。城镇化高速发展，群众看病用药需求多元化，互联网上催生出大量的药品信息，互联网开始成为药品销售的新渠道。

3. 第三阶段：快速成长期（2006—2014 年）

国家经济发展迅速，互联网势头迅猛，药品信息、药品销售的网站如雨后春笋般出现，同时亦伴随大量的药品虚假信息出现、假药交易盛行的现象。国家食品药品监督管理部门颁布了一系列关于互联网药品信息发布及药品销售的规章和规范性文件，同时联合多部门联合对互联网上的违法药品信息和药品销售进行持续性整治，规范并净化互联网药品信息和药品销售环境。

4. 第四阶段：规范监管期（2015 年至今）

伴随着互联网的推进，医药电子商务呈现爆发式增长。在国家"互联网＋"规划的大环境下，从线下到线上成为越来越多企业的主动选择，部分实体药店经营遭遇困境，也希望能从网上获得转型突破。医药企业开始大规模进军电子商务领域，网上药店、第三方医药电子商务平台数量增长迅速，新型医药电商模式不断涌现。公立医院改革进入深水区，"医疗、医保、医药"三医联动改革趋势，分级诊疗、现代医院管理、全民医保、药品供应保障、综合监管等制度建设成为下一步深化医改的重要突破方向，全面取消药品加成、仿制药一

---

① 冉海晓等：《互联网药品交易、信息发布现状及监管探索》，《药品与医疗器械》2013 年总第 124 期。

致性评价、药品流通 "两票制"、家庭医生签约、医保付费方式改革、医保总额控制等各项政策举措，覆盖了从药品供给侧到需求侧的各个重要环节，将逐步打破现有药品流通价值链条，加快药品流通行业优胜劣汰，这些变化将实现药品行业格局的全面调整，也给药品市场带来了新的机遇和挑战。

二　我国互联网药品交易服务的发展现状

（一）商业模式

互联网药品交易服务企业必须提供 "互联网药品信息服务资格证书" 和 "互联网药品交易服务机构资格证书"，后者分为 A、B、C 三种，相对应目前我国互联网药品交易服务的 3 种主要模式。[①]

1. TTSP 模式

药品生产企业、药品经营企业和医疗机构之间的互联网第三方交易服务平台，即第三方交易服务平台（Third-party Transaction Service Platform，TTSP）模式，需要获得 A 证。这种第三方交易服务平台主要针对医疗器械、药品贸易等服务，不向个人提供药品销售服务。这种平台模式为消费者群体提供了大量的原始平台，同时吸引药店入驻。例如，通用医药电子商务有限公司（国 A20060001）、北京先锋环宇电子商务有限责任公司（国 A20070001）、海南卫虹医药电子商务有限公司（国 A20060002）。

2. B2B 模式

药品生产企业、药品批发企业通过自身网站与本企业成员之外的其他企业进行的互联网药品交易，即商业对商业（Business to Business，B2B）模式，需要获得 B 证。通常拥有众多厂商药品的代理权和自己的实体仓库及经销渠道。[②] 这种 B2B 平台属于一对多的交易模式。例如，

---

① 李周：《我国医药电子商务的问题现状及模式选择》，《现代仪器与医疗》2013 年第 3 期。
② 梁建桥、黄志勇：《我国 B2B 医药电子商务的商业模式探析》，《商场现代化》2010 年总第 603 期。

北京九州通医药有限公司 （京 B20080001）、山东瑞阳制药有限公司
（鲁 B20080001）、安徽立方药业有限公司 （皖 B20080001）。

3. B2C 模式

第三种模式是向个体消费者提供互联网药品交易服务，即商业对顾
客（Business to Customer，B2C）模式，需要获得 C 证。这种 B2C 平台
主要是针对个体消费者的需求，提供药物交易服务、平台服务，主要用
于药品销售业务或独立信息技术公司，以专业的网上药店和第三方平台
为主，连锁药店自建网店为辅。消费者购买行为有单一性和指向性明
显、购买量精准性明显等特点。[1] 属于一对一的药品零售交易模式。深
圳市海王星辰健康药房连锁有限公司 （粤 C20100004）、老百姓大药房
连锁股份有限公司 （湘 C20080001）。

4. O2O 模式

除以上三种模式之外，O2O 模式也是近年较为热门的一种发展
模式。

O2O（Online To Offline）模式，是线上线下相结合的一种商业模
式，其核心理念是把线上消费者带到现实的商店中，顾客可以在线挑选
商品、在线支付，然后到线下的实体商店去提取产品或享受服务。[2] 药
品经营企业将药厂信息、药品的基本信息、促销活动信息等内容通过互
联网药品交易服务推广给消费者，消费者线上进行筛选，线下进行体验
后有选择地进行消费，在线支付或者货到付款。互联网药品交易中的
O2O 模式是继 B2C（Business To Customer，商家对顾客）模式之后逐渐
获得认可的一种新兴商业模式。在 B2C 模式下，线上线下更多的是竞
争关系；而 O2O 模式下，线上线下相融合，具有规模优势和信息化优
势，两者是互补关系——线下实体门店的存在可以提高消费者信任，同
时可以为顾客提供专业的药学服务，线上平台可以跟踪每笔交易数据，

---

① 张宾：《医药电商艰难探索时期三大模式发展前景管窥》，《21 世纪药店》2017 年 9 月
11 日。

② 邓勇、董万元：《医药 O2O 商业模式下的政策法律风险及防范》，《中国食品药品监管》
2016 年 7 月。

通过分析交易数据实现精准营销，从而提高客户黏度，使消费者可选择的购买渠道更加多样、灵活[1]，具有较强的竞争力。

现阶段，除 B2C 企业提供的 O2O 服务外，其他医药 O2O 服务的企业大致分为 3 种：（1）独立医药 O2O 企业，其特点是企业发展灵活；（2）有传统医药企业背景的医药 O2O 公司，其特点是医药相关资源丰富；（3）大型互联网公司提供的医药 O2O 服务，其特点是平台流量庞大，技术优势明显。

（二）市场规模

国家商务部《药品流通行业运行统计分析报告》数据显示，2015年，医药电商直报企业销售总额达 476 亿元。其中，B2B 销售额达 444亿元，占总额的 93.3%，B2C 销售额达 32 亿元，占总额的 6.7%，其中平台 B2C 为 77.9 亿元，占比 55.4%；自营 B2C 为 52.5 亿元，占比36.4%；医药 O2O 企业及其他 11.8 亿元，占比 8.2%。订单总数超4000 万，订单转化率超过 81%；货物准时送达率达到 99%，退货率及客户投诉率均低于 1%。2016 年，医药电商直报企业销售总额达 612 亿元，同比增长 28.6%。其中，B2B 销售额达 576 亿元，占总额的94.2%；B2C 销售额达 36 亿元，占总额的 5.8%。

可见，我国目前互联网药品交易市场规模发展迅速。模式发展不均衡，B2B 模式是当前互联网药品交易的主要模式，B2C 模式的市场规模远远小于 B2B 模式的市场规模，B2C 模式发展潜力巨大。

（三）数量情况

截至 2017 年 12 月，全国共有 991 家企业获准开展互联网药品交易服务。

从业务形式来看，其中第三方平台（A 证）数量最少，共 54 张；B2B 企业（B 证）数量居中，共 245 张；B2C 企业（C 证）最多，共692 张（详见表 17 - 1）。

---

① 李正标、陈双秀：《医药零售连锁企业 O2O 商业模式的构建》，《中国商论》2017 年第8 期。

表 17-1 2006—2017 年获准开展互联网药品交易服务的各类型企业数量

年份	企业总数量（家）	A 证（家）	B 证（家）	C 证（家）
2017	80	14	20	46
2016	351	15	107	229
2015	214	10	44	160
2014	167	6	28	133
2013	106	4	16	86
2012	26	0	11	15
2011	35	1	13	21
2010	3	0	2	1
2009	4	0	3	1
2008	1	0	1	0
2007	2	2	0	0
2006	2	2	0	0
总计	991	54	245	692

资料来源：国家食品药品监督管理总局官方网站：http：//www.sda.gov.cn/WS01/CL0001/。

从时间上看，近几年获准开展互联网药品交易服务的企业数量上升趋势明显，2011 年起互联网药品交易服务呈快速发展态势，2013 年是互联网药品交易服务加速发展的一年。一些具备发展条件的公司借助电子商务平台整合业务渠道，向供应链客户提供更多的增值服务，降低运营成本、提高交易效率，实现线上与线下业务经营的共同发展。

2012 年以来 B2C 企业（C 证）数量呈爆发式增长，2016 年 B2C 企业（C 证）数量约为 2012 年的 15 倍，约为同年 B2B 企业数量的 2 倍。（详见图 17-1）。从侧面印证了 B2C 模式发展潜力巨大。

从地区分布来看，全国各地区的互联网药品交易服务发展不均衡。互联网药品交易服务企业数量最多的为广东省，共 183 家；最少的为西藏自治区，仅 1 家。广东省 B2C 企业（C 证）数量远远超过其他城市。第三方平台（A 证）数量共 54 个，北京市 21 个，广东省 5 个，山东省、四川省各 4 个，上海市、安徽省各 3 个，福建省、江苏省、湖北省、重庆市各 2 个，辽宁省、浙江省、海南省、河北省、湖南省、江西省各 1 个。反映出互联网药品交易服务与地区经济发展相关（详见表 17-2）。

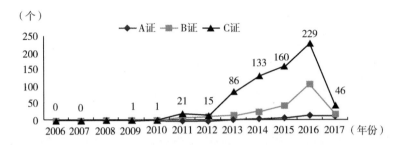

图 17 - 1　获准开展互联网药品交易服务的企业数量变化

资料来源：国家食品药品监督管理总局官方网站：http：//www. sda. gov. cn/WS01/CL0001/。

表 17 - 2　　　　目前互联网药品交易服务证书的地区分布情况

地区	A 证（张）	B 证（张）	C 证（张）	合计（张）
广东省	5	28	150	183
浙江省	1	28	57	86
江苏省	2	26	57	85
山东省	4	12	56	72
北京市	21	6	39	66
四川省	4	28	26	58
重庆市	2	12	25	39
河南省	0	16	22	38
湖南省	1	14	14	29
河北省	1	7	20	28
福建省	2	2	24	28
江西省	1	6	20	27
安徽省	3	1	23	27
上海市	3	4	20	27
辽宁省	1	4	20	25
云南省	0	14	8	22
湖北省	2	6	14	22
广西壮族自治区	0	4	14	18
山西省	0	6	10	16
吉林省	0	2	14	16

地区	A证（张）	B证（张）	C证（张）	合计（张）
黑龙江省	0	4	12	16
贵州省	0	2	11	13
天津市	0	4	7	11
甘肃省	0	3	6	9
山西省	0	1	7	8
内蒙古自治区	0	2	5	7
海南省	1	1	5	7
新疆维吾尔自治区	0	0	3	3
青海省	0	0	2	2
宁夏回族自治区	0	1	1	2
西藏自治区	0	1	0	1
总计	54	245	692	991

资料来源：国家食品药品监督管理总局官方网站：http://www.sda.gov.cn/WS01/CL0001/。

总之，面对"互联网＋"的发展机遇，药品流通企业以及行业外的互联网企业均表现出极大的信心。2016年网上药店药品销售额同比增长50%。各种新型商业模式不断涌现，B2B逐步向B2C、O2O等模式转型，传统商业贸易逐步向现代综合服务转型。例如，国控天津运用物联网技术构建与医院合作的全新服务模式，由PC端向移动端转换，为电商差异化、多样化发展引领方向；九州通建立的好药师医药健康商城开展全网营销，服务模式包括线上线下一体化、全渠道模式、O2O最后一公里配送服务模式以及互联网模式下的"寻医问药"服务模式、慢病管理模式。2017年年初，国务院公布取消互联网药品交易资格B证、C证的审批。合法的药品流通企业都可自由开展互联网药品的B2B、B2C业务。

三　我国互联网药品交易服务存在的问题

与传统实体药店相比，互联网药品交易服务具有覆盖范围广、交易效率高、经营成本低等优势。任何人在任何地点都可以通过互联网阅读商品信息、浏览商品种类、在线购买需要商品，不受时间和空间限制，简化交易过程。同时经营形式自由，有利于实现低成本快速交易，提高效率。[1] 但是，互联网药品交易服务在质量安全、物流配送、有效监管、药学服务、配套政策等方面尚有薄弱之处。

(一) 药品质量及信息安全、消费安全存在隐患

从服务提供方来说，存在不具资质的企业或个人参与经营、非法经营，第三方平台与实体药店主体责任不清晰，对药品进行夸大疗效、不实宣传的现象，不利于保护消费者利益和用药安全。从消费者角度来说，一是消费者不具备辨别互联网交易资质和信息真伪的能力，易受非法网站、虚假药品信息蒙蔽。二是药品作为一种特殊商品，存在信息不对称性，消费者对于药品的质量、适应症、用法用量、药理作用等信息无法有效掌握。从消费者权益保护角度来说，药品交易环节参与者众多，且可能地点分散，确定违法主体、交易行为、交易所在地、交易数量等内容都存在困难，面临发现难、取证难、处理难的问题。[2]缺乏供消费者进行药品质量监测和投诉的平台，权益受损害时难以及时维权。[3]

(二) 物流配送机制有待完善

药品涉及人体健康，具有严格的生产批号管理和特定的储存条件，不符合规定要求的配送条件或送达期限都可能使药品发生化学变化，影响药品质量和消费者使用药品的安全有效性。完善的互联网药品交易服务物流配送体系是药品质量的有力保障。

依据《食品药品监管总局关于加强互联网药品销售管理的通知》，零售连锁企业通过互联网销售药品时，应当使用本企业药品配送系统自行配送。自行配送可以保证药品的质量，也可避免配送途中的破损和调换。但结合目前我国药店集中度差、多小散乱的情况[4]，我国具有药品

---

[1]　李立娟：《网上药品销售难题待解》，《法人》2017 年第 4 期。

[2]　黄勇：《互联网时代药品交易服务的思考》，《中国执业药师》2016 年第 3 期。

[3]　蒲柯全：《网购药品安全法律监管问题探析》，《法制博览》2017 年第 9 期。

[4]　陈洪忠、王芳：《互联网药品交易服务现状、发展与规范》，《中国合理用药探索》2017 年第 6 期。

配送资质的第三方物流并不多，企业自建物流成本较高，覆盖能力较低，药品自身或配送过程中产生的责任分担问题也存在争议。存在配送过程中药品包装破损或药品丢失，甚至调包混淆的可能。①

（三）实现有效监管面临难点

一是相关法律制度尚不成熟。立法位阶有待提升，制度内容需要完善。《中华人民共和国药品管理法》是药品监管领域的基本法律，但是对于互联网药品交易服务的规范不够，缺乏国家层面的专门法律。目前监管互联网药品交易服务主要依据部门规章（《互联网药品信息服务管理办法》、《互联网药品交易服务审批暂行规定》等）和规范性文件（《关于贯彻执行〈互联网药品信息服务管理办法〉有关问题的通知》、《关于贯彻执行〈互联网药品交易审批暂行规定〉有关问题的通知》、《关于实施〈互联网药品交易服务审批暂行规定〉有关问题的补充通知》等）。对于互联网药品交易服务过程中各个主体法律责任的承担等问题，现行法律和制度规定相对滞后、尚不完善。

二是行业监管缺失。目前我国涉及互联网药品交易服务监管的行政部门众多，例如，药监部门负责交易许可备案及日常监督检查，电信部门负责网络接入，公安部门对互联网药品交易的违法犯罪行为进行监管。各监管主体间存在权力交叉、相互配合的情形，存在政府执法力量有限、执法难度大的问题。②然而，当前的协会组织（如药学会、医药商业协会等）尚未出台与互联网药品交易服务相关的自律规范，桥梁纽带作用未有效发挥，行业整体素质和综合实力区域化差别较大。③

三是信用体系发展不健全。信用体系建设是贯穿事前、事中、事后监管的基础性工程，信用体系建设与经济发展水平和发展阶段不匹配、不协调、不适应的矛盾突出。药品流通领域信用体系不健全导致的监管弱点凸显。钓鱼网站、网购骗术、网络病毒等非法行为屡禁不止；各地

---

① 刘丹蕾、邱家学：《探讨我国网上药店发展的问题和思路》，《上海医药》2012 年第 1 期。

② 盛俊彦、赵晓佩、于亚男：《我国网络售药监管制度存在的问题与对策建议》，《中国药房》2017 年第 7 期。

③ 张密、陆奕：《互联网药品服务监管现状和发展趋势》，《中国药事》2013 年第 3 期。

对失信的判断标准不同，对互联网药品交易服务企业信用建设推进不一，影响了事中事后的监管介入。[①]

（四）网上药学服务有待提升

为药品消费者提供充足的药品信息、用药咨询，确保药品消费者获得高质量的药学服务，提高消费者的健康水平和生活质量，也是药品交易服务的重要责任。互联网药品交易提供药学服务完全基于网络这一虚拟平台，无论内容还是形式都有较大的探索和提升空间。目前互联网药品交易中提供药学服务的方式有在线对话窗口、QQ、留言窗口、热线电话等方式。也存在网上沟通表述和理解造成药师指导用药上出现偏差的风险。根据国家食品药品监督管理总局执业药师资格认证中心的数据，截至 2017 年 11 月底，全国执业药师注册人数为 404482 人，平均每万人口执业药师人数为 2.9 人。注册于社会药房的执业药师 357914人，占注册总数的 88.5%。根据国家食品药品监督管理总局 2016 年食品药品监管统计年报，截至 2016 年 11 月底，全国共有药品经营许可证持证企业 465618 家。可以看出药品经营企业的数量要远远大于执业药师的数量，我国执业药师还不能满足线下实体药店的需求，互联网药品交易服务中执业药师制度更加难以落实。[②]

（五）医保配套政策尚未对接

我国互联网药品交易服务尚未与医保体系对接，在线支付购药时不能使用医保卡，消费者无法享受到在实体药店购药的实惠，一定程度上削弱了互联网药品交易服务的竞争力。虽然 2016 年国家人社部发布《关于印发"互联网 + 人社" 2020 行动计划的通知》，其中提及"建设统一、开放的医保结算数据交换接口，在安全可控的前提下，支持相关机构开展网上购药等应用"。但在实践操作层面，如何实现医保与互联网药品交易模式的安全、有效对接，需要技术、政策等方面继续探索。

一方面，互联网药品交易服务本身没有形成成熟的规制体系，关于

---

① 陈育槐等：《新形势下药品流通领域事中事后监管的对策研究》，《中国市场监管研究》2017 年第 8 期。

② 李烨等：《我国网上药店存在的问题探讨》，《中国药事》2017 年第 7 期。

规范医保资金转化成电子货币在网络流通的法律条文几乎缺失①，医保基金账户的安全性将面临考验，为互联网药品交易的医保支付发展埋下隐患。支付方式上金融机构与第三方支付平台尚无渠道与医保管理系统对接。目前违规销售处方药的行为依然存在，互联网药品交易采用医保支付，对处方远程审核监管提出更高的要求。另一方面，我国医保处于整合发展进程中，医保支付和监管系统存在地区差异，医保基金管理、监管水平也参差不齐。

四　我国互联网药品交易服务发展的对策与展望

（一）完善法律法规体系，明确主体责任与义务

修订完善《药品管理法》，加入互联网药品服务监管的相关内容，加快互联网药品交易服务立法，完善相关行政法规、规章，进而逐步完善互联网药品交易的法律规范及相关行业指南，形成一个相对完善的体系，保障公众用药安全。明确互联网运营商对互联网药品信息的审查义务，考虑互联网业、金融业、流通业的发展，规范体系也应与时俱进。

明确互联网药品交易服务提供主体在采购、销售、信息发布、售后等各环节的责任与义务。例如，在为消费者提供产品服务或用药咨询之前，药师应先明示获得职业资格身份信息；根据实际情况，及时告知患者到线下实体店与药师面对面交流，或者到医疗机构及时地就诊和治疗；针对非正常剂量或非正常频率购药情况、可能的用药成瘾或者其他潜在风险应充分警觉，并通过有效渠道进行信息上报；应当确保信息是最新的、准确的、符合专业标准的；特定产品信息的发布，要提供患者告知书等特别声明，并符合规范性要求等。②

（二）改善药学服务质量水平，提高服务的专业化与个性化

互联网药品交易服务应重点改善其药学核心服务的质量与水平，加强专业药师队伍的建设，提供专业的药学服务提供专业化、个性化的拓

---

①　吕晓晨、邓勇：《网上药店医保支付的四大障碍》，《中国药店》2015年第6期。

②　龚楠：《互联网药店该尽什么义务》，《健康报》2017年3月23日。

展服务，保持经营特色，最终实现健康管理的目标。可以从以下几个方面入手：一是提供明确、简洁、多样的药品分类方式，方便消费者自助选择。二是提供更加详细、便捷查询的医药信息，包括药品说明书、药品数据库及与合理用药相关的健康资讯等，建立药品相互作用查询库，建立药品禁忌症数据库，主动提示有某些过敏史、家族史的患者慎用或禁用药品等。三是完善咨询服务，加强特殊药品用药指导。配备执业药师，储备专业人才，及时提供专业的用药指导、信息咨询服务，以及时醒目、多样生动的方式提示正确使用方法、储存条件及注意事项，加强执业药师和消费者之间的互动交流、用药指导和售后服务跟踪。将咨询频率较高的问题和药师回复整理发表在网站上[①]，保护消费者隐私。四是进行消费者回访，建立个人药品健康档案，完善个人用药效果和不良反应反馈监测。

（三）发展安全、可靠、稳定的药品配送体系

药品配送是互联网药品交易服务不可缺少的一部分，安全、可靠、稳定的配送体系至关重要。一是明确配送资质和委托代理关系，建立可追溯的信息监测体系，厘清保障药品质量安全的责任。线上线下一致，将网络药品经营纳入全过程管理，实现闭环式质量管理。二是落实《药品经营质量管理规范》（GSP）认证应用，确保配送环节的安全、快速，尤其是生物制剂的冷链运输、化学药品的温湿度要求或避光存放等特殊要求。跨地域合作，加强药品物流配送的监管。三是配送服务提供商应当对消费者的个人信息、用药信息承担严格保密的义务。

现代药品配送体系将充分利用包括移动互联技术在内的现代信息技术全面发展，加大力度建立布局科学、安全高效、技术先进的专业化、社会化现代医药物流和服务体系，提高药品配送的安全性和便捷性，满足个性化定制需求。构建专业的第三方医药物流配送体系，建立完善跨行业、跨区域的智能医药物流信息服务网络将成为趋势。

（四）逐步实现医保对接

实现医保支付是促进互联网药品交易服务发展的重要路径。加强互

---

①　贡庆等：《对我国网上药店药学服务的研究》，《中国药房》2013 年第 9 期。

联网安全技术研发，结合先进的个人身份认证技术等互联网安全技术手段，以强大的技术力量和监管力量做支撑，应对互联网药品交易医保支付的挑战，保障医保账户、支付、数据传输等安全。推进商业保险参与，尝试通过购买第三方服务的方式进行网络医保结算。[①]

（五）创新监管方式，形成综合监管合力

将粗放式的监管创新转化为科学、动态、常态的监管。一是简化行政许可程序、降低交易成本，提高监管效率。加强信息披露，充分利用大数据信息，实现智慧监管。鼓励更多企业参与互联网药品交易服务，有助于更多经营业态的出现。二是政府职能部门密切合作，明确分工。互联网药品交易服务涉及多个政府职能部门，其监管责任也应由食药监局、工商部门、工信部门、公安部门等相互配合、共同承担。例如，食药监部门负责对互联网药品信息和交易服务的备案审核及内容监控，工商部门负责违法广告的查处；工信部门负责管理网络运营及安全；公安部门负责对网络犯罪进行查处。完善日常运营的监管，规范药品信息发布标准，建立国家信息监管平台，加强跨区域监管与合作。三是加强行业自律，完善社会监督体系。充分发挥互联网药品交易服务行业协会的作用，形成行业自律组织和规范，促进药师队伍建设和行业发展，发现违法违规行为及时上报。同时加强消费者用药安全教育和网络购药安全教育，鼓励消费者对不法经营行为进行监督。

总之，新时代互联网药品交易服务面临着深度变革的挑战与机遇。

一方面，公立医院综合改革、药品流通领域改革不断深入，药品交易服务领域面临全面转型和格局重构，将形成新的药品流通行业供应链体系。未来互联网药品交易服务的竞争将更加激烈，其竞争的核心要素也发生着根本变化，或将从进货渠道、品种类别、价格高低升级为战略规划、商业模式、品牌管理、物流配送、用户体验、增值服务、医保对接、健康大数据等更高层级的竞争。

另一方面，互联网药品交易服务正在由单一的网上药店和互联网医

---

① 吕晓晨、邓勇：《不要为网上药店医保支付困局烦忧》，《天津社会保险》2016 年第 3 期。

药批发向多元化的健康服务提供和管理转型，医疗与医药融合趋势愈发明显，对产业链的渗透更加深入。多种商业模式和经营业态不断涌现并发展，线上与线下相结合，充分应用健康大数据，分析、挖掘消费者的需求和消费倾向。具备医药专业背景、具备供应链管理意识和大数据应用思维的电子商务人才，具有网络技术、医药专业、市场营销等专业知识的多元化跨界人才，将成为行业人才培养的热点，行业的专业化人才队伍将出现结构性变化。这都将从各个方面推动提升运行效率，进一步提高行业服务能力和管理水平，有利于医药行业和互联网药品交易服务走向规范、有序、集中发展阶段，有利于整个领域的发展。

在互联网时代，中国医药企业能够选择适合自身发展的电子商务经营模式，改变传统的思维定式，并在同行业竞争中显示出足够的优势，这是目前互联网药品交易服务发展的关键。医药企业的互联网发展是大势所趋，我们必须要对互联网药品交易服务发展的紧迫性和重要性给予充分重视，转变观念，积极、主动地迎接互联网时代的到来与挑战，创造条件发展我国的医药互联网经济。同时，我们亦不能忽视医药行业的特殊性，当前正在进行的医疗卫生体制改革对医药行业的互联网发展必将产生极其深刻的影响。互联网药品交易服务正在逐渐走向成熟。未来，随着相关政策和产业实践落地，发展潜力巨大，移动化、专业化、多元化、智慧化、多态融合等趋势将逐步凸显。在这个过程中，冲突与融合同在，机遇与风险同担，值得我们拭目以待。

参考文献：

[1] 代炎：《中美药品互联网零售监管比较研究的启示与应用》，硕士学位论文，山东大学，2016 年。

[2] 邓燕萍：《我国网上药店现状调查分析研究》，硕士学位论文，广东药学院，2012 年。

[3] 董鹏、季伟：《新常态下药品流通企业发展方向探讨》，《西部财会》2016 年第2 期。

[4] 郭燕红：《推进分级诊疗，构建连续健康服务》，《中国全科医学》2017 年第 1 期。

[5] 课题组：《互联网金融盈利模式及其监管探讨》，《华北金融》2015 年第 4 期。

［6］寇佳丽：《网络售药监管规范亟待出台》,《经济》2016 年第 24 期。

［7］李璠、余伯阳、曹人元等：《基于结构—行为—绩效分析范式的药品流通领域供给侧结构性改革策略分析》,《中国药房》2017 年第 10 期。

［8］李格林：《医药电商模式对我国医药供应链的优化作用分析》,《中国卫生信息管理杂志》2015 年第 3 期。

［9］沈伟：《我国医药电子商务发展的现状与推进策略研究》,硕士学位论文,沈阳药科大学,2005 年。

［10］王彩凤：《浅议我国电子商务 O2O 经营模式》,《中国经贸》2016 年第 2 期。

［11］吴博今：《我国医药电子商务政府监管与规范化运行》,硕士学位论文,河南大学,2008 年。

［12］殷猛、李琪、刘霁堂：《医药企业电子商务转型的影响因素及策略研究》,《卫生经济研究》2016 年第 3 期。

［13］张彤：《我国药品流通领域医药电子商务模式创新研究——以华润健一网电子商务模式为例》,博士学位论文,首都经济贸易大学,2015 年。

［14］周玉涛：《处方药网络闯关》,《中国药店》2013 年第 9 期。

［15］刘少冉、陈玉文：《我国网上药店监管存在的问题与对策》,《中国药业》2009 年第 18 期。

［16］杨彦春：《执业药师能不能多点执业》,《首都食品与医药》2015 年第 23 期。

［17］白会芳：《甘肃医药物流发展的问题分析》,《品牌》2015 年第 11 期。

［18］边茗江：《现代医药物流企业订单波动的作业优化研究——以华东医药为代表》,硕士学位论文,浙江工商大学,2015 年。

［19］王合新：《南宁市人才资源开发研究》,硕士学位论文,广西大学,2009 年。

［20］肖晗、朱民田：《我国医药企业互联网发展探究》,《中国市场》2016 年第 52 期。

（华中科技大学　李　璐）

第十八章　我国基本医疗保险药品目录
管理评价与展望

　　《基本医疗保险药品目录》（以下简称"医保目录"）是医保基金支付参保人药品费用和强化医疗保险医疗服务管理的政策依据及标准，它的根本目的就是保证参保人的合理用药要求，保障参保人的合法权益，降低药品费用，降低不合理的药品支出。

　　近年来，医疗费用增长过快引发一系列的社会问题，药品费用的虚高是老百姓"看病难、看病贵"的集中体现，而医保目录作为我国药品生产、供应、使用、监督、管理等方面的重要目录在医疗保险正常运行中发挥着至关重要的作用。截至目前，我国共出版了4版《医保目录》，分别是2000年版、2004年版、2009年版、2017年版，这4版《医保目录》在药品费用控制、资源合理配置、降低成本等方面取得了显著成效，在一定程度上缓解了"看病难、看病贵"等问题，但在我国《医保目录》的调整过程中，药物遴选、药物评价方法、遴选标准等方面仍存在许多问题。本章节在对《医保目录》的现状进行比较分析的基础上，对我国现阶段的《医保目录》管理进行评价，针对《医保目录》中存在的问题，借鉴国外的经验，为我国《医保目录》管理提出宝贵意见。

一　基本医疗保险目录的概况

（一）基本医疗保险药品目录的构成

我国的基本医疗保险目录是指保证参保患者临床治疗必需的，纳入基本医疗保险给付范围内的药品目录，是基本医疗保险用药范围管理的一种方式。它由甲类目录和乙类目录两部分组成。甲类的药物是指全国基本统一的、能保证临床治疗基本需要的药物。这类药物的费用纳入基本医疗保险基金给付范围，并按基本医疗保险的给付标准支付费用。乙类的药物是指基本医疗保险基金有部分能力支付费用的药物，这类药物先由参保患者支付一定比例的费用后，再纳入基本医疗保险基金给付范围，并按基本医疗保险给付标准支付费用。此外，各省（自治区、直辖市）可依据当地经济水平、医疗需求和用药习惯，对国家制定的"乙类目录"适当进行调整（甲类目录各地不得调整），增加和减少的品种数之和不得超过国家乙类目录药品总数的15%。各统筹地区执行国家制定的甲类目录和本省（自治区、直辖市）的乙类目录，并对乙类目录中的药品根据当地实际，制定个人自付比例。

（二）基本医疗保险药品目录的遴选原则

国家对纳入《国家基本医疗保险药品目录》的药品做出了严格要求，纳入我国《国家基本医疗保险药品目录》的药品既要考虑临床需要，也要考虑地区间的差异和用药习惯，中医药并用，还要保证市场能够供应。因此，《国家基本医疗保险药品目录》严格按照以下的原则进行遴选。

1. 保证参保患者用药安全有效的原则

凡纳入《国家基本医疗保险药品目录》的药品必须是收入《中华人民共和国药典》，或符合国家部颁标准，或正式进口的药品。

2. 保证参保患者基本医疗需求的原则

凡纳入目录的药品必须是治疗性药品，排除主要起营养滋补作用的一些药品类别。

3. 鼓励和支持医药科技进步的原则

经临床实践证明，疗效好，价格合理，使用方便的新药尽量纳入。

4. 坚持新旧用药办法平稳过渡的原则

药品目录要体现近几年参保患者用药需求的变化，药品遴选范围按照进入多数省区市公费、劳保医疗报销范围为条件来确定。

5. 坚持科学性、公正性、权威性的原则

制定《国家基本医疗保险药品目录》要尊重科学，坚持公开、公正、公平，在全国范围内组织不同层次的临床医药学专家进行药品遴选，确保基本医疗保险用药的科学性和广泛性。

（三）《国家基本医疗保险药品目录》与《国家基本药物目录》的衔接

1. 基本药物的概念及发展

1975 年第 28 届世界卫生大会，世界卫生组织（以下简称 WHO）针对发展中国家面对的主要药物问题提出新的药物政策的要点，即成员国和发展中国家根据本国的卫生发展需求，以合适的价格采购达到规定质量要求的基本药物。

1977 年，WHO 在报告中正式提出"基本药物"的概念。基本药物是能够满足大部分人口卫生保健需要的药物。基本药物概念的提出不仅提供了一个在国家水平上购买药物的合理基础，而且提供了一个在卫生保健系统不同层次上建立药物需求的合理基础。1977 年 10 月，经过基本药物专家委员会遴选，出版了《基本药物示范目录（Essential Drugs List，EDL）》（第 1 版）。1978 年，WHO 将基本药物的正常供应作为"2000 年全民健康目标"（Health for All by the Year 2000）的一项关键指标，以评估其进展。

1981 年，WHO 又建立了基本药物和疫苗行动纲领（Action Program on Essential Drugs and Vaccines）。其后，就此拉开了以基本药物战略解决贫困国家卫生保健中药品保障问题的序幕，并将基本药物概念融入医疗保健系统的各个方面。此时，WHO 将基本药物定义为能够保证绝大多数人口的基本医疗保健所必需的安全有效的药物。

1985 年，WHO 再一次扩展了基本药物的概念：基本药物不仅是能够满足大多数人卫生保健需要的药物，而且是能够被保证生产和供应，重视合理用药，并推荐把基本药物的遴选同处方集和标准治疗指南的制定相结合。

2002 年，WHO 进一步更新了基本药物的概念：应满足人口的有限卫生保健需求，根据药品的相关性、功效安全性等来遴选基本药物，卫生保健系统应该确保任何时候都以充足的数量、适宜的剂量、可靠的质量、足够的信息以及个人和社会能承受的价格供应基本药物，用不同的形式灵活实施基本药物概念。

2. 我国《国家基本药物目录》的制定和发展

1979 年我国就响应了 WHO 倡导，组织有关医药工作者成立了"国家基本药物遴选小组"，并开始推动国家基本药物制度的建设。同年，国家针对公费医疗制度参保人员医疗费用浪费严重、增长过快的问题，制定了《公费医疗基本用药目录》，实行医疗费用与个人适当挂钩，以增强参保人员费用意识。

1982 年 1 月，我国正式颁布了《国家基本药物目录》（该版只有西药）。1996 年 3 月，我国颁布了《国家基本药物目录》第二版，在原有入选原则上增加"中西药并重"内容，第一次加入了中药品种。目录在 1998 年、2000 年、2002 年和 2004 年均进行了调整，但无论哪一版本，实施都不理想。

1997 年《中共中央、国务院关于卫生改革与发展的决定》以法规形式表明：国家建立并完善基本药物制度，对纳入《基本药物目录》的质优价廉的药品，制定鼓励生产、流通的政策。

2009 年 8 月 18 日，国家发改委、卫生部等 9 部委发布了《关于建立国家基本药物制度的实施意见》，这标志着国家基本药物制度正式启动实施。实施国家基本药物制度是深化医药卫生体制改革近期五项重点工作之一。9 部委同时还发布了《国家基本药物目录管理办法（暂行）》（卫药政发〔2009〕79 号，以下简称《管理办法》）和《国家基本药物目录·基层部分》（2009 年版）。《基本药物目录》终于具备了真正实施的效力。

《管理办法》指出，国家基本药物目录原则上每 3 年调整一次。国家基本药物遴选要按照防治必需、安全有效、价格合理、使用方便、中西药并重、基本保障、临床首选的原则，结合中国用药特点和基层医疗卫生机构配备的要求，参照国际经验，合理确定基本药物的品种（剂型）和数量。2009 年版国家基本药物目录包含了化学药和生物药共 205 个品种，中成药 102 个品种，共计 307 个品种。该目录的配备使用结合零差率政策的实施，对于促进合理用药、减轻群众基本用药负担和建立基层运行新机制发挥了重要作用。但是，由于 2009 年版基本药物目录主要针对基层医疗卫生机构，在实施中存在一定的局限性：品种较少，基层普遍反映不够用，较大医院很少使用；缺少妇儿、肿瘤等专科用药，地方增补药品不规范；药品剂型规格宽泛，不利于招标带量采购。①

2013 年 3 月 15 日，原国家卫生部网站公布《国家基本药物目录》（2012 年版），该目录于 2013 年 5 月 1 日起施行。2012 年版目录是以 2009 年版的目录为基础，坚持"保基本、强基层、建机制"，在数量上与基层实际使用数量相衔接，参考 WHO 基本药物示范目录，充分考虑我国现阶段基本国情和基本医疗保障能力。2009 年版和 2012 年版的国家基本药物目录比较见表 18 - 1。

表 18 - 1　　　　　2009 年版、2012 年版国家基本药物目录比较　　　　单位：种

国家基本药物目录	药品总数	化学药品和生物制品	中成药
2009 年版	307	205	102
2012 年版	520	317	203

相较于 2009 年版，2012 年版目录一方面增加了品种，从而能更好地服务于基层医疗卫生机构，推动各级各类医疗卫生机构全面配备、优先使用基本药物。另一方面，2012 年版目录在结构上更加优化，补充了抗肿瘤和血液病用药，注重与常见病、多发病特别是重大

① 贡联兵：《〈国家基本医疗保险、工伤保险和生育保险药品目录〉2009 年版与 2004 年版对比分析》，《药品评价》2010 年第 16 期。

疾病以及妇女、儿童用药的衔接。其次，目录规范了剂型、规格，初步实现标准化。尽管品种数量增加，但剂型、规格的数量减少，有利于基本药物招标采购，保障供应，落实基本药物全程监管。另外，基本药物目录加强了与基本医保目录的衔接，明确了基本医疗保险对基本药物的较高报销比例。

3. 两大目录的衔接

1999 年 5 月，劳社部发〔1999〕15 号《城镇职工基本医疗保险用药范围管理暂行办法》第 6 条规定，《医保目录》中的西药和中成药在《基本药物目录》的基础上遴选。不仅如此，2009 年《管理办法》还明确指出，《国家基本药物目录》的药品，全部纳入医保药品目录的甲类部分，其报销比例明显高于非基本药物。由此可见，《医保目录》是发挥《基本药物目录》在医疗保险药品费用支付、临床用药指导、药品生产与供应、国家医疗保健制度建立等功能的重要手段。①②

（四）基本医疗保险药品目录的发展

1. 发展历程

1951 年，政务院颁布了《中华人民共和国劳动保险条例》，逐步建立了机关事业单位实行公费医疗制度、企业实行劳保医疗制度的职工医疗保险制度，公费、劳保制度从建立初期就对药物的用药范围有明确的限定。从 1993 年开始，国家有关部门制定了《公费医疗用药报销范围》，以控制公费医疗费用的支出，防止消费，保障职工基本医疗。随后，国家有关部门针对医疗费用增长速度过快，制定了《公费医疗用药报销范围》来控制公费医疗费用支出。

1996 年，国务院办公厅转发国家体改委等四部委《关于职工医疗保障制度改革扩大试点意见》的通知（国办发〔1996〕16 号），在《意见》里提出按照八届全国人大四次会议《中华人民共和国国民经济和社会发展"九五"计划和 2010 年远景目标纲要》，"逐步建立城镇统

---

① 胡文华：《医保目录与基本药物目录宜合一》，《中国医药报》2005 年 8 月 16 日。

② 范学礼：《〈基本药物目录〉与〈医保目录〉并行下的衔接性研究》，博士学位论文，黑龙江中医药大学，2011 年。

筹医疗基金和个人医疗账户相结合的医保制度"，要求卫生部门会同财政、医疗保险行政管理部门制定医疗保险药品报销目录。

1998 年，劳动和社会保障部在关于《国务院关于建立城镇职工基本医疗保险制度的决定（征文意见稿）》的说明中提出合理确认用人单位和个人缴费率。《国务院关于建立城镇职工基本医疗保险制度的决定》（国发〔1998〕44 号）提出基本医疗保险水平要与社会主义初级阶段生产力发展水平相适应，基本医疗保险基金实行社会统筹和个人账户相结合等。《征文意见稿》和《办法》要求确定基本医疗保险的服务范围和标准，制定国家基本医疗保险药品目录、诊疗项目、医疗服务设施标准及相应管理方法，以保证医疗保险基金的收支平衡。为了贯彻落实《城镇职工基本医疗保险用药范围管理暂行办法》提出《基本医疗保险药品目录》的纳入条件、范围、原则等。纳入《基本医疗保险药品目录》中的中医药和中成药是在《国家基本药物》的基础上遴选的，进行甲乙分类管理。《医保目录》原则上每两年调整一次，新药增补工作每年进行一次。

2000 年 5 月，我国正式颁布了第一版《国家基本医疗保险药品目录》，包含 725 种药品。2004 年 9 月，劳动和社会保障部（劳社部发〔2004〕23 号）颁布了 2004 年新版目录，在 2000 年版的基础上做了大幅扩容，中西药品种达到 1031 种。2009 年，国务院《关于印发国家基本医疗保险、工伤保险和生育保险药品目录的通知》中颁布了《国家基本医疗保险、工伤保险和生育保险药品目录（2009 年版）》，西药和中成药品种共 2151 个。[1] 2017 年，人社部公布了最新的《国家基本医疗保险、工伤保险和生育保险药品目录（2017 年版）》，包含药品总品种数 2535 个。相较 2009 年版《药品目录》新增 339 个品种，增幅达 15.4%。[2]

2. 医保药品目录的发展特点

2017 年版医保《药品目录》的制定，体现了"补缺、选优、支持

① 李瑶:《医保目录调整注重衔接》，《医药经济报》2009 年 8 月 6 日。
② 任社:《医保目录时隔 8 年再调整》，《共产党员》2017 年第 5 期。

创新、鼓励竞争"的政策思路，对工伤保险用药、儿童药、创新药、重大疾病治疗用药和民族药予以重点考虑和支持。[1]

（1）给予儿童用药更多关注

我国儿科"缺医少药"问题十分严重。制药企业以成人药品为主，多数儿童药由制药企业附带少量生产。由于儿童用药生产工艺相对复杂、生产成本较高、新药研发周期较长、利润较低等因素，专业儿童用药的生产企业不能满足儿童用药市场的需求。[2] 2017 年版目录新增了 91 个儿童药品品种，药品目录中明确适用于儿童的药品或剂型达到 540 个，加大了儿童用药保障力度，也将进一步鼓励国内企业研发和生产儿童用药品种。

（2）加大对创新药的支持力度

医药行业创新发展意味着研制和生产出质量更好、疗效更佳、成本更低的药品。为此，2017 年版目录调整中将 2009 年后上市的新药作为重点评审对象，并对其中的创新药进一步倾斜。2008 年至 2016 年上半年我国批准的创新化学药和生物制品中，绝大部分都被纳入了 2017 年版药品目录范围或谈判药品范围，仅很少的品种因不属于医保支付范围（疫苗）或临床认可度较低等原因未被纳入。

（3）加大对重大疾病治疗药物的支持力度

治疗癌症、重性精神病、血友病、糖尿病、心脑血管疾病等重大疾病的常用药品基本被纳入了药品目录或谈判药品范围。31 个西药品种、5 个中成药总计 36 个品种通过谈判纳入药品目录乙类。31 个西药品种中，有 15 个抗肿瘤治疗药物，覆盖了肺癌、胃癌、乳腺癌、结直肠癌、淋巴瘤、骨髓瘤等癌种。[3]

（4）加大对中药和民族药的支持力度

大力支持中药、民族药。在坚持"中西药并重"的基础上，2017

① 《医保目录调整尘埃落定　三大亮点解密新变革》，《山东人力资源和社会保障》2017 年第 Z1 期。

② 刘伟、娄鹏举、李恒等：《〈WHO 儿童基本药物标准清单〉与我国〈医保目录〉儿童用药的对比分析及对我国的启示》，《中国药学杂志》2011 年第 21 期。

③ 《36 种"贵药"纳入医保目录　最高降价七成》，《中国医院院长》2017 年第 15 期。

年版药品目录中西药与中成药占比分别达到 51% 和 49% ，基本持平。专门组织了少数民族医药专家对蒙古族、藏族等民族的传统药进行评审，新增民族药 41 个，增幅达 90% ，比例明显高于其他药品。

（5）对工伤保险用药予以特殊考虑

2017 年版目录不仅适用于基本医疗保险参保人员，也适用于工伤保险和生育保险参保人员。为落实《国家职业病防治规划》和《关于印发加强农民工尘肺病防治工作的意见的通知》，目录制定中对工伤保险用药予以了特殊的考虑：一方面充分考虑了职业病等特殊疾病的用药需求，新增了治疗尘肺病的汉防己甲素等药品；另一方面药品目录中 A 型肉毒毒素注射剂等 5 种药品的"备注"一栏标为"限工伤保险"，这些药品仅限于工伤保险基金支付，而不属于基本医保基金的支付范围，也就是说工伤保险的用药范围要超过基本医疗保险的用药范围。①

二　《医保目录》管理中存在的问题

（一）药品归类、限制范围不合理

1. 小部分基础性的同类药物，甲类价格偏高，乙类价格偏低

历年《医保目录》里一直存在部分基础性药品，同类价高的产品列入甲类，具备同样效用的价低产品列入乙类的现象。从药品目录制定原则上讲，这与甲、乙类药品分类原则有所背离，由于甲类药物的支付费用是纳入基本医疗保险基金给付范围内的，那么将同类价高产品列入甲类药物无疑促进了医疗费用的增长。

2. 同类药物对甲、乙类药品的使用限定不同

在《医保目录》里出现了同类药品对于甲类药品的使用限定了严格的范围，而对乙类药物的使用无任何限制，这就导致了甲类药物的使用频率降低，乙类药物的使用频率过高，加重了患者和医保的负担。

---

① 谭文苗、王强、王兰等：《2017 年版、2009 年版〈国家基本医疗保险、工伤保险和生育保险药品目录〉西药品种对比分析》，《临床药物治疗杂志》2017 年第 7 期。

3. 同类药品繁多，药品不具代表性

在《医保目录》中，一级分类有 21 类，二级分类下有 83 个品种，药物分类过细。目录中收录的很多药物，效用相似或相同，在没有经过药物经济学评价的情况下，一些药物所具备的代表性不强，而且过多的分类加大了医务工作人员药品的使用难度，容易出现反复用药、重复用药的现象，加重了医保和患者的负担。

（二）药品遴选的过程不合理

1. 药品遴选的评价方法不科学

我国《医保目录》药品的遴选原则是临床必需、安全有效、价格合理、使用方便、保证供应，但是没有充分的科学指标来确定药品的安全性、有效性、经济性。各项原则均没有细化，导致实施的过程缺乏可操作性。此外，专家作为药物评价的主体，主观性太强，仅仅依靠主观经验对药品做出决断，对药品的评价缺乏客观依据，这会在一定的程度上影响药物评价结果的科学性，所以目前我国在药物的评价上缺乏量化指标，很多层面还不够完善。

2. 参与遴选的专家结构不合理

在药品遴选的过程中，既要考虑药物的自身属性，比如：质量、有效性、安全性、剂型、规格、价格等，又要考虑到经济发展状况、基本医疗卫生需求、政府卫生政策等实际情况，但由于专家组在公共卫生和公共政策方面的专家比例设置不够合理，所以对药物的评价和调整缺乏一定的科学性，致使《医保目录》存在一些不合理的地方。

（三）药品目录动态更新机制存在问题

1. 更新周期过长

根据《城镇职工基本医疗保险用药范围管理暂行办法》（劳社部发〔1999〕15 号）的相关规定，我国《医保目录》的新药增补工作每年进行 1 次，《药品目录》原则上每两年调整一次，各省、自治区、直辖市药品目录进行相应的调整，但是目前我国共出版了 4 版《医保目录》，分别是 2000 年版、2004 年版、2009 年版、2017 年版，目录更新周期较长。由于新药进入《医保目录》必须具备两年以上的临床使用限制,《医保目录》更新周期内并没有进行新药增补工作,所以在《医保目录》更新周期内的很多新药无法补充到《医保目录》里。此外,我国《医保目录》的调整是由遴选小组发起的,这种方式在一定程度上限制了生产商的参与,使得药品生产商只能被动地参与到药品目录的调整和更新,严重打击了药品生产商的积极性,同时也是对医疗、医药等资源的浪费。①

2. 药品目录动态调整信息不透明

我国医保药品目录的动态调整过程缺乏医药管理部门、药品生产商、医疗卫生机构的多方监督,在药物调入和退出的过程中,存在信息不透明的问题。由于药品动态调整机制缺乏时效性,信息的不透明会影响患者用药的安全性,再者评审专家信息的非公开性,也影响了药品目录动态调整机制的权威性,容易引起多方质疑。

3. 药品经济学评价的应用存在缺陷

药品经济学是一门应用经济学原理和方法研究、评估药物治疗成本与效果及其关系的边缘学科,药品经济学在医疗资源优化配置、药品目录制定、医药政策制定、医疗费用控制等各方面发挥着重要的作用。目前,大多数国家已将药品经济学应用到药品报销目录的制定中,但是因为我国对药品经济学的研究处于起步阶段,对药品经济学的研究还不够系统,也没有出台一部完整的药品经济评价指南,所以在《医保目录》的制定过程中,没有统一的技术指导规范和行政要求,在考虑药品的成本—效益分析等方法方面,还存在一定的缺陷。②

三　国外经验

(一) 澳大利亚

澳大利亚联邦政府制定的药品津贴计划 (Pharmaceutical Benefits

---

① 《完善医保目录调整机制　让创新成果早日惠民》,《前进论坛》2017 年第 6 期。
② 崔孟珣、彭奕、赵瑾等:《国内外新药进医保目录的比较研究及对我国相关政策建议》,《药学实践杂志》2011 年第 3 期。

Scheme，PBS）将部分常规药品列入医疗保险的药品目录里形成 PBS 目录，与我国的《医保目录》性质相同，在澳大利亚的 PBS 目录药品遴选过程中，药品价格管理局（PBPA）与药品津贴咨询委员会（PBAC）作为参与目录制定和调整的机构发挥着重要的作用。PBPA 和 PBAC 是专家和利益集团组成的完全独立于政府的审核机构，但其责任和权限皆有政府明确规定，PBPA 主要负责审核药品价格是否合理，如何使用药物经济学评价来有效控制新药的价格，并对已经进入 PBS 里的药物价格进行年审，以保证 PBS 里基本药物价格的稳定性。而 PBAC 则主要负责对申请人申请的药品进行审核，在申请人申请审核时，需要提供一系列证明该药物安全有效的数据资料和完整的药物经济学报告，PBPA 利用药物经济学分析，对药物的安全性、有效性、经济性等进行严密考核，考核通过后的药品才有可能被列入 PBAC 的药品目录推荐名单。此外，药物遴选的过程是公开、透明的，各个机构的职责权限、工作程序、药物申请程序、申请结果都可被企业、消费者、医药工作者从 PBS 官网上了解。这样公开、透明的遴选程序确保了药物遴选的合理进行，而且还对公开、透明的监管机制的建立起到促进作用。[①]

（二）法国

在法国，药品能否被纳入《医保目录》需要根据疾病的分类、临床效果和价格决定。卫生服务产品经济委员会的有关专家会从药品经济学的角度，对药品的制定价格提出建议。他们会根据药品的创新度、临床疗效同生产企业谈判药品价格并敲定最终价格。此外，法国的《医保目录》每 5 年重新评价一次，并根据评价结果对《医保目录》进行调整，列入《医保目录》的药品实行流通差率控制，而药品的流通差率则由药品价格的高低所决定。

（三）泰国

泰国以药品的安全性、有效性、公平性、可及性、效率、支付能力等作为药物遴选标准，并在遴选过程中，泰国建立了一个详细、透明、

---

① 陈蕾、冷明祥、胡大洋等：《澳大利亚医保目录的药品准入谈判对我国的启示》，《南京医科大学学报》（社会科学版）2011 年第 5 期。

可解释的基本药物循证遴选体系。泰国药物的遴选主要依据"ISafE"计算机系统和"EMCI"数据处理，ISafE 计算机系统会根据药物的"信息量"、"安全性"、"用药方便性"、"疗效"四项主要指标进行综合评分，而 EMCI 数据则是在 ISafE 计算机系统评分的基础上再综合价格的因素计算分数，在药物遴选过程中，所有的药物需要先经过 ISafE 筛选，符合用药标准的药物再依靠 EMCI 数据做进一步的筛选。此种评价体系，满足了遴选过程中对药物"安全性、有效性、经济性"方面的考虑，值得我国借鉴。

（四）日本

日本的厚生劳动省主要负责药品定价和药物目录遴选等工作。其下设药价计算组织和中央社会保险医疗协会两个机构，药价计算组织由医学、药学、经济学等各方面的专家构成，主要负责药价测定和药物目录的审议。中央社会保险医疗协会则是由保险机构、医师、药剂师等多方面的代表构成，主要负责对药价计算组织提交的结果进行审核，并决定是否将计算结果上交给药价目录负责人。

日本实行全民医疗保险，未纳入《医保目录》的药品数量很少，对纳入医保目录的药品实行价格管制，并制定出了一套完整的药品定价管理方法。在日本的药品定价管理办法里，新药、仿制药、原研药实行不同的定价政策，并以该政策为依据，每年都会对药品价格进行调整。[1]

四 建议与展望

（一）合并《基药目录》到《医保目录》，完善《医保目录》的定价和分类

将《基药目录》和《医保目录》合二为一，不仅节省了目录制定和使用、管理的成本，而且极大地方便了医护人员、药学人员掌握和使

---

① 段晓托、连桂玉、贾耀珠：《我国创新药进入医保目录的障碍与对策》，《中国药房》2017年第4期。

用医保目录。同时，在药品目录的调整过程中，对同类具有相近功效的药物，选择最具有代表性的纳入目录中，并精简二、三级药品分类，合理定价和科学制定限制范围，明确药物规格和剂型。

（二）优化遴选专家结构

医保目录的动态调整需考虑多个方面的因素，遴选药物的专家组会直接影响到遴选结果的合理性和技术性。为保证遴选结果的科学性，建议专家组成员根据一定的比例来覆盖各个学科，而这个比例可根据药物各种属性的权重来确定，权重越大的属性，我们所需要的该领域的专家人数就越多，这样使医保目录的调整能从多个角度被考虑，调整的结果也更趋向于科学化、合理化。

（三）推动药品经济学在目录制定中的应用

目前我国药物的遴选仍是以专家主观意见为主，缺乏量化指标等有力证据，主观意识太强，药品经济学作为药品和经济学结合的一门学科，在医疗保障制度和基本药物制度中发挥着重要作用。我国可借鉴澳大利亚和泰国等国家制定药品经济学评价指南，将药品经济学应用到药品遴选过程中，不仅考虑药品生产商提供的药品安全性和有效性数据，我们还要利用药品经济学评价来对不同药物间的经济效果、同一药物的来源、剂型、规格进行研究、审核，同时兼顾专家的临床经验，最后参考考核结果做出药品进入或退出医保目录的决定。

我国可从以下三个方面来建设和完善"动态调整机制"。

第一，分类管理。我国可根据药品的上市时间、创新程度、临床属性等对准入的药品进行细分管理。比如我国可根据药品的创新程度的不同，实行分渠道申报，在申报周期、评审标准和准入流程等实行差异化管理。

第二，坚持"动态平衡"。首先一定要保证参保人员临床需求与医保基金之间的平衡，在保证参保人用药连续性和稳定性的基础上尽可能补齐保障短板，优化目录结构。其次要保持鼓励创新与仿制药替代之间的平衡。通过在目录中增设仿制药替代信息，鼓励临床优选使用通过一致性评价仿制药替代原研药，是促进仿制药产业发展、增强药品可及性的关键措施。最后，要实现医保目录"准入与退出"间的动态平衡。通过第三方临床疗效评估、基金支出分析等措施，利用支付标准调整、支付限制等手段对目录进行有效控制，并综合药品临床价值、安全性风险等因素建立"逐步退出机制"

第三，着重关注"定量评价"。药品的临床疗效和参保人员的临床效益是药品准入的核心评价指标。动态调整工作在依托循证医学评价时，应着力关注：一是临床疗效与治疗成本的性价比。这不仅是医保目录谈判准入，亦是审评准入的评价依据。二是准入药品对基金预算的影响分析。这是判断药品纳入医保目录的重要量化指标。

参考文献：

［1］ 胡月、胡大洋、陆铭等：《浅析新版〈基本医疗保险药品目录〉的制定》，《中国医院管理》2012 年第 32 期。

［2］ 陈春素：《四川省基层医疗卫生机构基本药物使用现状及对策研究》，硕士学位论文，成都中医药大学，2012 年。

［3］ 陈国明：《加强基本医疗保险用药管理的几点思考》，《中国实用医药》2009 年第 4 期。

［4］ 刘丹、于忠辉：《社区卫生服务机构基本药物制度实施现状与成效研究》，《中国实用医药》2017 年第 12 期。

［5］ 刘佳、钱丽萍、张新平：《德里模式与基本药物推广》，《国外医学》（社会医学分册）2003 年第 20 期。

［6］ 娄鹏举：《我国与 WHO 和美国的儿童药物政策对比研究》，硕士学位论文，郑州大学，2012 年。

［7］ 米合尔班、吾尔开西：《新疆基层医务人员对国家基本药物认知情况调查研究》，硕士学位论文，新疆医科大学，2014 年。

［8］ 彭翔、申俊龙：《药品的物品属性辨析》，《首都医药》2013 年第 24 期。

［9］ 商明敬：《重庆市基本药物制度实施中与基本医疗保险的衔接问题研究》，硕士学位论文，重庆医科大学，2014 年。

［10］ 史强：《〈国家基本医疗保险药品目录〉存在问题及解决方案研究》，硕士学位论文，山东大学，2006 年。

［11］ 佟正堂：《基本药物零差率销售制度下泰安市农村个体药店发展问题研究》，硕

士学位论文，山东农业大学，2013 年。

［12］王珩：《可持续性理论视角下的县级医院实施基本药物制度效果研究》，博士学位论文，华中科技大学，2013 年。

［13］王文杰：《现行医疗体制下我国医患保博弈分析》，硕士学位论文，山东科技大学，2009 年。

［14］王圆圆：《基本药物遴选的基本要素研究》，硕士学位论文，成都中医药大学，2014 年。

［15］许强：《基本药物遴选的方法研究》，博士学位论文，华中科技大学，2011 年。

［16］许强、张新平：《基于全民医保目标的基本药物遴选模型探讨》，《医学与社会》2011 年第 24 期。

［17］尹长江：《谈医疗保险制度的改革》，《濮阳职业技术学院学报》2006 年第 12 期。

［18］张智峰：《郴州市实施国家基本药物制度的调查研究》，硕士学位论文，南华大学，2011 年。

［19］赵建芹、吴幼萍、陈永法：《基于 SERVQUAL 模型的我国药店服务质量评价内容初步探讨》，《上海医药》2013 年第 7 期。

（湖北大学　张霄艳　张晓娜）

第十九章　新时代下药品供应保障与医保支付方式改革

2009 年以来，从新医改"三年方案（2009—2011）"、"十二五"规划、"十三五"规划，到"健康中国2030"规划纲要，"建立健全药品供应保障体系与保障制度，完善国家药物政策体系"一直被纳入深化医改工作和健康中国建设的重点任务内容。2017 年深化医改的 14 项核心工作任务中，有 5 项属于药物政策范畴；推动落实的重点工作中有 6 项涉及医保支付方式改革。党的十九大报告进一步明确指出：实施健康中国战略，全面取消以药养医，健全药品供应保障制度，指明了新时代药品供应保障改革发展的方向。

药品供应保障包括药品研发、生产、流通、使用等主要环节，是连接健康事业与健康产业的纽带，在满足人民日益增长的健康新期盼、深化供给侧结构性改革、实现经济社会转型发展方面的作用更加凸显，涉及药品采购、医保支付方式水平等方方面面。其中，公立医院药品采购，一直属于医改工作的难点和社会热点。在历经实践—认识—再实践基础上，2015 年 2 月，国务院办公厅印发《关于完善公立医院药品集中采购工作的指导意见》（国办发〔2015〕7 号，简称7 号文），首次提出公立医疗机构药品分类集中采购等系列措施，对于推进"三医联动"，保障药品供应，促进公立医院综合改革，优化医药产业发展，起到了积极作用。

随着医改步入深水区，建立"中国特色基本医疗卫生制度"政治承诺进入倒计时，医药卫生改革的政策密度更大、力度更强。医改实践陆续出台了系列新政策、新举措，原有的公立医院药品集中采购政策也逐渐暴露出一些新问题。其中，与公立医院药品集中采购密切相关的新政策包括："两票制"、药品一致性评价、医保支付方式改革、医联（共）体、医师多点执业、分级诊疗等。近期，十三届全国人大一次会议通过了国务院机构改革方案，决定组建国家卫生健康委员会、国务院直属的国家医疗保障局和国家市场监督管理总局，对医药、医保和医疗管理机构和职能，从顶层进行重大调整。与此同时，各地"救命药"断供、药品货款拖欠、各式各样的二次议价、GPO 等新情况，直接考验着国家药品供应保障底线和医药行业健康发展。

如何及时调整"完善公立医院药品集中采购政策"的国办 7 号文，更好地发挥医保支付方式的杠杆作用，调动公立医院的积极性，统筹推进"三医联动"，成为我国深化医改实践中亟须解答的问题。因此，武汉大学全球健康研究中心、华中科技大学健康政策与管理研究院、浙江大冢制药有限公司等，于 2018 年 3 月，召开"新时代下药品供应保障及医保支付方式改革"主题论坛，对公立医院药品供应保障与医保支付方式改革相关问题做专题研讨，交流地方经验和专家观点，形成本章节，以期从学术和管理实操角度厘清相关问题，进一步完善新时代公立医院药品集中采购政策，保障临床药品供应，促进医药产业发展。

一　我国药品供应保障与医保支付特征

（一）经济社会特征

其一，医疗健康服务需求利用持续增长，医药健康产业市场强劲旺盛。据我国卫生与计划生育事业发展统计公报数据统计，2000 年我国卫生总费用 4764 亿元，GDP 占比为 5.3%；2016 年卫生总费用 46345 亿元，GDP 占比为 6.2%，呈现卫生总费用及其 GDP 占比双增长。其中，药品费用在卫生总费用中约占 40%。2008 年以来，受国际经济走势影响，国内市场疲软，诸多行业增长乏力，而医药工业却一直保持两位数的高位增长态势。以 2016 年为例，医药工业规模以上企业利润总额，同比增长 15.6%，增速较上年同期提高 3.4 个百分点，高于全国工业整体增速 7.1 个百分点。

其二，经济社会转型发展，健康经济成为时代新引擎。2010 年以来，我国经济总量稳居世界第二，2017 年人均 GDP 超过 8800 美元，恩格尔系数已低于 30%。人民群众的常用问候语，已经实现了由"吃饭"、"发财"到"健康"的渐进演变。根据国际经验，当人均 GDP 达到 5000 美元时，医疗健康服务消费会受到重视，释放需求；当人均 GDP 为 8000—12000 美元时，还会迎来快速增长期；只有当人均 GDP 超过 12000 美元，进入高收入国家行列，医疗健康服务需求与费用增长才会放缓。

（二）生产流通特征

其一，药品批文名目繁多，质量参差不齐。我国现有药品批准文号约 17 万个，实际生产的约 2 万个品规，同一通用名存在多种商品名，多数未经一致性评价，其临床疗效与安全性是"公说公有理，婆说婆有理"，由于注册管理的规定，导致多数新药不"新"。据 200 个县市级综合医院常用药品统计：有 4 个商品名的占 20%，5 个商品名的占 25%，6 个商品名的占 25%，7 个商品名的占 15%。例如，"单硝酸异山梨酯"的商品名有：伊贝特、艾司莫、格芬达、鲁南欣康等 40 多种。众所周知，日本是药品研发生产大国，每年药品出口量仅次于美国，但全部药品文号仅 1 万余个。

其二，医药企业小而散，核心竞争力不强。据 2016 年统计，我国有近 5000 家制药生产企业，1.3 万家药品批发流通企业，产品集中度低，仿制药为主，企业核心竞争力弱。恒瑞医药是我国最大的制药企业，其市值不及美国强生公司的 1/10；中国排名前 4 位的药品流通企业（国药、上药、华润、九州通）约占市场份额 25%，而排名前 3 位的企业市场占比美国为 98%，法国为 95%，德国为 70%，日本为 80%。欧美发达国家药品流通企业不断延伸服务，增加核心竞争力，满足临床和患者需要。

（三）终端市场特征

其一，药品销售终端主要有 4 种类型。根据 2016 年年鉴数据，目前我国约有 1.3 万家公立医院、92.6 万家政府办基层医疗卫生机构、1.6 万家民营医院和 44.7 万家社会零售药店。其中，公立医院数量最为稳定，主要包括城市与县级公立医院，数量最少；政府办基层医疗卫生机构主要包括乡镇卫生院和社区卫生服务中心，覆盖面最广、数量最多；民营医疗机构包括社会办医院和个体门诊部所等，近年数量持续增长。

其二，社会药店不是药品零售的主渠道，公立医院占据市场绝对话语权。我国各级各类医疗机构垄断药品终端市场，虽受公立医院综合改革和药占比控制政策影响，社会药店市场份额也仅占 20% 左右。上述 4 类药品终端销售机构，按照体制属性划分，公立医院和政府办基层医疗卫生机构属于体制内，统称公立医疗卫生机构，药品终端销售占比约为 75%；民营医院和社会药店属于体制外机构，药品终端销售占比约为 25%。以 2017 年终端销售数据为例，城市公立医院药品销售 8120 亿元，县级公立医院销售 2835 亿元，二者合计占国内药品市场销售总额的 68%。因此，体制内医疗卫生机构，特别是 1.3 万家公立医院对药品市场具有绝对垄断地位。目前，公立医院单体床位数 3000 张以上的比比皆是，年业务收入接近百亿元，药品销售额过 30 亿元的已不属个别现象。

（四）药品集中采购特征

国办 7 号文与国办 13 号文（国务院办公厅《关于进一步改革完善药品生产流通使用政策的若干意见》，简称国办 13 号文）强调，为了全面取消"以药养医"，促使药品采购阳光化，防止腐败，保障供应，尽可能"以量换价"。以省为单位，通过全省公立医院的"药品市场"筹码，换取性价比高的药品，统一价格，集中配送，既经济又阳光，由于采购品种、数量、时间和药款，分散在独立法人的公立医院，因此，允许一定条件、范围内的公立医院在省级平台自行带量采购。这是药品集中采购的政策背景。其特点表现在两个方面。

其一，公立医疗卫生机构药品实施集中采购、"零差率"销售，体制内与体制外机构实施双轨运行。以 2015 年 7 号文件系列政策为基础，目前，公立医院、政府办基层医疗卫生机构药品采购的总体思想是：以省为单位的网上药品集中采购，实行一个平台、上下联动、公开透明、分类采购，实行"零差率"销售；对于民营医院、社会药店，总体上属于自主采购、市场运作，个别地方除外。因此，我国药品销售终端，按体制属性，实际"双轨"运行。其结果是省标、市标、院标穿插进行，乱象丛生。武汉协和医院的袁姣对湖北省公立医院药品集中采购政策实施效果作了评价，发现湖北省二级及以上公立医院药品网上集中采购率逐年增高，但公立医院和中标生产企业网上集中采购参与率仍较低；采购价格与中标价格存在不一致现象，两种价格的差异率分别为 15.7%、15.1% 和 4.8%，提示可能存在二次议价现象。

其二，采购品种数量区域间相差 2.5 倍，采购金额合符经济学"二八定律"。根据各省市级药品集中采购平台信息，由于人口数量结构、经济社会发展水平和用药习惯差异等因素影响，各省市集中招标采购品种数量有差异，最多接近 5000 种，最少接近 2000 种，全国平均约 3000种，地区差异约 2.5 倍；从实际采购金额看，15%—20% 的品种约占80% 的采购金额，其品种数量最多的近 500 种，最少的约 200 种，二者相差 2.5 倍。据四川省药械集中采购服务中心的数据，四川省县级以上公立医院药品采购中，无论是中药还是化学药，均以注射液采购占比居多。

（五）医保药品支付特征

医保药品费用的支付涵盖医保药品目录、支付标准和费用结算方式等内容。其中，医保目录内药品分甲、乙两类，甲类全额报销，乙类各省可自行确定个人自付标准后按比例报销。医保药品支付标准，是近年我国医保制度改革的一项重要内容，由于缺乏系统的药物经济学评价和临床综合评价技术支撑，各地处于试点探索阶段。以福建省为例，三明市制定的支付标准，以国产仿制药的最低价为标准，超出部分医保基金不予报销。福建省政府 2015 年 12 月发布了《关于 2016 年福建省医保

药品支付标准实施办法》，规定 2016 年医保药品支付标准为入围 2015
年省级药品集中招标采购目录的医保药品价格，未入围的医保药品以
2011 年 1 月 1 日—2015 年 5 月 31 日正式公布的全国省级药品集中招采
中本企业最低中标价作为医保支付限额。重庆市试行的支付标准较为复
杂，需要先计算通过 GMP 认证的国产药品在各省购销均价，然后与上
一年度重庆药品交易所交易均价比较。若其他省份的购销均价高于重庆
药品交易所成交均价，则以其他省份购销均价作为支付价格标准；反之
则：（1）有 3 个及以上购销价的，取后三位中标价的均值；（2）有两
个购销价的，取价格较低的作为支付价格；（3）只有一个购销价的，
在该价基础上，根据该药品上一年度在重庆药交所交易金额排名下降一
定比例；上述 3 个价格都不得超过该药品上一年度在重庆药交所的实际
成交均价。浙江省的做法是取省级采购平台产生的药品加权平均价作为
支付标准。

　　总之，我国大部分地区的实践操作中，传统方法是按照药品进价顺
价 15% 进行支付；取消药品加成政策后，多数地区仍按"项目计费"
方式支付。与医疗机构的药品费用结算方式，除少数地区外，绝大部分
地区仍沿袭"后付制"，具体操作中往往是按"项目计费"，视医保基
金情况按"比例支付"。在医保与医院的博弈中，形成"大处方"、不
合理用药，以及药品费用"三角债"弊端。

二　我国药品供应保障面临的突出问题

（一）药品短缺问题

　　药品短缺是一个世界性现象。我国合理的药品价格形成机制一直没
有成型，因此短缺现象不但未能缓解，反而趋于复杂。学界针对药品短
缺现状及其成因作了广泛研究。武汉大学全球健康研究中心对湖北省农
村公立医疗机构药品短缺现状分析后发现，药品短缺表现为假性短缺为
主，多为信息沟通不畅、不合理用药、不合理竞争导致的过低中标价等
因素导致。四川省药械集中采购服务中心和四川大学华西药学院对四川

省县级以上公立医院的分析也发现类似特征。例如，由于普遍存在注射药、抗菌药滥用，过度使用导致注射用抗菌药短缺频率最高、数量最大；基本药物短缺频现，湖北省农村基层医疗机构短缺药品中基本药物占 90% 以上。药品短缺成因复杂，既有生产性因素，又有药品集中招标采购中"唯低价论"的政策因素，加之医疗机构"以药养医"的痼疾尚未完全根除、部分垄断性企业控制供应以哄抬价格等因素，短缺现象有愈演愈烈的趋势。

从药品供应保障各环节出发，药品短缺原因可分为以下几种。

第一，生产性短缺。短缺药品多为低价药和专科用药、急（抢）救药。无论从需求数量还是总销售额来看，这些药品都属于"小众产品"，企业生产积极性不高，加之生产性扶持政策不够完善，易出现生产不足的情况。生产不足的原因包括：（1）生产技术、设备更新，原材料缺乏等；（2）产品需求量小、利润低，企业因利润因素放弃生产；（3）市场容量小、同质产品恶性价格竞争以及垄断性流通企业压低出厂价导致生产企业无利可图而放弃生产；（4）生产企业未通过 GMP 认证或者未通过一致性评价，或者药品质量标准提高，企业无法及时达到相应的技术要求，被勒令停产。

第二，配送性短缺。药品在出厂到达市场的过程中，需要经过流通企业的配送，其中的任一环节出现问题都会使药品不能及时到达市场而导致药品短缺。配送问题主要涉及四个方面：一是运输中的迟滞或故障；二是流通企业因利润因素愿意销售单价高的药品；三是流通企业条件不能满足 GSP 要求，被监管部门责令整改或停止经营；四是由于医院被托管，流通企业因托管企业要价返点过高而不愿意配送。

第三，使用性短缺（假性短缺）。2017 年，我国虽然结束了 60 多年的"以药养医"政策，但短时间内医疗机构和医生对于高价药的"偏好"难以改变，他们没有使用廉价药的动力，而且很多低价药有安全性、有效性、方便性更高的新品种，进一步压缩了低价药的市场，引发生产性短缺。对抗生素、注射液（尤其是重要注射液）的不合理使用，也可以在短期内导致某些品种出现供应不足的假性短缺现象，这是值得警醒的问题。

从药物政策制定的角度看药品短缺，主要政策性因素包括以下几点。

其一，招标采购因素。"唯低价论"的药品招采机制有违市场规律。一些临床常用的低价药品，生产厂商的利润已经很单薄，招标时一味要求降价，会导致生产商低价中标后弃标，从而出现短缺。

其二，药品储备制度不完善。我国的药品储备主要用于应对灾情、疫情和突发事件，多数地方对临床常见的短缺药品没有实行定点储备。我国部分短缺的专科药品临床必需且不可替代，或替代品不具性价比，一旦短缺会对患者造成严重影响。例如 2017 年下半年发生的全国大范围的疏嘌呤短缺甚至引起了李克强总理的关注。

其三，信息不对称、信息报告制度不完善、响应机制不健全。我国药品生产企业与医疗机构未能建立直接联系，主要是依托省级药品采购平台来发布相关信息。各省经济条件和政策环境存在差异，平台建设差距悬殊，不能实现全国范围的信息共享；同时，各管理部门之间、中央与地方之间未能形成有效的联动机制，数据分散、信息不畅，导致药品需求不能及时反馈，生产企业也不能及时调整产能，信息不对称导致的后果便是有药难求。另外，医疗机构监测点上报的短缺药品信息滞后，一般在生产端停产 3—6 个月后，短缺信息才会上报，致使无法准确预测需求信息、短缺药品种类不可知及短缺原因无法查证。

其四，药品货款拖延。药品货款拖欠或各种名目的"履约保证金"、"门槛费"等在各地以不同形式存在，实施"两票制"后，各地普遍反映药款回款时间更长。国办 7 号文与国办 13 号文为了保障企业利益，规定了具体回款天数，实施延期回款处罚措施，并纳入医院和院长考核内容，对于医药企业违约或配送不及时，不能保障临床用药，也作了相应规定。

例如，国办 7 号文规定：签订药品采购合同时应该明确结算方式和结算时间等内容，医院应将药品收支纳入预算管理，从交货验收合格到付款不得超过 30 天；对违规网下采购、拖延货款的医院，视情节轻重给予通报批评等处理；建立药品生产经营企业诚信记录并及时向社会公布等。国办 13 号文规定：无正当理由不按期回款或变相延长货款支付周期的医疗机构，卫生计生部门要及时纠正并予以通报批评等；将药品按期回款情况作为公立医院年度考核和院长年终考评的重要内容；对违反合同约定，影响临床用药或拒绝提供偏远地区配送服务的企业，省级药品采购机构应督促其限期整改，或取消中标资格等处罚。进一步加强购销双方合同履约，避免集中采购配送恶性循环，切实保障临床用药需要。但这些政策在现实中，因大型公立医院的强势地位而无法落实。

（二）药品带量采购与二次议价问题

国办 7 号文要求：公立医院按照不低于上年度药品实际使用量的 80% 制定采购计划和预算，采购合同要明确采购品种、剂型、规格、数量等，落实带量采购；对公立医院改革试点城市，允许以市为单位在省级药品集中采购平台上自行采购；鼓励省际跨区域、专科医院等联合采购。

国办 13 号文进一步明确：要落实药品分类采购政策，加强购销合同管理，鼓励跨区域和专科医院联合采购；进一步提高医疗机构在药品集中采购中的参与度，在全面推行医保支付方式改革或已制定医保药品支付标准的地区，允许公立医院在省级药品集中采购平台上联合带量、带预算采购。

"坚持省级平台集中采购"的发展方向逐步得到认同，但省级、地市级、医疗联合体医院，均未切实"带量"。各省的集中采购方案中，突出地体现了价格联动。有的选择最低价联动，有的选择中位价联动；有的选择全国范围联动，有的选择周边数省联动，等等。价格联动政策与带量采购的政策要求存在冲突。所谓"二次议价"，受到越来越多的地方政府和医疗机构青睐。

由于我国药品市场的特殊性，大多药品的可替代性极强。具体到某个产品，省级招标平台难以预估市场容量。上海市社保局曾经尝试在全市公立医院，探索若干品种的"带量采购"，虽然价格降低了，质量货源也有保证，但是，临床实际使用大幅降低，未能实现初衷。在吸取上海经验的基础上，广东试行药品"分类交易"改革，价格效果也不十分明显。实际运行中，医疗机构将采购量作为筹码再次与生产企业议价，最终以更低的价格采购药品。因此，通过地方政府行政手段招标，难以兑现市场承诺。结果形形色色的"二次议价"、"保证金"、"门槛费"，变相"以药养医"乱象丛生。

（三）省级平台与 GPO 平台发展问题

国办 7 号文指出：坚持以省（区、市）为单位的网上药品集中采购方向，规范采购平台建设，发挥平台服务监管功能；鼓励地方结合实际探索创新，进一步提高医院在药品采购中的参与度，包括探索跨区域联合采购的多种形式。国办 13 号文要求：进一步加强国家药品供应保障综合管理信息平台和省级药品集中采购平台规范化建设，完善药品采购数据共享机制，加强临床合理用药指导，避免大处方浪费、不合理用药危害。《招投标法》第九条中规定："招标人应当有进行招标项目的相应资金或者资金来源已经落实，并应当在招标文件中如实载明。"由于药品使用、采购的特殊性，现行的省级药品采购机构仅充当公立医院的代理机构，承担组织功能，招标项目的资金由公立医疗机构支付，招标人并未落实资金问题，处于"招采分离"状态，致使采购合同违约普遍，维权难。

加强省级平台规范性建设，实现其服务与监管职能的方向一直被肯定，包括临床合理用药指导与大处方监管等。关于 GPO 平台发展，两个文件均没有具体表述，但是，留有调动公立医院参与并积极探索的余地。清华大学医疗健康研究中心客座教授耿洪武对美国、欧盟、日本、中国包括中国香港等国家和地区的 GPO 发展历程、主要流程、采购模式进行分析和比较，发现我国 GPO 以政府为主导，未实现量价挂钩，缺乏灵活性，无法兼顾各方利益，并建议针对我国国情进行创新。

（四）药费结算与医保支付问题

实行后付制医保支付方式易在"医院—供货商—生产商"之间形成连锁债。医保费用主要用于支付基本医疗保险范围内发生的医疗服务和药品费用。医保费用的结算流程是后付制，支付流程供需约 65 天，经历多轮医院结算审核到医保中心复核过程，最后，医院才能获得医保中心确认拨款。许多医院因此常常拖欠供货商货款。医院为了增加现金流，故常以此为由拖欠药款，形成了"医院—供货商—生产商"之间的连锁债。

三　我国药品供应保障及医保支付方式改革对策

（一）建立防范药品短缺机制

建立长效机制，防范药品短缺是当前药品供应保障中的突出问题，是药品供应保障和医保支付改革的现实重大工作内容。李克强总理2017 年 11 月在武汉考察时指出："短什么都不能短治疗，缺什么也不能缺救命药。"导致药品短缺的原因多种多样，目前我国解决药品短缺的方式是以应急措施为主，以长效保障措施为辅。湖北省卫生计生委药政处处长向清介绍了湖北省开发的综合监管系统，其监管措施既有应急处理措施，也有长效保障措施。四川省药械集中采购中心常壤丹主任介绍了四川省县级以上公立医院药品采购现状，针对药品短缺问题也提出了诸多解决措施。综合主题演讲专家和点评专家们的意见，针对药品短缺解决措施达成共识。

1. 应急处理措施

药品短缺发生时，相关主管部门及时了解相关生产和经营企业的生产、储备情况，根据药品短缺的紧急程度、危害程度、涉及范围，采取紧急挂网采购、各省之间协商调剂、申请国外临时进口、加速恢复生产及时地调整短缺药品的生产供应等途径解决，从而降低药品短缺现象造成的损失和危害。

对于有多个生产厂家的短缺药品，当一家中标企业的药品出现短缺时，相关主管部门可联系其他生产供应商协调解决；对于独家生产的急救药品短缺时，可通过政策激励（如财政补助、批准新的生产线、适当提高药品价格、加快相关产品注册审批等），鼓励相关企业提高产量；对于独家生产经营但非急救药品短缺时，咨询相关领域专家，评估药品短缺会造成的损失和影响。对国内没有供应的药品，相关部门应给予人力、物力、财力的支持，紧急调度和加速生产，必要时可以从国外临时进口，缓解国内药品短缺的压力。

2. 长效保障措施

（1）建立、完善短缺药品供应保障机制

国家和各省、市、自治区相继出台《关于改革完善短缺药品供应保障机制的实施意见》，建立短缺药品信息收集和汇总分析机制、完善短缺药品预警机制、建立健全短缺药品清单管理制度、建立省药品供应保障综合管理平台和短缺药品监测预警信息系统、健全部门会商联动机制、建立短缺药品实时监测预警和分级应对体系，构建短缺药品信息收集、汇总分析、部门协调、分级应对、行业引导"五位一体"工作格局。实行短缺药品供应保障分类精准施策，实施定点生产和集中采购、协调应急生产和进口、加强供需对接和协商调剂、完善中央和省级常态化短缺药品储备、打击违法违规行为、健全罕见病用药政策，从政策上不断完善短缺药品供应保障机制。

（2）落实低价药品供应保障政策

对低价短缺药品不列入招标采购，采取直接挂网采购方式，提高低价药品挂网采购透明度，由医院与企业直接议价采购，防止药品竞争过度，出现弃标而导致药品短缺。同时，规范省级低价药品清单的格式，限制各省低价药品增补数量，在制定低价药品目录时应明确相应的遴选标准、循证依据和遴选程序，公开发布遴选结果，并随着疾病谱的变化适时调整。

（3）完善监测预警

在全国现有的500多个医疗机构监测哨点的基础上，扩大监测范围，向生产和流通等重点环节延伸，搭建短缺药品多源信息采集和供应业务协同应用平台，推动实现信息监测全覆盖，实现短缺药品相关信息的共享。加快推动短缺药品及其原料药生产企业停产备案制度，缩短短缺实际发生与应对机制启动的"时间差"，以便出现药品短缺时能够及时采取应急处理措施。针对生产企业中断或停止生产的情况，监管部门应加强短缺药物生产供应监测。在短缺药品信息发布平台上，规范生产企业药物停产的报告制度，强化生产企业上报潜在短缺药品信息的责任，尤其是医疗必需药品的单一来源生产商。组织专家组审核和评价药品短缺情况，调查短缺原因，有针对性地指导和督促生产商恢复短缺药品的生产。

（4）建立短缺药品配送制度

针对流通企业运送未达市场的原因，建立短缺药品配送制度，提高配送的集中度，选择覆盖面广、规模大、配送率高的流通企业进行统一配送。全国规范短缺药品统一配送标准，制定流通企业具体评价指标。各省定期在短缺药品信息平台上公布当地流通企业名单与指标评分情况，供药品生产企业和采购机构参考选择适合的配送商。

（5）调整优化医疗机构药品库存

各地医疗机构根据临床药品实际需求量，调整优化库存，特别是用于临床抢救和传染病治疗等容易短缺的药品，应实时动态监测库存量，设置短缺药品库存预警线，以便及时进货或调拨。

（6）制定短缺药物目录，动态调整完善短缺药品清单

卫生行政部门在短缺药品信息平台上汇总药品短缺情况，按照统一标准科学合理地制定各省短缺药品目录和储备计划，加强对目录内药品招标、生产、流通、使用情况的监管。组织开展清单内药品临床综合评价，不断优化清单，实现短缺药品清单动态管理。

（7）建立奖惩制度

短缺药品信息平台的信息来源于上报者，但制药企业上报停产或减产信息影响其自身利益，而患者和社会团体缺乏上报意识，因此建议，建立制药企业短缺信息强制上报制度，并制定相应惩罚措施。另外，有些医疗机构上报短缺药品信息的意识不强，建议对医疗机构上报短缺药品信息情况制定相应奖惩措施，上报及时的给予奖励，延误上报或者不上报的给予惩罚。

（8）加强信息的互联互通

信息不对称是药品短缺的一个重要原因，因此要加强生产企业、流

通企业和医疗机构之间信息的互联互通，实现药品库存信息共享。同时，加强各管理部门之间、中央与地方之间的沟通，形成有效的联动机制，促进数据、信息共享。

（二）推进公立医院药品阳光采购

一是成立药品阳光采购小组。由发改委、医疗保障、卫计委、食药局以及纪检监察部门共同参与，让"药、价、保"三要素真正联动起来，不再互相推诿。二是实行终级责任制。对药品采购目录和推荐、编制、规则制定、价格核定等，全部实行个人签名负责，保证终极责任直接到人，彻底改变过去以集体研究为名、"夹带私货"为实、实际无人担责的"潜规则"。三是主动接受监督。主动在相关网站和媒体上公布采购目录、最高销售限价和医保支付结算价等内容，开通"药品价格信息公众查询平台"，方便社会各界查询阳光采购挂网药品的相关信息，主动接受社会监督。四是建立和完善信息系统。建设医疗保障管理信息系统，实现药品集中采购平台、医保支付审核平台、医保结算平台互联互通。今后还要与税务数据、配送企业、医保定点药店等建立信息共享渠道，形成统一的跨部门价格信息平台，健全药品价格监测体系，促进药品市场价格信息透明。

（三）强化省级平台监管功能

《政府采购法》第六十条规定："政府采购监督管理部门不得设置集中采购机构，不得参与政府采购项目的采购活动。"因此，近年来，一些省市将公立医院药品集中招标采购职能，由省级卫健委移交"省级公共资源交易平台"，强调地方卫健部门加强业务指导与监管工作。

良好的药品招标采购体系中，招标人应该是药品费用超支责任承担人或者其授权代表。在医保支付改革和公立医院法人治理改革地区，公立医疗机构既是药品的主要使用者，也是药品费用超支责任承担人。综合分析欧美、日本、中国台湾、中国香港等国家和地区的药品采购模式，建立医疗机构主动科学合理的药品费用和价格管理机制，激发其降低药品和医疗费用的主动性，是改革的根本。因此，公立医疗机构可以通过多种方式进行药品集采，选择最优方案，也可以通过委托给采购集团等第三方机构的形式来开展招标采购工作,政府主管部门可以让渡权限,承担更多规制制定、监督与指导工作。

(四)进一步落实"两票制"

福建省医保办综合处处长张煊华在谈及福建省药品阳光采购机制时,就福建省实践经验总结出了五点建议:一是每个生产企业在福建省的每一个医保基金统筹区,只允许委托一家流通企业进行配送;鼓励实行集团化配送。二是严格"两票制",鼓励"一票制"。药品生产企业向流通配送企业开具的发票为第一票,流通配送企业开具给医疗机构的用于验收入库的发票为第二票。基础输液实行"一票制",基层医疗机构可实行"两票制"。三是实行"见二验一"原则,所有公立医疗机构在验收药品时,必须取得第二票和第一票复印件。四是科学编制采购计划。医疗机构应科学编制药品采购计划,减少配送次数,降低配送费用。鼓励村卫生所的药品由乡镇卫生院"统一采购、村所转购"。五是及时组织验收入库。各医疗机构对按时配送到位的药品应及时验收入库,并于3天内在采购平台上提交验收入库信息,无故不得随意延迟验收入库或退货。

落实"两票制",关键是要理解"两票制"的精髓、政策功能与目标,避免简单粗暴式的"两票制"一刀切,影响药品供应保障根本和药品供应保障改革新思路与新举措的探索。

(五)完善医保支付标准制度

针对医保支付方式改革,澳门大学中华医药研究院的胡豪教授介绍了澳门药物系统及其医保支付经验。《中国药物经济学》杂志社罗景虹社长,就药物经济学在促进药品供应保障中的作用为医保药品支付方式提供了科学的测算方法。东南大学公共卫生学院巢健茜教授,以江苏为例,分析了江苏省按病种付费医保支付方式改革及成效。成都中医药大学管理学院李胜教授,探讨了医保药品支付标准构成关键要素,包括支付范围、支付要素、支付价格、差额归属和标准调整。分析提出,医保药品支付价格应建立在科学的分类管理的基础上,结合临床价值和市场份额,根据不同的医疗机构、地区、人群制定不同的支付价格;药品市场价格与支付价格之间的正向差值由患者与医疗机构以不同的方式承担，负向差值则在标准建立初期留存在医疗机构，当时机成熟之后再交予医保部门进行二次分配，建立医保药品信息数据库，实施监控药品价格，掌控市场动态等建议。

结合国际经验与文献资料，制定科学合理的药品支付标准，并纳入医保支付综合改革范畴，十分必要，应该属于发挥医保杠杆，激励公立医院参与的有效途径，需要进一步明确医保支付标准，以及医保结算原则方式。

（六）积极探索 GPO 有效模式

采用政府集中采购还是 GPO 采购是政策的顶层设计和方向。清华大学老科协医疗健康研究中心执行副主任耿洪武介绍了国外 GPO 模式，并为我国 GPO 采购提供了启示。结合我国的集中采购实际，利用 GPO 采购可以使医疗机构摆脱繁杂的药品采购，把精力集中到医疗上，利用第三方的专业管理，真正实现量价挂钩、款价挂钩的市场机制，政府在监管和信息化方面服务于各种"团采"，开创出一条新路。在建立健全医保药品支付标准制度，加强政府监管平台的基础上，GPO 应该属于我国公立医院药品集中采购的新模式。结合国内现状，发展 GPO，一是没有现成经验模式，需要各地鼓励探索；二是不可简单复制移植国外模式，但是必须明确 GPO 的性质与服务功能，关键是定位于"专业性服务组织"；三是建成政府引导，市场运行公平竞争，优质高效。

参考文献：

［1］国家发改委经济研究所课题组：《中国医药产业发展及产业政策现状、问题与政策建议》，《经济研究参考》2014 年第 32 期。

［2］林建宁：《2006—2010 年化学药品批准情况分析》，《中国新药杂志》2011 年第 20 卷第 12 期。

［3］袁姣、陈宇、刘杨正等：《2013—2015 年湖北省二级及以上公立医院药品网上集中采购情况分析》，《中国药房》2016 年第 27 卷第 31 期。

［4］严妮：《我国医保药品支付标准建设的理论与现实分析》，《中国卫生政策研究》

2017 年第 10 卷第 11 期。

［5］陈亚慧：《复合式医疗保险支付方式绩效研究》，硕士学位论文，青岛大学，
2016 年。

［6］陶立波：《发达国家应对药品短缺问题的经验及启示》，《中国卫生政策研究》
2008 年第 1 卷第 3 期。

［7］李勇、盛亚楠、赵梦蕊等：《供应链视角下我国药品短缺原因及供应保障研究》，
《卫生经济研究》2017 年第 6 期。

［8］徐伟伟、蒋峰：《临床部分药品短缺成因探讨》，《中国药房》2008 年第 7 期。

［9］袁姣、左克源、周健丘等：《公立医院基本药物集中采购政策实施效果评价》，
《中国医院药学杂志》2017 年第 37 卷第 9 期。

（武汉大学　蔡　毅　毛宗福　崔　丹）